农家药采集加工与应用

主　编

马汴梁

副主编

吕宏迪　王铁印

编著者

（以姓氏笔画排序）

马宏伟　马汴梁　王　丹　王铁印

吕宏迪　伍　翀　刘心想　刘　欣

李长乐　张大明　侯均宝　袁培敏

金盾出版社

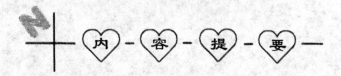

内·容·提·要

本书汇集了在田间地头、山坡林中随处可以采集到的农家药461种,其中有些药可以种植和药食两用。这些农家药采集方便,治疗常见病效果明显。每味药均介绍了采集加工方法、功效、用量及其组成的偏方验方。为便于采集辨认,大部分药物配有实物图片。本书内容丰富,语言通俗,实用性强,适合于广大群众及基层医务人员阅读。

图书在版编目(CIP)数据

农家药采集加工与应用/马汴梁主编.---北京:金盾出版社,
2012.3

ISBN 978-7-5082-7258-0

Ⅰ.①农⋯ Ⅱ.①马⋯ Ⅲ.①中草药—采集②中药加工
③常见病—验方—汇编 Ⅳ①R282.4②R289.5

中国版本图书馆 CIP 数据核字(2011)第 221032 号

金盾出版社出版、总发行

北京太平路5号(地铁万寿路站往南)
邮政编码:100036 电话:68214039 83219215
传真:68276683 网址:www.jdcbs.cn
封面印刷:北京凌奇印刷有限责任公司
正文印刷:北京军迪印刷有限责任公司
装订:兴浩装订厂
各地新华书店经销
开本:850×1168 1/32 印张:13.25 字数:330 千字
2012 年 3 月第 1 版第 1 次印刷
印数:1~8 000 册 定价:33.00 元
(凡购买金盾出版社的图书,如有缺页、
倒页、脱页者,本社发行部负责调换)

前　言

　　农家药在我国分布广阔，种类繁多，资源丰富，产量巨大，一年四季均有生长，随时随地都可采集、应用。长期以来，我国广大农村地区就有用柳絮、生姜、马齿苋、枸杞子、小茴香、荷叶等既可新鲜食用，又可晒干药用的实践经验。

　　所谓农家药多生长在环境偏僻的深山幽谷，荒山野地，林边路旁。这些地方，水质清洁，空气清新，很少有病虫害，不受农药、化肥等污染，即使是部分人工栽培的品种，也都保持着原有品质和天然特性，是真正的绿色植物。农家药多具备以下几个特点：①种类繁多，分布广泛。从东南到西北，从平原到山区，从沿海到陆地，从河塘水边到房前屋后，凡是有植被的地方，均有农家药存在。②有较高的药用价值。③天然绿色无公害。④具有治疗保健作用。如马齿苋既为夏季常用的凉拌菜，又有抗菌消炎、抗血栓形成、治疗冠心病和预防癌症的作用。⑤具有独特的商品价值。农家药采集方法简单，成本低廉，但经济效益可观，如全蝎、水蛭、蒲公英等，可获得较好的经济效益。⑥对一些有毒、名贵、稀有的药物，如巴豆、人参、犀牛角等，不列为农家药。

　　全书共分 19 章，收集常见的中药、草药、药食两用药及少许地方草药和民族药物共计 461 种。每药分别介绍了正名、别名异名、采集加工、性味归经、功效应用、用量用法、使用宜忌及其组成的验方偏方等。为便于辨认和采集，对大部分农家药配了插图，力争做到图文并茂,帮助读者更好地识别农家药的真伪优劣。通过作者的努力,希冀本书成为广大农民、中医药工作者、大中专学生的案头必备参考用书。

鉴于我们水平有限,实践经验不足,书中不妥之处,敬请各位高贤批评指正。

马汴梁

第一章 解表药

第二章　清热药

第三章　泻下药

第四章　祛风通络除湿药

第五章　芳香化湿药

第六章　利水渗湿通淋药

第七章　温里药

第八章　理气药

第十一章　止血药

第十二章　活血祛瘀药

第十三章 止咳化痰平喘药

第十四章 安神药

第十八章　固涩药

第十九章　　抗肿瘤药

第一章 解 表 药

　　临床上凡以发散表邪,解除表证为主要功效的药物,通称为解表药。此类药物多为辛味,辛味多具有发散走表的作用,故有发汗解肌,解除表邪的功效。适用于恶寒,发热,头痛,项强,身痛,无汗或有汗,鼻塞,流涕,脉浮等表证。此外,部分药物还具有透发斑疹、止咳平喘、缓和疼痛等作用,可用于麻疹不透、咳喘、水肿或其他病症兼有表证者。

　　鉴于表证有风寒表证和风热表证两大类型,因此根据解表药的不同特性,故本章药物分为辛温解表药、辛凉解表药和解毒利咽药3类。

　　本类药物大都味辛芳香,故不宜久煎,以免损失药效。使用发汗力强的解表药,应避免出汗过多,因汗出过多耗散阳气,损伤津液。对于多汗、热病伤津、久患疮痈、失血及阴虚发热等,一般不用,以免劫伤阴血。

第一节 辛温解表药

　　辛温解表药性味多辛温,以祛风散寒为主要功效,一般发汗作用较强。适用于外感风寒表证,症见恶寒,发热,无汗,头痛,身痛,舌苔薄白,脉浮紧等。部分药物对咳喘、水肿、疮疡兼有风寒表证及痹证初起也可应用。

　　本类药物因发汗作用较强,故阴虚体质、体虚衰弱者当慎用。

生 姜

【采集加工】 生长于阳光充足、排水良好的沙质土壤。我国各地均产。于 9～11 月间采挖,除去须根,洗净,切片入药(图 1-1)。

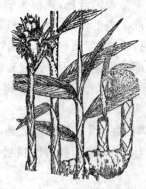

图 1-1 生姜

【性味归经】 辛,微温。归肺、脾经。

【功效应用】 ①发汗解表。适用于外感风寒,恶寒发热,头痛鼻塞等症。②温中止呕。适用于胃寒呕吐。③温肺止咳。适用于风寒咳嗽。

【用量用法】 3～10 克。煎服或捣汁服。

【使用宜忌】 本品辛温,对于阴虚内热及热盛之证忌用。

【验方偏方】 方 1:生姜 20 克,紫苏、白术各 9 克。每日 1 剂,水煎服。温中止呕。适用于妊娠恶阻,呕吐不食,或恶闻食臭等病症。

方 2:桂枝、白芍各 10 克,生甘草 10 克,生姜、大枣(去核)各适量。每日 1 剂,水煎服。解肌发表,调和营卫。适用于外感风邪,营卫不和,发热头痛,汗出恶风,鼻鸣干呕等病症。

方 3:香薷、生姜各 9 克,藿香 6 克。每日 1 剂,水煎服。发汗解表清暑。适用于夏月感冒之寒热头身痛,或呕恶吐泻等。

方 4:羌活、紫苏叶各 9 克,葱白 9 克,生姜 9 克。水煎服,每日 1 剂。取微汗,发汗解表。适用于感冒风寒,头痛鼻塞,寒热身痛等病症。

方 5:辛夷、生姜、薄荷各 9 克。水煎服。发汗解表。适用于感冒头痛,鼻塞不通,流清涕,香臭不闻等。

葱 白

【别名异名】 葱茎白、葱白头。

【采集加工】 全国各地均有分布。随时可采,鲜用。

【性味归经】 辛,温。归肺、胃经。

【功效应用】 ①发汗解表。适用于感冒风寒轻症。②散寒通阳。适用于阴寒内盛,格阳于外,症见腹泻、厥冷、脉微者。③解毒散结。外用于疮痈疔毒。

【用量用法】 3～10克,水煎服。外用适量。

【使用宜忌】 表虚多汗者忌服。不宜与蜂蜜同服。

【验方偏方】 方1:葱白、生姜、荆芥、苏叶各9克。水煎服。取微汗,疏风解表。适用于感冒风寒,头痛鼻塞,寒热身痛等病症。

方2:葱白、白芷(黄酒浸蒸)、川芎各适量。炼蜜为蜜丸,每丸9克。口服,1次1丸,1日3次。祛风散寒,活血通络。适用于风寒之邪引起的风寒感冒,鼻塞不通,偏正头痛,或伴寒热等病症。

方3:紫苏叶、葛根各9克,葱白9克,生姜9克。水煎服,每日1剂。取微汗,疏风散寒。适用于风寒感冒而致发热头痛,鼻流清涕,无汗恶寒,周身疼痛等病症。

香 菜

【别名异名】 芫荽、胡荽、香荽、胡菜、莚荽。

【采集加工】 生于田野、园地。我国各地均有种植。8月果实成熟时采集。鲜用或晒干切段用。

【性味归经】 辛,温。归肺、胃经。

【功效应用】 发汗透疹。适用于麻疹初期,透出不畅。

【用量用法】 3～6克。外用适量。

【使用宜忌】 因热度壅盛而非风寒外束所致的疹出不透忌服。

【验方偏方】 方1:胡荽20克,藁本、白芷、川芎各9克。水煎服。疏风散寒。适用于风寒感冒,头痛身痛,鼻塞无汗等。

方2:胡荽、西河柳、甘草、大青叶各适量。每日1剂,水煎服。祛风化痰,清热镇惊。适用于伤风感冒,疹出不透,发热头痛,咳嗽气促,咽喉肿痛,惊悸心烦,鼻流清涕。

方3:薄荷叶30克,胡荽20克,甘草10克。每日1剂,水煎服。祛风解热,提神醒脑。适用于感冒或伤暑,头痛头晕等病症。

西河柳

【别名异名】 怪柳、三春柳、观音柳、垂丝柳、红柳。

【采集加工】 生于河边冲积地、沙质地、碱地等。栽培或野生。全国大部分地区有分布。以秋季采收阴干者为佳。淋洗切段,晒干生用(图1-2)。

【性味归经】 辛,平。归肺、胃、心经。

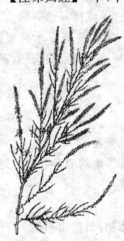

图1-2 西河柳

【功效应用】 发汗透疹。适用于麻疹初期,透发不畅,或因风寒外束,疹毒内陷之症。此外,本品还可用于风疹身痒、风湿痹证。用于治疗慢性气管炎的咳嗽,也取得一定疗效。

【用量用法】 3～10克,水煎服。外用适量,煎汤外洗。

【使用宜忌】 麻疹已透者不宜用。用量过大能令人心烦。

【验方偏方】 方1:西河柳、蝉蜕、橘红、防风、淡竹叶、金银花、连翘、桑叶、薄荷各适量。每日1剂,水煎服。清热解毒,透表化痰。适用于小儿毒热过盛,隐疹不出,发热咳嗽,烦躁口渴等症。

　　方 2：西河柳、川贝母、前胡、玄参、薄荷、甘草、橘红、大青叶各适量。每日 1 剂，水煎服。祛风化痰，清热镇惊。适用于伤风感冒，疹出不透，发热头痛，咳嗽气促，咽喉肿痛，惊悸心烦，鼻流清涕等病症。

麻　黄

　　【别名异名】　草麻黄、龙沙、卑相、卑盐。

　　【采集加工】　草麻黄多生于干燥地方，一般在较低的山坡、旱地边、干河滩等地成片生长。木贼麻黄多生于河北及山西等西北地区，渤海严寒和黄河一带都有分布。立秋至霜降之间采收，阴干切段。生用、蜜炙或捣绒用（图 1-3）。

　　【性味归经】　辛、味苦，温。归肺、膀胱经。

　　【功效应用】　①发汗解表。适用于外感风寒，发热恶寒，头痛身痛，无汗，脉浮紧等表实证。②宣肺平喘。适用于风寒外束，肺气壅遏，喘逆咳嗽。③利水消肿。适用于水肿初起，兼有恶风脉浮等表证者。

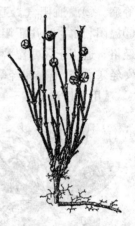

图 1-3　麻黄

　　【用量用法】　1.5 克～10 克。宜先煎，去水面浮沫。解表生用，平喘炙用或生用。

　　【使用宜忌】　①本品发汗作用较强，表虚自汗、阴虚盗汗者不宜服用。②本品辛温燥烈，故气虚喘咳、脾虚水肿及肝阳上亢、阴虚火旺者禁用。③患高血压病及青光眼患者不宜服用。

　　【验方偏方】　麻黄、桂枝、葛根、紫苏叶、防风、白芷、陈皮、苦杏仁（去皮，炒）、桔梗、干姜、甘草。共为散剂。口服，每日 3 次，1

次 10 克,开水冲服;小儿酌减。解表发汗,疏风散寒。适用于感冒风寒,发热恶寒,头痛,无汗,咳嗽,流鼻涕,身体酸痛等病症。

桂　枝

【别名异名】　柳桂。

【采集加工】　生于山坡、丛林。产于广东、广西、四川、福建、云南等省。春、秋季节收采。在收采后多切成 30 厘米左右的段晒干。用时把桂枝湿润后,以蒲包捆扎,时时淋水,以中心部润透为度,切片,阴干备用(图 1-4)。

【性味归经】　辛、甘、温。归心、肺、膀胱经。

【功效应用】　①发汗解肌。适用于外感风寒,发热恶寒,头痛等症。②温通阳气。适用于胸痹心痛,或心动悸、脉结代之症。③温阳利水。适用于阳气不行,水湿内停,痰饮水肿等症。④温通经络。适用于风寒湿痹,肩背肢节酸痛。⑤温通血脉。适用于妇女经寒血滞,痛经闭经等症。

【用量用法】　3～10 克,水煎服。

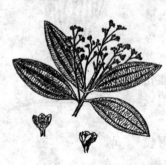

图 1-4　桂枝

【使用宜忌】　本品辛温助热,易伤阴动血,凡温热病及阴虚阳盛,血热妄行诸症均忌用;孕妇及月经过多者慎用。

【验方偏方】　方 1:桂枝 12 克,防风、制乌头各 9 克。每日 1 剂,水煎服,白酒引。温通经络。适用于风寒腰腿关节痛等病症。

方 2:桂枝、茯苓各 12 克,白术 9 克,甘草 6 克。水煎服。温阳化饮利水。适用于中焦停饮而致心下痞满,嗳气恶逆,心动悸等。

方 3:桂枝 9 克,猪苓、茯苓各 12 克,泽泻、白术各 9 克。每日

1剂,水煎服。温阳利水。适用于水蓄下焦,小便不利等病症。

方4:桂枝15克,桃仁、牡丹皮、白芍、茯苓各9克。每日1剂,水煎服。温通血脉。适用于寒凝经闭,少腹作痛等病症。

紫苏叶

【别名异名】　苏叶、赤苏叶、青苏叶、香苏叶。

【采集加工】　生于田边、地头、村旁。我国大部分省区均有栽培。夏季枝叶茂盛时采收,除去杂质及老梗,切碎,干燥。生用(图1-5)。

【性味归经】　辛,温。归肺、脾经。

【功效应用】　①发表散热。适用于感冒风寒,发热恶寒,头痛鼻塞,兼见咳嗽或胸闷不舒者。②行气宽中。适用于脾胃气滞,胸闷呕吐,以及妊娠呕吐,胸腹满闷等症。③解鱼蟹毒。适用于进食鱼蟹而引起的腹痛呕泻。

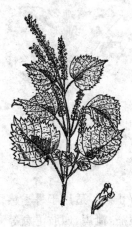

图1-5　紫苏叶

【用量用法】　3～10克。水煎服,不宜久煎。

【使用宜忌】　温病及表虚者忌服。

【验方偏方】　方1:紫苏叶、防风、羌活、白芷各10克。每日1剂,水煎服。辛散透表,表里双解。适用于四时感冒,内伤饮食,发热恶风,头痛无汗,鼻流清涕,四肢酸痛,脘腹痞满,食欲缺乏等病症。

方2:紫苏叶、香附各9克,陈皮6克,甘草4.5克。每日1剂,水煎服。解表散寒。适用于感冒寒热头痛,咳嗽胸满等。

方3:紫苏叶、半夏、生姜各9克。每日1剂,水煎服。安胎行气宽中。适用于妊娠恶阻,呕吐不食,或恶闻食臭等病症。

香　薷

【别名异名】　香菜、香戎、香茸、蜜蜂草、江香薷。

【采集加工】　生于草地、路旁、村边,我国大部分地区有分布。夏、秋季果实成熟后割取全草,晒干,切段。生用(图 1-6)。

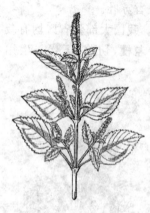

图 1-6　香薷

【性味归经】　辛,微温。归肺、胃经。

【功效应用】　①发汗解表,和中化湿。适用于夏季乘凉、饮冷或外感风寒、暑湿而致发热、恶寒、头痛、无汗及腹痛、吐泻等症。②利水消肿。适用于水肿,小便不利等症。

【用量用法】　3～10 克。利水退肿须浓煎。

【使用宜忌】　本品发汗力较强,表虚有汗者忌用。

【验方偏方】　方 1:香薷、紫苏叶各 10 克。水煎服,每日 1 剂。祛暑除湿,和胃止泻。适用于暑季感冒,发热恶寒,无汗,头痛,恶心呕吐,腹胀腹痛,泄泻,四肢倦怠等。

方 2:香薷、生姜各 9 克,藿香 6 克。每日 1 剂,水煎服。解表祛暑。适用于夏月感寒之寒热头身痛,或呕恶吐泻等。

方 3:香薷、白扁豆、藿香各 9 克,滑石 18 克,甘草 3 克。每日 1 剂,水煎服。解表祛暑。适用于暑湿伤中之脘腹疼痛,呕吐泄泻等。

荆　芥

【别名异名】　假苏、姜芥、线芥、四棱杆蒿。

【采集加工】　生于山坡、路旁、沟边或林间。我国大部分地区都有生产。以秋季收采为佳。过晚,则茎穗变黄,影响质量。采后去杂质,晒至半干时,扎成小把,微压成扁形,然后再晒干。用时,以清水湿润,用蒲包扎好,频频用水淋之,3～4小时,取出,去根部,切碎晒干,生用或炒用(图1-7)。

【性味归经】　辛,微温。归肺,肝经。

【功效应用】　①祛风解表。适用于外感风寒,发热恶寒,头痛无汗等症。②发表透疹。适用于麻疹透发不畅,或风疹瘙痒等症。③解毒疗伤,疗疮疡。适用于疮疡初起,恶寒发热,具有表证者。④止血。适用于吐血、鼻出血、便血、尿血、崩漏等症。荆芥炭有止血作用,通过不同配伍,可适用于各种出血症。

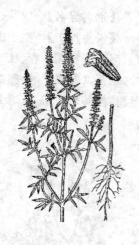

图1-7　荆芥

【用量用法】　3～10克。不宜久煎。荆芥穗发汗之力大于荆芥。无汗生用,有汗炒用,止血炒炭用。

【使用宜忌】　表虚自汗、阴虚头痛者忌服。

【验方偏方】　方1:荆芥、防风、柴胡、前胡、桔梗各10克。每日1剂,水煎服。发汗解表,散风祛湿。适用于感冒风寒,头痛身痛,恶寒无汗,鼻塞流涕,咳嗽痰稀等病症。

方2:荆芥、紫苏、大青叶、四季青各10克。每日1剂,水煎服。疏风解表退热。适用于感冒发热,头痛,鼻塞,流涕等病症。

方3:荆芥、薄荷、川羌活、防风、黄芩各9克,甘草4.5克。每日1剂,水煎服。解表透疹。适用于感冒寒热,痘疹不透,疮疡初起等。

方4:荆芥炭、小蓟、黑栀子各9克。水煎服。清肺凉血止血。

适用于肺火上逆而致咳吐鲜血,鼻出血等病症。

方5:荆穗9克,薄荷6克,菊花、栀子各9克。水煎服。清热疏风明目。适用于风热上犯所致的目赤肿痛等病症。

防　风

【别名异名】　铜芸、茴芸、百蜚、屏风、旁风、风肉。

【采集加工】　生于山坡、田县及路旁。分布于东北、华北及山东、河南等省区。春、秋二季采挖抽花茎植株的根,除去须根及泥沙,晒至八九成干时,捆成小把再晒干。用时除去芦头棕毛,喷水湿润,使其软后切片,晒干,生用或炒用(图1-8)。

【性味归经】　辛、甘,微温。归膀胱、肝、脾经。

【功效应用】　①祛风解表。适用于外感风寒所致的头痛、身痛、恶寒等症。②胜湿止痛。适用于风寒湿痹,关节疼痛,四肢挛急等症。③解痉。适用于破伤风、角弓反张,牙关紧闭,抽搐痉挛等症。

【用量用法】　3～10克,水煎服。

【使用宜忌】　本品主要适用于外风,凡血虚发痉及阴虚火旺者慎用。

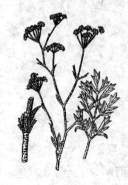

图1-8　防风

【验方偏方】　方1:防风、麻黄、荆芥、凤仙透骨草、桂枝、当归、红花、牛膝、木瓜、独活、艾绒、生附子(漂)、干姜、白芷、羌活、铁屑(煅)。共为散剂,外用。将坎离砂倒入碗内,加优质醋(如镇江醋)一纸杯,立即拌匀,使全部湿润。随即装入布袋,外包厚布,扎紧待热后,缓慢熨患处(过热时虚另垫衬布),1日1～3次。每盒可重复加醋使用2～3次。祛风散寒,活血止痛。适用于腰腿酸痛,四肢麻木,闪腰岔气,腹痛痞块,风湿性关节炎等病症。

方2:防风、金银花各30克,山楂(炒)20克,生姜3片。每日1剂,水煎服。发表清热,祛风散寒。适用于外感风寒,发热恶寒,头痛,无汗,身体酸痛等病症。

方3:防风、紫苏叶、荆芥、羌活、杏仁(去皮,炒)、浙贝母、桔梗、白芷、陈皮各10克。每日1剂,水煎服。驱散风邪,发表微汗。适用于风寒外袭而致伤风头痛,无汗,咳嗽,流涕等病症。

羌 活

【别名异名】 羌青、护羌使者、胡王使者、羌滑、退风使者、黑药。

【采集加工】 盛产于四川,陕西、甘肃亦有出产。一般与7~9月掘起地下部分,除去茎、叶及须根,微火烘干或晒干。使用前,先用清水洒淋,使其湿润,待中心部软化后,切成薄片,晒干备用(图1-9)。

【性味归经】 辛、苦,温。归膀胱、肾经。

【功效应用】 ①解表散寒。适用于外感风寒,恶寒发热,头痛身痛等症。②祛风胜湿止痛。适用于风寒湿痹,肢节疼痛,肩背疼痛,尤以上半身疼痛更为适用。

【用量用法】 3~10克,水煎服。

【使用宜忌】 血虚痹痛忌服。

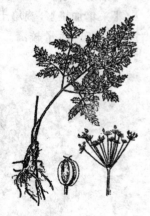

1-9 羌活

【验方偏方】 方1:羌活、防风、苍术(泡)、川芎、白芷、黄芩、地黄、甘草各10克。每日1剂,水煎服。发汗除湿,清热止痛。适用于恶寒发热,无汗,头痛身重,肢体酸痛,关节疼痛等病症。

方2：羌活，防风、苍术、全蝎各10克，川乌5克。每日1剂，水煎服。散风除湿，活血解毒。适用于风湿痹证，筋骨疼痛，风湿结节，以及痈疽发背等病症。

方3：羌活、紫苏叶各9克，葱白9克，生姜9克。水煎服。取微汗，解表散寒。适用于感冒风寒，头痛鼻塞，寒热身痛等病症。

方4：羌活、防风、威灵仙各9克，制川乌6克。每日1剂，水煎服。祛风胜湿止痛。适用于风寒湿邪外袭而致肢体关节疼痛等病症。

方5：羌活、独活、全蝎各等量。为末，每服10克，每日2～3次。祛风胜湿止痛。适用于风寒湿邪外袭而致风湿肢节疼痛，项背拘急等。

白 芷

【别名异名】 芷、芳香、泽芬、白茝、香白芷。

【采集加工】 栽培于沙土或肥沃土壤中。分布全国，四川、浙江、河南所产质量较高。处暑后，苗叶变黄时刨采，去净秧苗、泥土，单株摆开，去掉须根，晒干。临用前洗净，稍浸，闷透，切片，晒干备用（图1-10）。

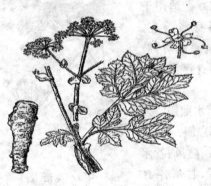

图1-10 白芷

【性味归经】 辛，温。归肺、胃经。

【功效应用】 ①祛风解表，通窍止痛。适用于外感风寒，头痛，眉棱骨痛，鼻塞，齿痛。②消肿排脓。适用于痈疽疮疡肿痛。③燥湿止带。适用于妇女寒湿带下。

【用量用法】　3～10 克,水煎服。外用适量,研末敷。

【使用宜忌】　本品辛散温燥,能耗血散气,故不宜于阴虚火旺之证。

【验方偏方】　方 1:白芷、川芎各 10 克,绿茶 5 克。每日 1剂,水煎服。祛风止痛。适用于偏头痛,眉棱骨痛,额窦炎痛。

方 2:白芷(黄酒浸蒸)、川芎。制蜜丸,每丸 9 克。口服,1 次1 丸,1 日 3 次。祛风散寒,活血通络。适用于风寒之邪引起的鼻塞不通,偏正头痛,或伴寒热等病症。

方 3:白芷、山楂(炒焦)、苍耳草、藿香、苍术各 10 克,每日 1剂,水煎服。散风祛寒,消食健胃。适用于四时感冒,胸满腹胀,消化不良,食积腹痛等病症。

方 4:白芷 9 克,细辛 4.5 克,辛夷、薄荷、苍耳子(炒)各 9 克。每日 1 剂,水煎服。祛风解表,通窍止痛。适用于鼻渊头痛,香臭不闻等。

方 5:白芷、荆芥各 9 克,生石膏 30 克,升麻 9 克。每日 1 剂,水煎服。清热止痛。适用于风热牙痛,牙龈肿痛等病症。

苍 耳 子

【别名异名】　苍子、胡苍子、苍棵子、刺儿果、苍耳蒺藜。

【采集加工】　生于原野。各地均产,以江苏、福建、河南产量为多。秋季果实将成熟,色青黄时采收。晒干,炒去硬刺备用(图 1-11)。

【性味归经】　辛、苦,温;有毒。归肺经。

【功效应用】　①散风通窍。适用于鼻渊头痛,不闻香臭,时流浊涕等症。②祛风湿,止痛。适用于风湿痹痛,四肢拘挛等症。

【用量用法】　3～10 克,水煎服。

【使用宜忌】　血虚头痛不宜用。过量易致中毒,引起呕吐、腹痛、腹泻等症。

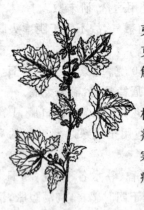

图 1-11 苍耳子

【验方偏方】 方1:苍耳子15克,辛夷、野菊花30克,白芷、防风、连翘各10克。每日1剂,水煎服。祛风宣肺,清热解毒。适用于急、慢性鼻炎等病症。

方2:苍耳子9克,威灵仙12克,桂枝、防风、独活各9克,甘草3克。每日1剂,水煎服。祛风胜湿止痛。适用于风寒湿邪外袭而致湿痹拘挛,关节不利疼痛,遇寒加重等病症。

方3:炒苍耳子9克,白鲜皮、刺蒺藜各12克,川椒6克,地肤子15克。每日1剂,水煎服。祛风胜湿止痒。适用于风寒湿邪外袭而致皮肤风痒、湿疹皮炎等病症。

藁 本

【别名异名】 藁茇、鬼卿、山茝、微茎、藁板。

【采集加工】 生于石质高山坡或山野阴坡洼地。现多栽培。

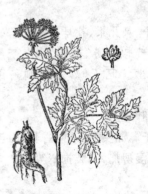

图 1-12 藁本

产于东北、华北,南方也有分布。春、秋季采挖,去净泥土,剪去须根,晒干,放干燥处。用时洗净,用蒲包扎紧,淋水使根茎逐渐柔软,然后切片,晒干备用(图1-12)。

【性味归经】 辛,温。归膀胱经。

【功效应用】 ①发表散寒。适用于外感风寒所致的头痛,巅顶痛等症。②祛风胜湿。适用于风寒湿痹,肢节疼痛。

【用量用法】　3～10 克，水煎服。

【使用宜忌】　本品辛温发散，凡血虚头痛及热证均忌用。

【验方偏方】　方 1：藁本、苍术、白芷、川芎各 9 克。每日 1 剂，水煎服。适用于风寒感冒，头痛身痛，鼻塞无汗等。

方 2：藁本 9 克，细辛 3 克，荆芥穗、防风各 9 克，甘草 6 克，川芎 9 克。水煎服，每日 1 剂。适用于风寒犯肺而致头痛、偏头痛、身痛，鼻塞无汗等。

方 3：藁本、木瓜、防风、威灵仙各 10 克，制川乌 6 克。每日 1 剂，水煎服。祛风胜湿止痛。适用于风寒湿邪外袭而致肢体关节疼痛等病症。

辛　夷

【别名异名】　迎春、木笔花、姜朴花、毛辛夷、辛夷桃。

【采集加工】　生在山坡、丛林中，也有栽培供观赏者。产于四川、湖南、湖北、河南等省。于花蕾未开放时采集，晒干。用时去尽枝梗，捣碎。入煎剂时，用纱布包煎，防止毛茸刺激咽喉（图 1-13）。

【性味归经】　辛，温。归肺、胃经。

【功效应用】　散风寒，通鼻窍。适用于外感风寒，头痛鼻塞，以及鼻渊头痛，不闻香臭，浊涕常流等症。

【用量用法】　3～10 克，水煎服。本品有毛，刺激咽喉，内服时宜用纱布包煎。

【使用宜忌】　阴虚火旺者忌用。

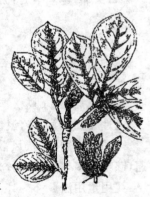

图 1-13　辛夷

【验方偏方】　方 1：辛夷花、苍耳子各 15 克，藿香、薄荷、紫苏叶各 10 克，鱼腥草、鹅不食草各 30 克。每日 1 剂，水煎服。祛风清热，消炎解毒。适用于外感风寒而致过敏性鼻炎,慢性鼻炎,鼻塞不通,感冒流清涕;也可适用于神经性头痛等病症。

方2:辛夷花10克,细辛3克,蒲公英30克。每日1剂,水煎服。解毒消炎,止痛开窍。适用于外感风寒而致伤风感冒,头痛,鼻塞,流涕;也可用于急、慢性鼻炎,过敏性鼻炎,干性鼻炎,副鼻窦炎等。

方3:辛夷、苍耳子、川贝母各10克,细辛3克。每日1剂,水煎服。通窍消肿,祛风退热。适用于外感风寒而致急慢性鼻炎,副鼻窦炎,鼻塞头痛,嗅觉失灵等病症。

方4:辛夷9克,细辛4.5克,白芷、藁本、川芎、防风各9克。水煎服。解毒清热,疏风开窍。适用于外感风寒而致鼻渊头痛,前额痛甚等。

方5:辛夷、生姜、薄荷各9克。水煎服。适用于外感风寒而致感冒头痛,鼻塞不通,流清涕,香臭不闻等。

鹅不食草

【别名异名】 食胡荽、不食草、痧药草、地胡椒、地芫荽、鸡肠草、通天窍。

【采集加工】 夏秋季花开时采收干燥全草,洗去晒干。生用。

【性味归经】 辛,温。归肺、肝经。

【功效应用】 祛风散寒胜湿,通鼻窍,止咳。适用于风寒头痛,咳嗽痰多,鼻塞不通,鼻渊流浊涕等症。

【用量用法】 5～15克,水煎服。外用适量,捣烂塞鼻,或研末搐鼻。

【验方偏方】 方1:鹅不食草、辛夷花各30克。水煎后浓缩滴鼻,1次1～2滴,每日2～3次。通窍开塞,消炎散毒。适用于慢性鼻窦炎,感冒鼻塞,对鼻息肉有辅助治疗作用。

方2:鹅不食草20克,黄芩、白芷、苍耳子、辛夷各10克。每日 1 剂,水煎服。清热解毒,消肿通窍。适用于风热上攻而致急、慢性鼻炎、鼻窦炎、副鼻窦炎等。

方 3:鹅不食草 20 克,苍耳子、白蒺藜各 10 克。每日 1 剂,水煎服。清热解毒,祛风通窍。适用于慢性鼻炎,过敏性鼻炎等。

方 4:鲜鹅不食草 20 克,捣烂塞鼻,每日 1 次。祛风散寒,通鼻开窍。适用于风寒外袭而致鼻渊头痛,前额痛甚等。

方 5:鹅不食草 20 克,辛夷、生姜、薄荷各 9 克。每日 1 剂,水煎服。疏风解表。适用于风寒外袭而致感冒头痛,鼻塞不通,流清涕,香臭不闻等。

零 陵 香

【别名异名】　蕙草、铃铃香、香草、熏香、陵草、黄零草。

【采集加工】　9～10 月间,将植株连根拔起,去净根上泥土,烘干或阴干。

【性味归经】　辛、甘,温。归肺、脾、胃经。

【功效应用】　散风寒,辟秽浊。适用于风寒感冒,头痛鼻塞,胸腹胀满,下利,遗精等症。

【用量用法】　5～15 克,水煎服。

【验方偏方】　方 1:零陵香、辛夷花各 15 克,藿香、紫苏叶各 10 克。每日 1 剂,水煎服。祛风清热,消炎解毒。适用于风寒外侵而致过敏性鼻炎,慢性鼻炎,鼻塞不通等。

方 2:胡荽 20 克,零陵香 15 克。每日 1 剂,水煎服。疏风解表。适用于风寒感冒,头痛鼻塞,无汗项强等。

第二节　辛凉解表药

辛凉解表药性味多辛凉,以祛风清热为主要功效,发汗力一般较弱。适用于外感风热或温病初起,症见发热,微恶风寒,咽干口渴,舌苔薄黄,脉浮数等。部分药物因兼有清利头目,宜肺止咳和解表透疹等作用,因此临床上对风热目疾、咽喉肿痛、风热咳嗽及疹出不透等证常用此类药物配伍应用。

本类药物因发汗作用较弱,一般无伤阴耗液之弊,故无严格的禁忌。

薄　荷

【别名异名】　南薄荷、升阳菜、薄苛、夜息花。

【采集加工】　生于沟旁、田边、湿地。广布全国各地。一年两收。头茬在小暑后,枝叶茂盛含水量多时割取;二茬在秋分前后割取。宜选择晴天早晨,将地上全株割下,当天晒干(如当天晒不干,勿使露湿、雨淋,防止霉烂)。用时淋湿,稍闷,切段,晾干备用(图1-14)。

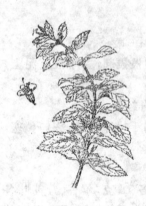

图1-14　薄荷

【性味归经】　辛,凉。归肝、肺经。

【功效应用】　①疏散风热。适用于外感风热及温病初起,头痛、发热、微恶寒者。②清头目,利咽喉。适用于风热上攻所致的头痛、目赤、咽喉痛等症。③透疹。适用于麻疹初期,或风热外束肌表而疹发不畅,或风疹瘙痒。④疏解肝郁。适用于肝气郁滞,胸闷,胁肋胀痛之症。

【用量用法】　2～10克,水煎服。入煎剂宜后下。

【使用宜忌】　本品芳香辛散,发汗耗气,表虚自汗者不宜用。

【验方偏方】　方1:薄荷20克,羌活、防风、桔梗、前胡、黄芩、柴胡、甘草各10克。每日1剂,水煎服。解表清热。适用于感受时疫,感冒伤风,风热头晕,发热咳嗽,心烦口渴,四肢酸痛等病症。

方2：薄荷脑、甘草粉、冰片、丁香粉、桂皮粉、茴香各适量。共为散剂。口服，每次5克，每日2次。驱风祛痰，解暑退热。适用于外感发热而致感冒发热，伤暑中暑，恶心呕吐，胸闷，头晕等病症。

方3：薄荷叶30克，甘草10克。每日1剂，水煎服。祛风解热，提神醒脑。适用于伤暑感冒，或风热上攻而致头痛头晕等。

方4：薄荷、荆芥、黄芩各9克，豆豉6克。每日1剂，水煎服。疏风清热解毒。适用于风热感冒，头痛身热等。

方5：薄荷、黄芩、桔梗、牛蒡子、山豆根各9克。每日1剂，水煎服。疏风清热，止痛解毒。适用于肺经风热上炎而致咽喉肿痛，吞咽困难等。

方6：牛蒡子9克，紫花地丁18克，野菊花15克，连翘、白芷各9克，甘草4.5克。每日1剂，水煎服。清热解毒。适用于疮疡痈毒未溃者。

蝉　蜕

【别名异名】　蝉衣、蝉退、虫退、蝉壳、知了壳。

【采集加工】　蝉生活在杨、柳、榆、槐等树上，或杂木林内，夏天常鸣声不断。我国大部分地区有分布。夏秋收集，去净泥土，晒干。用时搓碎(图1-15)。

【性味归经】　甘，寒。归肺、肝经。

【功效应用】　①疏散风热。适用于外感风热及温病初期，发热，头痛等症。②透疹止痒。适用于麻疹初期，疹出不畅及风疹瘙痒等症。③明目退翳。适用于肝经风热，目赤、目翳、多泪等症。④息风止痉。适用于肝经风热，小儿惊哭夜啼及破伤风轻症。

【用量用法】　3～10克。水煎服或单用研末冲服。

【使用宜忌】　孕妇慎用。

【验方偏方】　方1：蝉蜕9克，薄荷6克，连翘9克，荆芥9克，

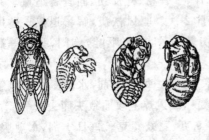

图 1-15　蝉蜕

大青叶 9 克。每日 1 剂,水煎服。解表疏风清热。适用于外感风热表证及温病初起等病症。

方 2:蝉蜕 3 克,牛蒡子 3 克,葛根 6 克,薄荷 4.5 克。每日 1 剂,水煎服。解表疏风,清热透疹。适用于小儿麻疹透发不畅,或咽喉疼痛等。

方 3:蝉蜕、木贼、刺蒺藜各 9 克,生地黄 12 克。每日 1 剂,水煎服。解表疏风,清热明目。适用于风热攻目之目赤翳障等病症。

方 4:蝉蜕 9 克,薄荷 6 克,连翘、板蓝根各 9 克。每日 1 剂,水煎服。解表疏风清热。适用于外感风热而致咽喉肿痛,发热头痛及温病初起等病症。

方 5:蝉蜕、荷叶各 3 克,葛根 6 克,薄荷 4.5 克,连翘 6 克。每日 1 剂,水煎服。解表透疹,疏风清热。适用于小儿麻疹透发不畅等。

方 6:蝉蜕、薄荷、木贼、夏枯草各 9 克。每日 1 剂,水煎服。清热解毒明目。适用于风热上攻而致视物模糊,目赤翳障等病症。

桑　叶

【别名异名】　霜桑叶、冬桑叶、铁扇子。

【采集加工】　生于田野、丛林中。全国各地均有栽培。霜降后,叶自行下落,收集,去净杂质,晒干。用时洗净切丝,晒干,生用或蜜炙(图 1-16)。

【性味归经】　苦、甘,寒。归肺、肝经。

【功效应用】　①疏风解毒清热。适用于外感风热,发热头痛,

咳嗽等症。②清肝泻火明目。适用于肝
经实热或风热所致的目赤、涩痛、多泪等
症。

【用量用法】　5～10克,水煎服。
一般生用,若肺热燥咳蜜炙用。

【验方偏方】　方1:桑叶、菊花、连
翘、薄荷、苦杏仁霜、桔梗、前胡、枇杷叶
(去毛)、黄芩、浙贝母、甘草。水泛为丸。
口服,每次5克,每日3次。祛风解热,
化痰止咳。适用于风热咳嗽,发热头痛,
鼻流稠涕,咽干舌燥,咳痰稠黏等病症。

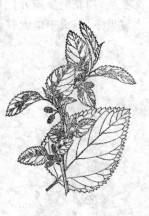

图1-16　桑叶

方2:桑叶、黑芝麻(炒)各等量。水
泛为丸。口服,每次10克,每日3次。
滋养肝肾,祛风明目。适用于肝肾不足,头晕眼花,视物不清,迎风
流泪等病症。

方3:桑叶、紫苏叶、淡豆豉、甘草各10克,生姜、大葱各适量。
每日1剂,水煎服。发散风热,理气解表。适用于风热外袭而致发
热恶寒,头痛鼻塞,咳嗽痰黏,目赤流泪,四肢酸痛,胸闷不适等。

方4:桑叶、北沙参、苦杏仁(去皮,炒)、麦门冬、枇杷叶各10
克。每日1剂,水煎服。清燥润肺。适用于燥气伤肺而致干咳无
痰,气逆而喘,咽干鼻燥,心烦口渴等病症。

菊 花

【别名异名】　甘菊花、白菊花、杭菊、怀菊、茶菊、滁菊。

【采集加工】　多为园地栽培。主产河南(怀菊)、安徽(亳菊)、
山东(滁菊)、浙江(杭菊)。其他各省也有栽培。菊花寒露开放,霜
降前后摘取,色白质佳。采时将花带柄采下,倒挂绳上晒微干(防
霉),然后去掉柄,放帘上或席上晒干。最好一次晒干,不然易于发

霉变色,摘花时要随开随摘,不要等全开后一起摘。如阴天下雨,也可烘干,但火不能太旺,防止烘焦。生用(图1-17)。

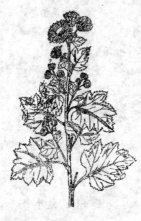

●亳菊花:花大足壮,花瓣长而紧密,色白。

●滁菊花:形状与亳菊类似,惟花朵较小,多皱缩呈绒球状,花心较松。

●贡菊花:花朵小,花瓣密而短,色白,蒂绿而鲜艳,花心金黄色。

●杭菊花:因加工蒸过而呈压迭状。朵大瓣阔而疏,色白微黄,花心较大,深黄色。

图1-17 菊花

【性味归经】 辛、甘、苦,微寒。归肝、肺经。

【功效应用】 ①疏风清热。适用于外感风热及温病初起,发热头痛等症。②清肝明目。适用于肝经风热或肝火上攻所致的目赤肿痛。③平肝潜阳。适用于肝阳上亢,头痛眩晕等症。

【用量用法】 10~15克,水煎服或泡水。

【验方偏方】 方1:菊花15克,黄芩、半夏(制)、天花粉、柴胡、石膏、桔梗、薄荷各10克。每日1剂,水煎服。疏风散热,清热解毒。适用于感冒风热,头痛目赤,口渴心烦,咳嗽痰黏,咽喉肿痛等病症。

方2:菊花30克。每日1剂,水冲服。散风清热,平肝明目。适用于风热感冒,头痛眩晕,目赤肿痛,或高血压、高脂血症等。

方3:菊花、桑叶、薄荷、桔梗、黄芩各9克。每日1剂,水煎服。解表祛风。适用于风热外感之咳嗽、头痛、头晕、咽痛等。

方4:野菊花(全草)适量。捣烂,酒水煎,服汁取微汗,以渣趁热敷患处,清热解毒。适用于一切痈疽疔毒等。

　　方5：菊花9克,薄荷6克,刺蒺藜、车前子、青葙子各9克。每日1剂,水煎服。清热明目,解表祛风。适用于风热证之目赤肿痛,或上焦风热证之头痛眩晕等。

蔓荆子

　　【别名异名】　蔓荆实、荆子、万荆子、蔓青子、京子。

　　【采集加工】　多野生于沟边、湖畔、山坡潮湿地,亦有栽培。产于山东、河北、河南、湖北、江西等省。秋末果实成熟时采集,阴干后供药用。用时除去外衣(宿萼),盐水炒(图1-18)。

　　【性味归经】　辛、苦,微寒。归膀胱、肝、胃经。

　　【功效应用】　疏散风热,清利头目。适用于外感风热所致的头昏头痛、偏头痛及风热上扰所致的目昏或目赤肿痛、多泪等症。此外,本品具祛风止痛之效,有适用于风湿痹痛,肢体挛急之症。

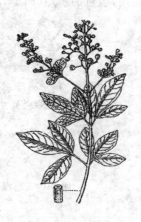

图1-18　蔓荆子

　　【用量用法】　6～12克,水煎服。

　　【验方偏方】　方1：蔓荆子、荆芥、黄蒿、藿香各9克,滑石18克,甘草3克。每日1剂,水煎服。解表祛暑。适用于暑令热感冒之头晕痛,周身沉困,鼻塞不通,呕恶少食等。

　　方2：蔓荆子、菊花各9克,防风6克,藁本9克。每日1剂,水煎服。解表祛风。适用于头风头痛,两目胀痛等病症。

　　方3：蔓荆子9克,升麻6克,生石膏30克,丹参18克,生地黄9克,甘草3克。每日1剂,水煎服。清热解毒止痛。适用于风热外袭,胃火内盛之牙痛,牙龈肿痛,头晕头痛,口苦鼻干,失眠耳鸣等。

方4:蔓荆子、菊花各9克,车前子各15克,草决明、黄芩各9克,甘草3克。每日1剂,水煎服。清热明目,解表祛风。适用于风热上攻而致两目目赤,头昏头痛等病症。

葛 根

【别名异名】 干葛、甘葛、粉葛、黄斤、葛麻茹、葛条根。

【采集加工】 生于山坡、山沟或杂木林中。我国大部分省区均有分布。葛根入地较深,故须深挖。在早春、秋后把根挖出后洗净泥土,刮皮,剖开,晒干。在用前将成品湿润切片,晒干,生用或煨用,也可磨粉用(图1-19)。

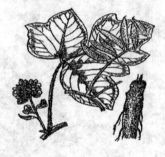

图1-19 葛根

【性味归经】 甘、辛,凉。归脾、胃经。

【功效应用】 ①解肌退热。适用于外感发热,头痛无汗,项目强痛等症。②透发麻疹。适用于麻疹初起,发热恶寒,疹出不畅之症。③生津止渴。适用于热病烦渴及消渴等症。④升阳止泻。适用于脾虚泄泻及湿热泻痢等症。此外,现代用葛根治疗高血压脑病,对改善头痛、眩晕、项强、耳鸣、肢体麻木等症有效。

【用量用法】 10~20克,水煎服。退热生津宜生用;止泻宜煨用。

【验方偏方】 方1:葛根20克,黄芩、黄连、甘草各10克。每日1剂,水煎服。解表,清热,解毒。适用于湿热下注而致急性肠炎,急性痢疾,发热口渴,腹痛腹胀,下利热臭,肛门灼热等病症。

方2:葛根、山楂、何首乌、珍珠粉。共研为细粉。每日3次,每次 10 克。宁心养阴,化瘀通络,降低血脂。适用于高血压引起的头痛,头晕,耳鸣,心悸,血脂高,心绞痛等病症。

方 3:葛根、牛蒡子、荆芥、薄荷、蝉蜕、连翘、金银花。制成合剂,每瓶 500 毫升。口服,每次 5～10 毫升,每日 3 次。辛凉透表。适用于风热感冒,发热头痛及麻疹初起,疹出不透等病症。

方 4:葛根 18 克,桂枝 9 克,麻黄 6 克,白芍 9 克,甘草 3 克,姜、枣为引。每日 1 剂,水煎服。解表祛风。适用于表证发热,恶寒,项背强痛,无汗等。

方 5:葛根 12 克,柴胡、白芍各 9 克,羌活 6 克,黄芩、白芷各 9 克,桔梗 6 克,甘草 3 克。每日 1 剂,水煎服。解表祛风。适用于外感表证,邪入少阳而致寒热往来,头痛身痛,鼻干目痛不眠等。

葛　花

【别名异名】　葛条花。

【采集加工】　立秋后花未全开放时采收,去掉梗、叶,晒干。生用。

【性味归经】　甘,凉。归胃经。

【功效应用】　解酒醒脾。适用于饮酒过度,头痛头昏,烦热口渴,胸膈饱胀,呕吐酸水等症。

【用量用法】　3～12 克,水煎服。

【验方偏方】　方 1:葛花 15 克,柴胡、茵陈各 10 克。每日 1 剂,水煎服。清肝利胆。适用于急性酒精中毒,或急性黄疸型、无黄疸型、迁延性肝炎及胆囊炎等。

方 2:葛花 15 克,柴胡、白芍、生甘草各 10 克。每日 1 剂,水煎服。疏肝理气,散郁调经。适用于胸腹胀满,两胁疼痛,头晕目眩,口苦咽干,月经不调等病症。

方 3:葛花、葛根各 10 克,桔梗 6 克,甘草 3 克。每日 1 剂,水煎服。解表祛风。适用于外感表证,寒热往来,头痛身痛,鼻干目痛不眠等病症。

方4:葛花15克,柠檬10克。每日1剂,水煎服。解酒醒脾。适用于解酒戒酒,或饮酒过量,神志不清,言语错乱等。

柴 胡

【别名异名】 茈胡、地熏、山菜、茹草、柴草。

【采集加工】 生于山坡、草地、灌木丛间。全国大部分地区都有。以河南省西部山区产之为佳。按性状不同,分别习称"北柴胡"(又名硬柴胡)、"南柴胡"(又名软柴胡)。春、秋季刨采,去净泥土,晒干。用时洗净,用蒲包捆扎闷透,切片,晒干。生用或醋炒用。醋炒柴胡,柴胡5 000克,醋250毫升,入锅搅匀,炒至微干,放凉备用(图1-20)。

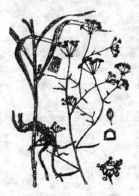

图1-20 柴胡

【性味归经】 苦、辛,微寒。归心包络、肝、三焦、胆经。

【功效应用】 ①和解退热。适用于伤寒邪在少阳,寒热往来,胸胁苦满,心烦喜呕,口苦咽干等症。②疏肝解郁。适用于肝气郁结,胁肋胀痛,月经不调等症。③升举阳气。适用于气虚下陷,久泻脱肛,子宫脱垂等症。

【用量用法】 3～10克,水煎服。

【使用宜忌】 本品具有升发之性,故凡病人体虚而气逆不降,或阴虚火旺、虚阳上升着,均宜慎用。

【验方偏方】 方1:柴胡、黄芩、半夏各10克,生姜3片,甘草5克,大枣5枚。每日1剂,水煎服。清热解表,疏肝和胃。适用于邪入少阳而致寒热往来,胸胁苦满,心烦喜呕,口苦咽干,精神不振,食欲减退等病症。

方 2:柴胡、葛根、荆芥穗、防风各 10 克,板蓝根 30 克,苦杏仁(去皮,炒)5 克。每日 1 剂,水煎服。清热解表。适用于上焦郁热,外感风寒,头痛鼻塞,发热畏寒,咳嗽音哑,咽喉干痛等病症。

方 3:柴胡 10 克,山慈姑 30 克,淫羊藿 15 克,鹿衔草、当归各 10 克。每日 1 剂,水煎服。疏肝解郁,软坚散结,调理冲任。适用于肝气郁结,乳腺囊性增生,乳腺纤维瘤,男性乳房异常发育,亦可适用于乳痈等病症。

方 4:柴胡 10 克,茵陈、田基黄、蒲公英、金钱草各 30 克。每日 1 剂,水煎服。清肝利胆。适用于肝胆湿热而致急性黄疸型、无黄疸型、迁延性肝炎及胆囊炎、急性胰腺炎等病症。

升 麻

【别名异名】 周升麻、周麻、鸡骨升麻、鬼脸升麻、西升麻。

【采集加工】 多生于山地阴坡。分布于东北及河北、陕西、四川等省。8~9 月刨采,去秧苗及泥土,稍晒,用火燎去须根,随晒随撞,撞两三遍,晒干。用时洗净,稍浸,闷透,切片,晒干,生用或蜜炙用(图 1-21)。

【性味归经】 辛、甘,微寒。归肺、脾、大肠、胃经。

【功效应用】 ①发表透疹。适用于外感风热所致的头痛,以及麻疹初期,疹发不畅等症。②清热解毒。适用于热毒所致牙龈肿痛,口舌生疮,咽喉肿痛,疮疡肿毒,以及温病发斑等症。

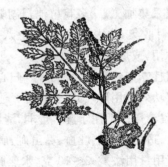

图 1-21 升麻

③健脾升阳。适用于中气虚弱或气虚下陷的短气倦乏,久泻

脱肛,子宫下垂,以及气虚不能摄血的崩漏不止等。

【用量用法】 3～10克,水煎服。透疹解毒宜生用;升举阳气宜炙用。

【使用宜忌】 本品具升浮之性,凡阴虚阳浮,喘满气逆及麻疹已透者,均当忌用。

【验方偏方】 方1:升麻9克,荷叶30克,苍术9克。每日1剂,水煎服。清热解毒,发表透疹。适用于风湿挟热之雷头风,头面肿而发寒热等病症。

方2:升麻、柴胡各10克,人参5克。每日1剂,水煎服。健脾升阳。适用于中气虚弱或气虚下陷而致胃下垂,短气倦乏,久泻脱肛,子宫下垂等。

方3:升麻、葛根、山楂各10克,桔梗6克,甘草3克。每日1剂,水煎服。健脾升阳。适用于中气虚弱而致各种脏器下垂,如胃下垂、子宫下垂、肝下垂等。

荷 叶

【别名异名】 莲叶。

【采集加工】 多栽植池沼湖塘中。我国南北各地均有分布。6～9月收集,除去叶柄,晒至七八成干,对折成半圆形,晒干。生用、鲜用,或煅炭用(图1-22)。

【性味归经】 苦、涩,平。归心、肝、脾经。

【功效应用】 ①清暑利湿。适用于暑热烦渴,暑湿泄泻等症。②升发清阳。适用于脾气虚弱,清阳不升,大便泄泻之症。③凉血止血。适用于血热吐血、鼻出血、崩漏、便血,以及产后血晕等症。

【用量用法】 3～10克,水煎服。荷叶炭止血效果佳。

【验方偏方】 方1:荷叶、苍术(米泔水泡)、陈皮各10克,甘草(蜜制)5克。共为散剂,冲服。每次10克,每日3次,口服。燥湿化痰,理气和中。适用于痰湿中阻,脾胃不和而致胸膈痞闷,寒热头痛,霍乱吐泻,山岚瘴气等病症。

方2:荷叶、佩兰、藿香各9克,陈皮6克。水煎服,每日1剂。清暑利湿。适用于暑湿内热热所致胸脘满闷,寒热头痛等病症。

方3:荷叶、藿香、清半夏各9克,丁香6克。水煎服,每日1剂。清热利湿和胃。适用于湿饮停滞中焦,胃失和降而致恶心呕吐,身困无力,大便溏薄等。

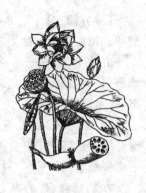

图1-22 荷叶

方4:荷叶、藿香、苍术各9克,陈皮6克,厚朴、半夏曲各9克,甘草9克。水煎服,每日1剂。健脾利湿。适用于湿阻中焦,脾不健运之脘痞懒食,精神倦怠,口中黏腻等病症。

淡 豆 豉

【别名异名】 香豉、淡豉、豆豉。

【采集加工】 取桑叶、青蒿,置锅内加水煎汤,过滤,取药汤与洗净的黑豆拌匀,黑豆每50千克,用桑叶2千克,青蒿3.5千克,汤吸尽后,置笼屉内蒸透,取出,略晾,再置容器内上盖煎过桑叶、青蒿渣,闷至发酵生黄衣为度,取出,晒干即得。

【性味归经】 辛、甘、微苦,寒。归肺、胃经。

【功效应用】 ①解表疏风。适用于外感风寒或风热的发热,恶风寒,头痛等症。②清心除烦。适用于热病胸中烦闷,不眠等症。

【用量用法】 10~15克,水煎服。

【使用宜忌】 本品由于加工所用辅料的不同,而性质亦异。用麻黄、紫苏同制,药性偏于辛温,适用于外感风寒之症;用桑叶、青蒿同制,药性偏于寒凉,适用于外感风热或温病初起之证。

【验方偏方】 方1:豆豉 10 克,酸枣仁 30 克。每日 1 剂,水煎服。清心除烦。适用于热病胸中烦闷,不眠等症。

方2:豆豉、栀子各 9 克,生地黄 12 克,黄连 6 克。每日 1 剂,水煎服。清肝泻火。适用于肝火上犯之目赤肿痛,心烦不寐,易怒、吐血、鼻出血等。

方3:豆豉、木贼、夏枯草、防风各 10 克,每日 1 剂,水煎服。清肝泻火。适用于肝火内盛或风热上攻而致目赤耳鸣,视物模糊,头痛头晕等。

方4:豆豉、灯心草各 9 克。每日 1 剂,水煎服。清心泻火。适用于心火内蕴而致心烦不眠,胸满不安,口干口渴,小便黄赤等病症。

浮 萍

【别名异名】 水萍、紫背浮萍、浮萍草、水藓、田萍。

【采集加工】 生于池沼、水田浅水处。产于我国各地。夏末秋初捞取,晒干。除去杂质,生用(图 1-23)。

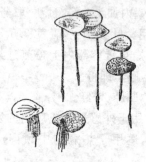

图 1-23 浮萍

【性味归经】 辛,寒。归肺、膀胱经。

【功效应用】 ①发汗解表。适用于外感风热,发热无汗等症。②透疹。适用于麻疹透发不畅。③祛风止痒。适用于风热瘾疹,皮肤瘙痒。④利水消肿。适用于水肿而兼有表证者。

【用量用法】 3～10 克,水煎服;散剂每次 1～2 克。外用适量,煎汤浸洗。

【验方偏方】 方1:浮萍适量。研末,炼蜜为丸,每丸 9 克。

每日 3 次,每次 9 克。祛风解表。适用于风湿外感而致头痛发热,身重身痛等病症。

方2:浮萍适量。焙干,研细面。每次 3～9 克,每日 2～3 次。利水消肿。适用于外感风湿而致急性肾炎,周身水肿,小便不利,身热等症。

方3:浮萍 9 克,苍耳子 6 克,刺蒺藜 12 克,地肤子、赤芍、大黄 9 各克。每日 1 剂,水煎服。祛风止痒。适用于外感风湿而致荨麻疹及风疹瘙痒等病症。

方4:浮萍、荷叶、藿香、苍术各 9 克,陈皮 6 克。水煎服,每日 1 剂。健脾祛湿,解暑和胃。适用于暑热内生,湿阻中焦,脾湿不化而致脘痞懒食,精神倦怠,口中黏腻等。

胡 麻 子

【别名异名】　亚麻子、壁虱胡麻、亚麻仁。

【采集加工】　秋季果实成熟时采收植株,晒干,打下种子,除去杂质,再晒干。

【性味归经】　甘,平。归肝、胃经。

【功效应用】　润燥,祛风。适用于皮肤瘙痒,麻风,眩晕,便秘等症。

【用量用法】　5～10 克,水煎服。外用适量,煎水洗。

【使用宜忌】　大便滑泄者忌用。

【验方偏方】　方1:胡麻子、浮萍适量。共研细末,炼蜜为丸,每丸 10 克。每服 1 丸。养血润燥,祛风止痒。适用于外感风湿而致皮肤瘙痒,头痛发热,身重身痛等病症。

方2:胡麻子、草决明各 30 克。每日 1 剂,水煎服。平肝降压,通便祛脂。适用于肝火内盛而致大便秘结,头晕耳鸣,或高血压、高脂血症等症。

方3:胡麻子 10 克,苍耳子 6 克,刺蒺藜 12 克,地肤子、大黄各 9 克。每日 1 剂,水煎服。祛风止痒。适用于风热外侵而致皮肤划痕症、荨麻疹及风疹等。

方 4:胡麻子、浮萍、荷叶各 30 克,赤芍、大黄各 9 克。每日 1 剂,水煎服。活血祛瘀,祛风止痒。适用于肝血不足而致面色不华,黄褐色斑,皮肤划痕症、荨麻疹及风疹等。

马兰草

【别名异名】 蟛蜞菊、蟛蜞花、路边菊、水兰、卤地菊、黄花龙舌草。

【采集加工】 夏秋二季茎叶茂盛时采收,干燥。

【性味归经】 甘、淡,微寒。归心、肝、肺经。

【功效应用】 清热解毒,祛瘀消肿。适用于咽喉肿痛,白喉,百日咳,跌打损伤等症。

【用量用法】 15~30 克,水煎服。外用适量,捣敷。

【验方偏方】 方 1:马兰草、牛蒡子 15 克,荆芥、连翘、桔梗、防风各 10 克。每日 1 剂,水煎服。清热凉血解毒。适用于小儿恶毒蕴积,头面生疮,皮肤溃烂,口舌生疮,心热烦渴,痘疹余毒未清等病症。

方 2:马兰草、西河柳、桔梗均为鲜品各适量。捣烂如泥,外敷跌打损伤处,每日 1 次。清热解毒,祛瘀消肿。

方 3:马兰草、牛蒡子 9 克,紫花地丁 18 克,野菊花 15 克,连翘 9 克。每日 1 剂,水煎服。祛风化痰,清热镇凉。适用于内热外感,发热头痛,鼻塞,咳嗽,气喘,痰多黏稠,呕吐,咽喉肿痛,惊悸心烦,隐疹不出等病症。

方 4:马兰草、生大黄、薄荷、芥穗各 9 克,甘草 4.5 克。每日 1 剂,水煎服。清热解毒,祛瘀消肿。适用于肺胃风热上炎咽喉而致咽喉肿痛,口干口渴,头痛牙痛,大便干结,小便黄赤等病症。

第三节 解毒利咽药

解毒利咽药性味多辛凉、辛寒,多以祛风热,利咽喉为主要功效,适用于外感风热或暑热内盛或温病初起,症见咽喉红肿热痛,咽干口渴,失声音哑,发热头痛,舌苔薄黄,脉浮数等。

本类药物因较为寒凉,易伤脾胃。脾胃虚寒者应慎用。

橄 榄

【别名异名】 青果、青橄榄、谏果、白榄、黄榄、甘榄。

【采集加工】 主产于福建、广东、四川、云南、广西等地。以肉厚、色灰绿、味先涩而后甜者为佳。秋季果实成熟后采摘,晒干或阴干,或用盐水浸渍后晒干。

【性味归经】 甘、涩、酸,平。归肺、胃经。

【功效应用】 ①清肺利咽,生津止渴。适用于肺热上攻而致咽喉肿痛,津少口渴,虚火咽痛、大便秘结等症。②解毒利咽。适用于肺胃蕴热而致咽喉肿痛,口干口苦,大便秘结等。

【用量用法】 5～10克,嚼食或煎汤饮服。外用适量,烧存性,研末调敷。

【验方偏方】 方1:橄榄3枚,胖大海3枚。开水冲泡,饮服。解毒利咽。适用于肺胃蕴热而致咽喉肿痛,口干口苦,大便秘结等。

方2:橄榄(打碎)20枚,冰糖50克。加适量清水煮熟后分3次服完。清热解毒,滋阴利咽。适用于肺胃阴虚而致咽喉肿痛,口干口苦,五心烦热,大便秘结等。

方3:橄榄50克,生萝卜500克。洗净切碎后加适量水煎煮,去渣,作茶饮用,每日1剂。理气化痰,解毒利咽。适用于肺气不降,痰热内蕴而致咽喉肿痛,口臭口苦,腹胀腹痛,大便秘结等。

牛 蒡 子

【别名异名】 鼠粘子、大力子、恶实、黍粘子、牛子。

【采集加工】 多生于沟、塘边潮湿处。全国各地都有分布和栽培。秋季果实成熟后采割,晒干打下种子,去净杂质。生用或炒后捣碎用(图1-24)。

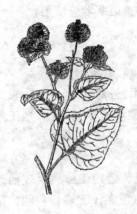

炒牛蒡子,取牛蒡子放锅内,炒至微黄色,有香气,放凉,用时打碎。

【性味归经】 辛、苦,寒。归肺、胃经。

【功效应用】 ①疏散风热,清肺利咽。适用于外感风热,咳嗽咳痰不利及咽喉肿痛等症。②解表透疹。适用于麻疹初期,疹出不畅及风疹等症。③解毒散肿。适用于热毒疮肿及痄腮等症。

【用量用法】 3～10克,水煎服。炒用寒性略减,入汤剂宜捣碎用。

【使用宜忌】 本品性寒滑利,气虚便溏者慎用。

图 1-24 牛蒡子

【验方偏方】 方1:牛蒡子15克,荆芥、连翘、朴硝、桔梗、防风各10克。每日1剂,水煎服。清热凉血解毒。适用于小儿恶毒蕴积,头面生疮,皮肤溃烂,口舌生疮,心热烦渴,痘疹余毒未清等病症。

方2:牛蒡子(炒)20克,西河柳、桔梗、前胡、薄荷、防风、橘红、半夏各10克。每日1剂,水煎服。祛风化痰,清热镇惊。适用于内热外感而致发热头痛,鼻塞,咳嗽,气喘,痰多黏稠,呕吐,咽喉肿痛,惊悸心烦,隐疹不出等病症。

方3:牛蒡子9克,紫花地丁18克,野菊花15克,连翘9克,白

芷9克,甘草3克。每日1剂,水煎服。清热解毒散肿。适用于热
毒内蕴而致疮疡痈毒未溃者等病症。

方4:牛蒡子、大黄、薄荷、芥穗各9克,甘草4.5克。每日1
剂,水煎服。清热解毒。适用于肺、胃风热上炎咽喉而致咽喉肿痛
等病症。

射　干

【别名异名】　乌扇、乌蒲、夜干、凤翼、扁竹、黄知母、山蒲扇、
黄花蔫蓄。

【采集加工】　生于干山坡,草原及
草地上,我国大部分地区有分布。春秋
季刨采,去须根,洗净,切片,晒干。多生
用(图1-25)。

【性味归经】　苦,寒。归肺经。

【功效应用】　清热解毒,祛痰利咽。
适用于痰热壅盛,咽喉肿痛及痰多喘咳
等症。

【用量用法】　6~10克,水煎服。

【使用宜忌】　孕妇忌用或慎用。

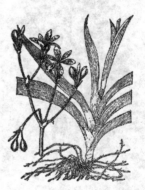

图1-25　射干

【验方偏方】　方1:射干(鲜)60克。
捣烂,挤汁,点滴吞服,每日2~3次。解
毒利咽,清热止痛。适用于痰热壅盛,热
毒内结而致咽喉痹痛,吞咽困难,口苦口干,发热身困,大便干结等
病症。

方2:射干12克,黄芩、桔梗各9克,生甘草3克。每日1剂,
水煎服。解毒利咽,清热止痛。适用于热毒内蕴而致咽喉肿痛,肿
痛难言,发热口苦,大便秘结等病症。

山豆根

【别名异名】 广豆根、苦豆根、豆根、岩黄连。

【采集加工】 山坡、路旁、林边。我国大部分地区均有分布。春秋季采挖,去净秧苗、须根及泥土,晒干。用时洗净、稍浸、闷透,切片、晒干,一般生用(图 1-26)。

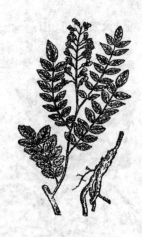

图 1-26 山豆根

【性味归经】 苦,寒。归肺经。

【功效应用】 清热解毒,利咽消肿。适用于热毒蕴结而致咽喉肿痛,肺热咳嗽等症。

【用量用法】 3~10 克,水煎服。

【使用宜忌】 脾虚便溏者忌服。

【验方偏方】 方 1:山豆根、射干各 9 克,板蓝根 12 克,生大黄 9 克。每日 1 剂,水煎服。解毒利咽,清热止痛。适用于湿热毒盛而致咽喉肿痛,身热便秘等。

方 2:山豆根、射干各 9 克,薄荷、升麻各 6 克,牛蒡子 9 克,生甘草 3 克。每日 1 剂,水煎服。解毒利咽,清热止痛。适用于肺胃热盛而致风热喉痹,身热恶风,干咳等病症。

马 勃

【别名异名】 马疕、马匹勃、马屁包、灰色菌、地烟。

【采集加工】 河南省各地均有出产。喜生于山林阴处草丛中。秋季成熟时采集,剥去外层之硬皮,生用(图 1-27)。

【性味归经】 辛,平。归肺经。

【功效应用】 ①清肺,解毒,利咽。适用于肺热咳嗽,失声,咽喉肿痛等症。②止血。适用于血热吐血、衄血及外伤出血。

【用量用法】　3～6 克,入汤剂当包煎,或入丸、散剂。外用适量。

【验方偏方】　方 1:马勃、蜂蜜各适量。调匀如膏,徐徐咽下。解毒利咽,清热止痛。适用于毒热结喉之咽喉肿痛、咳嗽、咯血等病症。

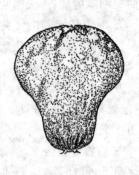

图 1-27　马勃

方 2:马勃、青黛、黑蒲黄各等量。共为末,每服 3～6 克,白开水送服。解毒利咽,清热止痛。适用于肺胃热盛而致肺热咳嗽、失声,咯血、衄血等。

方 3:马勃适量、冰片少许。共研均匀,香油调膏,局部外用。解毒利湿,清热止痛。适用于湿疹诸疮,烫伤烧伤等。

方 4:马勃粉适量。敷患处。解毒利湿,清热止痛。适用于外伤出血,湿疹诸疮等病症。

锦 灯 笼

【别名异名】　挂金灯、酸浆、金灯笼、红姑娘、酸浆实、灯笼果。

【采集加工】　秋季果实成熟,宿萼呈红色或橙色时采收,干燥。

【性味归经】　苦,寒。归肺、脾经。

【功效应用】　清热解毒,利尿。适用于咽喉肿痛,肺热咳嗽,小便淋漓涩痛等症。

【用量用法】　5～15 克,水煎服。外用适量,研末吹喉。

【使用宜忌】　脾虚泄泻者忌用。

【验方偏方】　方 1:锦灯笼、山豆根各 9 克,板蓝根 12 克,大黄 9 克。每日 1 剂,水煎服。清热解毒,利咽止痛。适用于湿热毒盛而致咽喉肿痛,声失喑哑,口干口苦,身热便秘,小便黄赤等。

方2:锦灯笼、射干、牛蒡子各9克,甘草3克。每日1剂,水煎服。解毒利咽,清热止痛。适用于肺胃热盛而致风热喉痹,身热恶风,干咳无痰等病症。

方3:锦灯笼为细粉、马勃适量、冰片少许。共研均匀,香油调膏,患处局部外用,每日2次。解毒清热。适用于湿疹诸疮,烫伤烧伤。

方4:锦灯笼为末、蜂蜜各适量。调匀如膏,每次1汤勺,口含徐徐咽下,每日3次。解毒利咽,清热止痛。适用于毒热结喉而致咽喉肿痛,失声,咳嗽,咯血,小便黄赤,大便不畅等。

第二章 清 热 药

　　临床上凡以清泄内热为主要功效的药物,称为清热药。清热药性多寒凉,具有清热解毒、泻火凉血、清退虚热等功效。主要用于里热证。症见高热,口渴,小便黄,大便干,舌红苔黄,脉数等。此外,亦可用于泻痢、目疾、疮肿等而有里热表现者。

　　由于发病因素和部位不一,病情发展变化的阶段不同,以及患者体质情况的差异,因而里热证有实热、湿热、热毒、血热和虚热等证型。根据清热药的性能和热型,一般分为清热泻火、清肝明目、清热燥湿、清热凉血、清热解毒、清退虚热和清热止泻痢药7类。

　　应用本类药物时,要分清里热所在的部位,以及属实热还是虚热等,选择适宜的清热药,根据病情并作相应的配伍。如果发热兼有表证者,可配伍解表药;气分热兼血分热者,宜泻火药和凉血药同用;热盛毒盛者,当以泻火药和解毒药同用;热盛兼阴津不足者,可与养阴生津药配伍;脾胃虚弱者,宜配伍补气健脾药等。

　　本类药物性多寒凉,易伤脾胃,影响运化,故对脾胃虚弱,胃纳不佳,肠滑易泻的患者要慎用。并要注意中病即止,勿使过剂,以免克伐太过,损伤正气。

第一节　清热泻火药

　　热与火为六淫之一,热为火之渐,火为热之极,两者只是程度上的不同,无本质差异。故凡能清热的药物,大抵能泻火。清热泻火药性大多辛寒,入心、肺、胃经,主要具有清热泻火功效。适用于急性热病之高热,汗出,烦渴,谵语,发狂,小便短赤,舌苔黄燥,脉洪数等症,以及肺热、胃热、心热等多种实热证。

应用本类药物时,主要应注意以下两点:

(1)对体质虚弱者,要顾护正气,必要时适当配伍扶正药物。

(2)要根据各药作用部位的不同(如清胃热、心热等),有针对性地选择应用,以增强疗效。

石 膏

【别名异名】 细石、细理石、白虎、玉灰石。

【采集加工】 产于湖北、河南、山西、四川、贵州及甘肃等地。生石膏,去净杂石,洗净泥土,打碎成小块、研为细末,生用。

【性味归经】 甘、辛,大寒。归肺、胃经。

【功效应用】 ①清热泻火,除烦止渴。适用于温病邪在气分,壮热、烦渴、脉洪大等实热亢盛等症。②清泄肺热。适用于邪热壅肺,喘促咳嗽等症。③清泻胃火。适用于胃火炽盛,头痛,牙龈肿痛等症。④收湿敛疮。外适用于疮疡溃而不敛,湿疹浸淫,水火烫伤等症。

【用量用法】 15～60克,或大剂量120～240克,水煎服。内服生用,粉碎,先煎,徐徐温服;外用适量,须煅后研细末。

【使用宜忌】 胃寒食少者,不宜服。

【验方偏方】 方1:石膏(煅)、红粉(水飞),散剂,每包1.5克。外用,取本品适量,均匀地撒于患处,对深部疮口及瘘管,可用含本品的纸捻条插入,疮口表面均用油膏或敷料盖贴,每日换药1次,或遵医嘱。提脓,拔毒,去腐,生肌。适用于疮疡痈疽溃后,流腐未尽,或已渐生新肉的疮口。本品仅供外用,不可入口,凡肌薄无肉处不能化脓或仅有稠水者忌用。

方2:石膏、知母、甘草(制)、粳米。共为合剂,每瓶500毫升。口服,每次20～30毫升,每日3次。清热生津。适用于阳明经热盛而致高热汗出,烦渴引饮,口干舌燥等病症。

方3:石膏、白芷、冰片。共为散剂。口服,每次0.3克,每日3次,亦可闻嗅。清凉解热。适用于受暑受热,头目眩晕,恶心呕吐,晕船晕车等病症。

方4:石膏、川贝母、半夏(制)、朱砂(水飞)。共为散剂,每包1.5克。口服,1岁每次1/3包;2~3岁每次1/2~1包。清肺宁嗽。适用于肺胃热盛而致肺热咳嗽,气喘痰鸣,身热烦渴,口苦口干等病症。

方5:生石膏30~120克,知母9~24克,甘草6克,粳米适量。每日1剂,水煎服。清热解毒,适用于阳明经热盛而致壮热不退,心烦大渴,神昏狂躁,大汗出而谵语等。

方6:生石膏30克,熟地黄12克,麦门冬、知母、怀牛膝各9克。每日1剂,水煎服。清热养阴。适用于胃火内盛,津液不足而致头痛、压痛、烦渴面赤等病症。

知 母

【别名异名】 蚳母、蝭母、昌支、穿地龙、蒜瓣子草、羊胡子根。

【采集加工】 生于山陵阳坡,梁岗地带。分布于东北、山西、陕西、河南、河北、内蒙古等地。春秋季采挖,去须根,洗净,晒干为"毛知母",削去外皮为"知母肉"。切片,晒干,生用或盐制用(图2-1)。

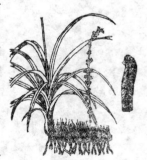

【性味归经】 苦、甘,寒。归肺、胃、肾经。

【功效应用】 ①清热除烦。适用于温热病,邪热亢盛,壮热、烦渴、脉洪大等肺胃实热证。②清肺润燥。适用于肺热

图 2-1 知母

咳嗽,或阴虚燥咳等症。③滋阴降火。适用于阴虚火旺,骨蒸潮

热,盗汗,心烦等症。

【用量用法】 6～12克,水煎服。生知母长于泻火;盐知母长于滋阴。

【使用宜忌】 本品性质寒润,能滑肠,故脾虚便溏者不宜用。

【验方偏方】 方1:知母15克,贝母6克。每日1剂,水煎服。养阴益肺,清热解毒。适用于肺热内盛,阴津不足之咳嗽咽干,干咳无痰,五心烦热,形体消瘦等病症。

方2:知母9克,黄柏9克,熟地黄15克,龟版24克。猪脊髓为丸。每服9克,每日2次。滋阴清热。适用于肾阴不足、相火炽盛之骨蒸夜热,盗汗心烦,咳嗽咯血等。

方3:知母18克,葛根4.5克,五味子9克,生山药30克,生黄芪15克,鸡内金6克,天花粉9克。每日1剂,水煎服。滋阴清热。适用于肾阴不足、相火炽盛而致糖尿病,口渴大饮,五心烦热,小便黄赤等病症。

芦 根

【别名异名】 苇根、芦苇根、芦通、芦芽根、顺江龙。

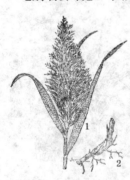

【采集加工】 生于池边、沟旁及沼泽地区。广布于全国各地。春秋季刨采,去掉鳞片及须根,晒干。用时洗净,闷润,切段,晒干。生用,亦有鲜用(图2-2)。

【性味归经】 甘,寒。归肺、胃经。

【功效应用】 ①清热生津。适用于热病伤津,烦热口渴,舌燥少津等症。②清胃止呕。适用于胃热呕逆。③清肺止咳。适用于肺热咳嗽,痰稠口干及外感风热的咳嗽等症。

图2-2 芦根
1.穗 2.根

此外,本品具有清热利尿作用,适用于小便短赤、热淋涩痛等症。

【用量用法】 15～30克;鲜品 30～60克,水煎服。

【验方偏方】 方1:芦根、薏苡仁各 30克,桃仁 12克,瓜瓣适量。每日 1剂,水煎服。清热解毒。适用于肺热壅肺而致肺痈胸痛,咳吐脓血,发热口苦等病症。

方2:芦根 30克,竹茹 9克,粳米 30克,姜汁引。每日 1剂,水煎服。清热生津,和胃止呕。适用于胃热上逆而致呕吐呃逆,口干口渴,脘腹疼痛等病症。

方3:芦根 30克,桑叶、炙枇杷叶各 9克。每日 1剂,水煎服。清肺止咳。适用于肺热咳嗽,口渴心烦等病症。

天 花 粉

【别名异名】 栝楼根、花粉、蒌根、白药、瑞雪、天瓜粉、蒌粉。

【采集加工】 主产于河南、安徽、广西、山东、江苏、云南、贵州等地。冬、秋季采挖。洗去泥土,刮去粗皮,切成段或纵剖成两瓣,晒干或烘干。

【性味归经】 苦、微甘,寒。归肺、胃经。

【功效应用】 ①清热生津。适用于热病热邪伤津,口干舌燥,烦渴,以及消渴证口渴多饮。②清肺润燥。适用于肺热咳嗽,或燥咳痰稠,以及咯血等症。③消肿排脓。适用于痈肿疮疡,赤肿焮痛。此外,适用于中期妊娠引产。以天花粉针剂肌内注射,能使胎盘绒毛膜滋养细胞变性坏死而引起流产。

【用量用法】 10～15克,水煎服,制丸服。

【使用宜忌】 反乌头。孕妇忌用。

【验方偏方】 方1:天花粉、生地黄、黄芪、优降糖。水泛为丸,每丸约绿豆大。每次 5～10丸,每日 3次,饭后温开水送服。滋肾养阴,益气生津。适用于肺胃阴虚,肝肾不足而致消渴,多饮,多食,多尿,消瘦,身倦乏力,腰酸腿软,失眠咽干,血糖升高,尿糖等病症。

方 2:天花粉,黄精(制)、红参、甜叶菊。共为水丸,每丸约绿豆大。口服,每次 4～6 丸,每日 3 次。清热生津,益气养阴,降低血糖和尿糖。适用于糖尿病等病症。

栀 子

【别名异名】 山栀、木丹、卮子、支子、黄栀子、越桃、枝子。

【采集加工】 江西、湖南、浙江、福建、广东、广西、江苏等地。9～11 月采摘,除去梗及杂质后,晒干或烘干,亦可将果实放入沸水中烫;或放入蒸笼内约蒸 30 分钟,取出,再晒干(图 2-3)。

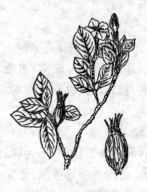

● 生栀子,碾碎即得。

● 炒栀子,用小火炒至金黄色。

● 焦栀子,用大火炒至焦糊色。

● 栀子炭,大火炒至黑褐色,存性。

【性味归经】 苦,寒。归心、肺、胃、三焦经。

【功效应用】 ①泻火除烦。适用于热病心烦,郁闷,躁扰不宁。②清热利湿。适用于湿热郁结,黄疸,小便短赤等症。③凉血解毒。适用于实火、热毒所致的吐血、衄血、尿血,以及痈疮疔肿等。

图 2-3 栀子

【用量用法】 3～10 克,水煎服。生用清热,炒焦止血。

【使用宜忌】 脾虚便溏者忌用。

【验方偏方】 方 1:栀子、川楝子、诃子各 10 克。每日 1 剂,水煎服,每日 2～3 次。清热凉血解毒。适用于温热,血热内蕴而致五心烦热,口渴咽干,口舌生疮,头晕目赤,小便赤黄,大便秘结等病症。

方2:栀子仁(炒)、连翘、黄芩、石膏、薄荷、淡竹叶、大黄、芒硝、生甘草各适量。共为散剂。每次10克,空腹用温开水送服,或用纱布包煎取汁服用。清热泻火通便。适用于胸膈烦热,口渴咽干,口舌生疮,头晕目赤,小便赤黄,大便秘结等病症。

方3:栀子9克,生地黄12克,黄连6克,黄芩9克。每日1剂,水煎服。清肝明目,凉血止血。适用于肝火上犯而致目赤肿痛,心烦不寐,急躁易怒,两胁疼痛,吐血衄血,大便秘结等病症。

方4:栀子12克,黄柏9克,甘草3克。每日1剂,水煎服。清肝利湿。适用于湿热内蕴而致黄疸,黄色鲜明,小便黄赤,口苦口干等病症。

方5:栀子、枳实、厚朴各9克。每日1剂,水煎服。清心除烦。适用于心火上攻而致心烦不眠,胸满不安等病症。

淡 竹 叶

【别名异名】 竹叶门冬青、竹叶麦冬、地竹、淡竹米、林下竹、山鸡米。

【采集加工】 喜生于山野、路旁潮湿处。产于我国长江流域及南部各省。夏季开花前割取地上部分,晒干。用时将原药洗净,除根,铡成段晒干即可(图2-4)。

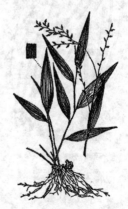

【性味归经】 甘、淡,寒。归心、胃、小肠经。

【功效应用】 清热除烦,利尿。适用于热病心烦口渴,口舌生疮,小便不利,灼热涩痛等症。

【用量用法】 10~15克,水煎服。

图2-4 淡竹叶

【验方偏方】 方1:淡竹叶9克,木

通、黄柏各 6 克,生地黄 9 克,甘草梢 3 克。每日 1 剂,水煎服。清热利尿。适用于心移热于小肠之热淋短赤、涩痛,口舌赤烂等。

方 2:淡竹叶、防己、葶苈子、各 9 克,贝母 6 克。每日 1 剂,水煎服。清热润肺,止咳利尿。适用于肺胃蕴热而致痰饮咳嗽,小便不利,面部四肢水肿等。

方 3:淡竹叶、板蓝根、黄荆子、夏枯草、莱菔子、车前子各适量。水煎,代茶饮。清热利尿,清肝泻火。适用于肝火犯肺,通调不利而致咳嗽咳痰,大便不畅,小便不利等病症;或可预防夏季中暑。

灯 心 草

【别名异名】 灯心、灯草、碧玉草、水灯心。

【采集加工】 生于原野潮湿地带及沟渠旁。产于江苏、福建、四川、贵州、陕西等地。秋初割下全草,顺茎化开皮部,剥出髓心,扎小把,晒干(图 2-5)。

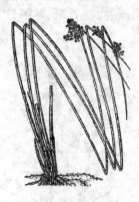

图 2-5 灯心草

【性味归经】 甘、淡,微寒。归心、肺、小肠经。

【功效应用】 ①利水通淋。适用于热证之小便不利,淋漓涩痛。②清心除烦。适用于心热烦躁,小儿夜啼,惊痫等。

【用量用法】 1.5～2.5 克,水煎服。适用于心烦惊痫。可朱砂拌用(名朱灯心);外用则煅存性,研末(吹喉,用于喉痹)。

【验方偏方】 方 1:灯心草 60 克,竹叶 9 克,生甘草 3 克,焦栀子 6 克。每日 1 剂,水煎服。清心利湿解毒。适用于心火内炽而致口舌糜烂,心烦不眠,口苦口渴,小便短赤,急躁易怒等病症。

方2:灯心草6克,淡竹叶9克,木通6克,生地黄18克,甘草3克。每日1剂,水煎服。清热利湿解毒。适用于心经移热于小肠所致的小便短赤,或口舌赤烂等。

第二节　清肝明目药

清肝明目药的性味多属苦寒,入肝、胆经。主要具有清肝泻火功效。适用于外感风热,或肝经风热上攻两目,症见两目红肿热痛,眼睑赤烂,视物不清,发热头痛,口苦口干,舌红苔黄,脉弦数等。

应用本类药物时,主要应注意以下两点:

(1)要注意顾护胃气,大便稀溏者慎用。

(2)要配伍补血养肝药,以标本兼治。

夏　枯　草

【别名异名】　夏枯头、铁色草、棒柱头花、大头花、棒槌草、麦穗夏枯草。

【采集加工】　生于路旁、山坡草丛中。我国除青海,新疆外,各地均产。夏季花穗半枯时割下全草,晒干。用时洗净,稍润,切段、晒干,生用(图2-6)。

【性味归经】　苦、辛,寒。归肝、胆经。

【功效应用】　①清肝火。适用于肝火上炎,目赤肿痛,目珠疼痛,羞明流泪,头痛眩晕等症。②散郁结。适用于痰火郁结,瘰疬瘿瘤等症。

【用量用法】　10～15克,煎服或熬膏服。

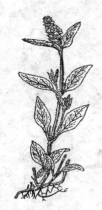

图2-6　夏枯草

【验方偏方】 方1：夏枯草膏剂。口服，每次9克，每日2次。清火，明目，散结，消肿。适用于头痛眩晕，瘰疬，瘿瘤，乳痈肿痛，甲状腺肿大，淋巴结结核，乳腺增生症，高血压症。

方2：夏枯草、白芍、槐花。糖浆剂，每瓶100毫升。平肝火，降血压。适用于肝经风热上攻而致高血压病，头晕，目眩，脑涨，心烦，失眠等病症。

方3：夏枯草适量。熬膏，内服或外用。清肝散瘀。适用于痰瘀阻滞而致瘰疬已溃、未溃均有较好疗效。

方4：夏枯草30克，当归、白芍各9克，玄参24克，牛膝9克，甘草3克。每日1剂，水煎服。清肝明目。适用于肝经血虚化火而致的头痛、眩晕、耳鸣、目珠胀痛等病症。

方5：夏枯草30克，香附9克。每日1剂，水煎服。清肝明目。适用于肝经郁火，上犯头目之头痛，目珠胀痛，夜间尤甚等。

方6：夏枯草30克，柴胡6克，胆草9克。每日1剂，水煎服。清肝明目。适用于目赤肿痛，热泪不已等病症。

密蒙花

【别名异名】 小锦花、蒙花、黄饭花、鸡骨头花、老蒙花。

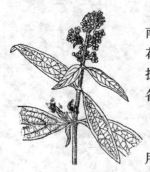

图 2-7　密蒙花

【采集加工】 多为野生。产于湖南、湖北、陕西、河南等省。多在2～3月花蕾紧密尚未开放时采收。采后晒干，拣去杂质，酒浸一宿，待干，蜜伴蒸，收贮备用(图2-7)。

【性味归经】 甘，微寒。归肝经。

【功效应用】 清肝，明目，退翳。适用于肝热目赤肿痛，羞明多泪及目昏生翳等症。

【用量用法】 3～10克，水煎服。

【验方偏方】 方1:密蒙花、栀子、胆草、菊花、赤芍各9克,柴胡、甘草各3克。每日1剂,水煎服。清肝明目。适用于肝热目赤,头痛头晕,多泪怕光等。

方2:密蒙花9克,蝉蜕6克,木贼、楮实子、生地黄各9克。每日1剂,水煎服。清肝明目。适用于肝经风热上攻而致目赤多泪,目生云翳等病症。

方3:密蒙花9克,羌活6克,刺蒺藜、木贼、石决明、菊花各9克。每日1剂,水煎服。清肝明目。适用于肝经风热上攻而致目昏多泪,羞明赤肿等。

木 贼

【别名异名】 木贼草、锉草、节节草、节骨草、旱木贼、擦草、无心草。

【采集加工】 生于山坡近水湿地及草丛。分布于东北、河北、陕西、湖北、四川等地。4～5月采集,收割后去净杂草,晒八成干,捆小把,再晒干。用前洗净,闷润,切段,晒干生用(图2-8)。

【性味归经】 甘、苦,平。归肺、肝经。

【功效应用】 疏散风热,明目退翳。适用于外感风热所致的目赤多泪,目生云翳等症。

【用量用法】 3～10克,水煎服。

【使用宜忌】 血虚目疾不宜用。

【验方偏方】 方1:木贼、蔓荆子、荆芥、甘草各3克。每日1剂,水煎服。清热祛暑。适用于暑令热感冒之头晕痛,周身沉困,鼻塞不通,呕恶少食等。

方2:木贼、蔓荆子、菊花各9克。每

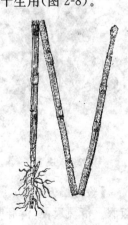

图2-8 木贼

日1剂,水煎服。清热止痛明目。适用于风热上攻而致头风头痛等病症。

方3:木贼、决明子、黄芩各9克,甘草3克。每日1剂,水煎服。清肝明目。适用于风热上攻而致目赤耳鸣,目昏头痛,大便秘结等。

方4:木贼、夏枯草、防风各10克。每日1剂,水煎服。清肝明目。适用于肝火内盛或风热上攻而致目赤耳鸣,视物模糊,头痛头晕等。

决 明 子

【别名异名】 草决明、马蹄决明、假绿豆、马蹄子、千里光、咖啡豆、野青豆。

【采集加工】 各地均产,安徽产量为多。10月间采收,洗净,阴干,生用或炒用(图2-9)。

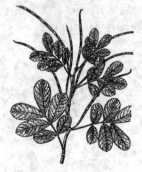

【性味归经】 甘、苦、咸,微寒。归肝、大肠经。

【功效应用】 ①清肝明目。适用于肝热或肝经风热所致的目赤肿痛,羞明多泪等症。②润肠通便。适用于热结便秘,或肠燥便秘。

此外,本品有降低血清胆固醇与降血压的作用,对防止血管硬化与高血压病有一定疗效。

图2-9 决明子

【用量用法】 10~15克,水煎服。

【验方偏方】 方1:决明子、菊花、大黄各9克。每日1剂,水煎服。清热通便,清肝明目。适用于肝胃火盛而致目赤肿痛,羞明多泪,心烦便秘等病症。

方2:决明子、石决明各12克,木贼、黄芩、菊花各9克。每日

1剂,水煎服。清肝明目,通便泻火。适用于肝胆郁火,火热上攻而致目赤涩痛,羞明多泪等病症。

青葙子

【别名异名】 野鸡冠花子、牛尾花子。

【采集加工】 全国各地均有栽培。秋季果实成熟时,剪下果序,晒干,搓下种子,簸净杂质。原药生用(图2-10)。

【性味归经】 苦,微寒。归肝经。

【功效应用】 清泻肝火,明目退翳。适用于肝火上炎,目赤肿痛,目生翳膜,视物昏暗等症。

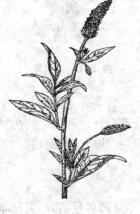

【用量用法】 3~15克,水煎服。

【使用宜忌】 本品有扩散瞳孔的作用,故瞳孔散大者忌用。

【验方偏方】 方1:青葙子、菊花、蝉蜕、楮实子、木贼各9克,生地黄12克。每日1剂,水煎服。清热明目。适用于风热目赤肿痛,翳膜遮睛等病症。

图2-10 青葙子

方2:青葙子、胆草、谷精草、蔓荆子、柴胡各9克。每日1剂,水煎服。疏风清热,清肝明目。适用于胆经实热上攻而致头痛目痛,瞳孔缩小等。

谷 精 草

【别名异名】 戴星草、文星草、流星草、移星草、珍珠草。

【采集加工】 野生湿地或半水生。主产于江苏、浙江、安徽、湖南、广东、广西等省区。8~9月采收,将花茎拔出,除去泥土和须根,晒干,拣去杂草,切段,生用(图2-11)。

【性味归经】 辛、甘,平。归肝、胃经。

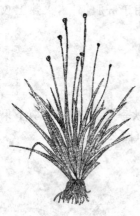

图 2-11 谷精草

【功效应用】 疏散风热,明目退翳。适用于肝经风热,目赤肿痛,羞明多泪及目生翳膜等症。

【用量用法】 5～10 克,水煎服,冲服。

【验方偏方】 方1:谷精草、龙胆草、荆芥、赤芍各 9 克,生地黄 12 克,牛蒡子、木通、红花、茯苓各 6 克,甘草 3 克。每日 1 剂,水煎服。清热明目,凉血清热。适用于风热上攻而致两目赤肿热痛,翳障遮目,头晕头痛,发热口苦等病症。

方2:谷精草、防风各等量。研细末,每次 9 克,每日 2 次,米汤或白开水冲服。清热祛风止痛。适用于风热头痛,牙痛,两目涩痛,皮肤瘙痒等病症。

夜 明 砂

【别名异名】 天鼠屎、蝙蝠粪、黑砂星、檐老鼠屎。

【采集加工】 全国各地皆有出产。主产于浙江、江西、江苏、广西、河南、甘肃、辽宁等地。商品以色棕褐、质轻、有小亮点、无泥沙等杂物者为佳。以夏季采收为宜,到山洞铲取,除去泥沙、杂物,晒干。

【性味归经】 辛,寒。归肝经。

【功效应用】 清热明目,散血消积。适用于青盲雀目,内外障翳,瘰疬,疳积等症。

【用量用法】 3～10 克,入丸、散剂。

【验方偏方】 方1:夜明砂、决明子、谷精草、龙胆草各 10 克,牛蒡子、木通各 6 克,生甘草 3 克。每日 1 剂,水煎服。清热凉血,明目通便。适用于肝经风热上攻而致两目赤肿热痛,翳障,头痛头晕等病症。

方2:夜明砂、川芎、辛夷、防风各等量。研细末,每日1剂,水煎热气熏鼻,每日熏2～3次。清热祛风止痛。适用于风热上攻而致偏头痛、头痛,牙痛,皮肤瘙痒等病症。

蔷薇花

【别名异名】 刺花、白残花、柴米米花。

【采集加工】 每年5～6月花盛开时,择晴天采收,晒干(图2-12)。

【性味归经】 甘,凉。归肝、胃经。

【功效应用】 清暑,和胃,止血。适用于暑热胸闷,吐血口渴,不思饮食,以及刀伤出血等症。

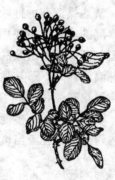

【用量用法】 3～6克,水煎或泡水饮。外用适量,研末撒患处。

【验方偏方】 方1:蔷薇花、茉莉花各适量,每日泡水服用。祛暑和胃利湿。适用于暑热内生而致饮食不佳,胸闷呃呕等病症。

图 2-12 蔷薇花

方2:蔷薇花、三七粉各适量。研末撒患处。活血止血。适用于跌打损伤、刀伤出血、局部瘀血肿痛等病症。

瓦 草

【别名异名】 滇白前、金柴胡、大牛膝、青骨藤。

【采集加工】 秋季采挖,除去须根,洗净,晒干。

【性味归经】 辛,苦,凉。

【功效应用】 清热止痛,利水通淋。适用于肺热咳嗽,风湿骨痛,腹痛,外伤疼痛,淋病等。

【用量用法】　10～15克,水煎或研末冲服。外用适量,捣敷患处。

【验方偏方】　方1:鲜瓦草15克,淡竹叶10克,每日1剂,水煎服。清热通淋。适用于小便黄赤,淋涩疼痛等病症。

方2:鲜瓦草30克,外用适量,捣敷患处。清热消肿止痛。适用于外伤而致患处红肿热痛,或风湿骨痛等病症。

第三节　清热燥湿药

清热燥湿药的性味多属苦寒,苦能燥湿,寒能清热,故具有清热燥湿的功效。主要用于湿热证,如肠胃湿热所致的泄泻、痢疾、痔瘘。肝胆湿热所致的胁肋胀痛,黄疸,口苦;下焦湿热内蕴的小便淋漓涩痛,带下;其他如关节肿痛、湿疹、痈肿,耳痛流脓等证,亦多与湿热有关,均属本类药的应用范围。

本类药物苦寒多能伐胃、伤阴,故用量一般不宜过大。对脾胃虚弱和津液亏耗者当慎用,必要时,可配伍健胃或养阴药物。

黄　芩

【别名异名】　腐肠、空肠、山茶根、黄金茶根。

【采集加工】　多生于山野阳坡,耐旱。分布长江以北大部分省区及西南地区。春秋季刨采,去净秧苗、须根、泥土,晒1次用筐撞1次,数晒、数撞。最后,撞净老皮,摊席上晒干。分别枝条大小,放入开水锅内,煮至稍软,捞出,闷透,切片,晒干。生用或酒炒(图2-13)。

【性味归经】　苦,寒。归肺、胃、大肠经。

【功效应用】　①清热燥湿。适用于湿热所致的多种病症,如湿温、黄疸、泻痢、热淋等症。②泻火解毒。适用于肺热咳嗽,热盛吐衄痈肿疮毒等症。③清热安胎。适用于怀胎蕴热,胎动不安之症。

【用量用法】 3～10克,水煎服。清热多生用,清上焦热可用酒炒,止血多炒炭用。

【使用宜忌】 本品苦寒伐气,脾胃虚寒,食少便溏者忌用。

【验方偏方】 方1:黄芩、桑白皮各9克,地骨皮、桔梗、贝母各6克。每日1剂,水煎服。清热燥湿。适用于肺胃蕴热而致肺热咳嗽,吐黄稠痰,身体发热等病症。

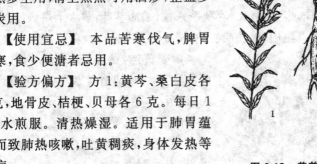

图 2-13 黄芩
1. 枝 2. 根(生药)

方2:黄芩、白芍各9克,黄连、木香各3克,厚朴、陈皮各6克。每日1剂,水煎服。清热燥湿。适用于湿热下注而致痢疾,腹痛后重,便下脓血,或腹痛腹泻,泄下稀水等病症。

方3:黄芩9克,木通6克,生地黄9克。水煎服。清热利湿。适用于湿热内蕴而致热淋小便涩痛,茎中痛热,口苦口干等病症。

方4:黄芩9克,蒲公英、紫花地丁、野菊花各15克。每日1剂,水煎服。清热解毒。适用于肺胃蕴热而致外科痈肿疔毒等。

方5:黄芩、黑栀子、生地黄炭各9克,白茅根30克。每日1剂,水煎服。清热凉血。适用于血热旺行而致崩漏下血,血量较多,血色红赤,手足心热等病症。

方6:黄芩、白术、白芍各9克,川续断18克,阿胶9克。每日1剂,水煎服。清热凉血止血。适用于血热旺行而致胎漏下血,胎动不安等。

黄 连

【别名异名】 王连、支连。

【采集加工】 主产于四川、云南、贵州、湖北、安徽、宁夏等地。野生较佳,多为栽培。春秋季采挖,去净茎叶,放火上烘炕,烧去须根,晒干。生用,姜炒或酒炒(图 2-14)。

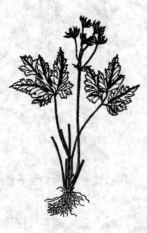

●姜黄连,黄连 50 千克,用鲜生姜 6.5 千克,切碎加适量水压汁,与黄连拌匀,汤吸尽,微炒,取出后晾干。

●酒黄连,黄连 50 千克,用黄酒 6.5 千克,拌匀,稍闷,放锅内用小火炒至微干,取出后晾干。

【性味归经】 苦,寒。归心、肝、胃、大肠经。

【功效应用】 ①清热燥湿。适用于胃肠湿热所致的腹泻、痢疾、呕吐等症。②泻火解毒。适用于热病高热,烦躁神昏,以及痈肿疮毒,耳目肿痛等症。

【用量用法】 2～10 克,水煎服。

图 2-14 黄连

酒黄连清上焦火,姜黄连清中焦火,萸黄连清肝火。

【使用宜忌】 本品大苦大寒,过量或服用较久,易致败胃。凡胃寒呕吐,脾虚泄泻之症忌服。

【验方偏方】 方1:黄连、吴茱萸(制)、木香、白芍(炒)。共为水丸。口服,每次 3～6 克,每日 2 次。泻胃火,和脾胃。适用于肝胃不和,泛酸嘈杂,呕吐,腹痛泻痢等病症。

方2:黄连、吴茱萸各适量。水泛为丸。口服,每次 3～6 克,每日 2 次。疏肝和胃,清肝止痛。适用于肝火犯胃,脘胁疼痛,呕吐酸水,口苦嘈杂,不喜热饮等病症。

方3:黄连、黄芩、黄柏、乳香(制)、没药(制)。共为软膏剂,每克相当于原生药 0.17 克。外用,涂敷患处,每日 1～2 次。消炎止痛。适用于疮疡疔疖,红肿疼痛。

方4:黄连、黄芩各 6 克,白芍、阿胶各 9 克,鸡蛋黄 1 个。每日 1 剂,水煎服。清心泻火。适用于心火亢盛,心阴不足,心烦不眠。

方5:黄连、黄芩、黄柏、栀子各 6 克。每日 1 剂,水煎服。适用于肺胃蕴热而致火毒疮肿,口舌生疮,目赤肿痛等。

方6:黄连、干姜各适量。每日 1 剂,水煎服。适用于肺胃蕴热而致邪结胃腑,痞满呕吐,食少纳呆等病症。

黄　柏

【别名异名】　黄波罗树、元柏。

【采集加工】　生于山林。分布于东北、华北等地区。4～5 月剥皮,刮去外层老皮,晒干。用时洗净、闷透,切成丝片、晒干,生用(图 2-15)。

盐黄柏,黄柏皮 5 000 克,食盐 150 克,加适量开水化开,拌匀,炒至老黄色,晾干。

【性味归经】　苦,寒。归肾、膀胱、大肠经。

【功效应用】　①清热燥湿。适用于湿热泻痢,黄疸,白带,足膝肿痛等症。②泻火解毒。适用于疮疡肿毒等症。③泻相火,退虚热。适用于阴虚发热,骨蒸盗汗及遗精等症。

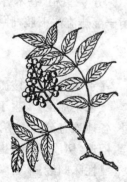

图 2-15　黄柏

【用量用法】　3～10 克,水煎服。退虚热,宜盐水炒用。

【使用宜忌】 本品大苦大寒,易损胃气,凡脾胃虚寒者忌用。

【验方偏方】 方1:黄柏(盐炒)10克,知母(盐炒)5克,肉桂2克。水煎服,每日2～3次。滋肾清热,化气通关。适用于热蕴膀胱而致小腹胀满,尿闭不通等病症。

方2:黄柏12克,芡实、山药、白果、车前子各9克。每日1剂,水煎服。清热燥湿。适用于湿热内蕴而致带下淋漓,腰膝无力,口苦口干等病症。

方3:黄柏15克,赤芍9克。水煎服。清热燥湿。适用于湿热下注而致热痢下血,里急后重,腹痛腹胀,口干不欲饮等病症。

方4:黄柏12克,栀子、大黄、硝石各9克。每日1剂,水煎服。清热燥湿。适用于肝胆湿热而致湿热黄疸,急性胆囊炎,胆结石,急性胰腺炎等。

方5:黄柏、草薢各30克。每日1剂,水煎服。清热燥湿。适用于湿热下注而致小便淋浊热痛,小便如膏而色带黄,口苦口干等病症。

方6:黄柏、苍术各15克。每日1剂,水煎服。清热燥湿。适用于湿热流注下肢,肿痛,灼热,小便不利,黄浊如油等。

龙 胆

【别名异名】 陵游、龙胆草、草龙胆、胆草、地胆草、水龙胆。

【采集加工】 生于山野阴坡或林下。我国除西北地区及西藏外,各地均有分布。春秋季采挖,去净秧苗、泥土,晒干。用时洗净、闷透,切段,晒干,生用(图2-16)。

【性味归经】 苦,寒。归肝、胆、胃经。

【功效应用】 ①清热燥湿。适用于湿热黄疸,阴肿阴痒,白带,湿疹等症。②清泻肝火。适用于肝经热盛,热极生风所致的高热惊厥,手足抽搐及肝胆实火所致的胁痛、头痛、口苦、目赤、耳聋。

【用量用法】 3～10克,水煎服,外用。

【使用宜忌】 脾胃虚寒者不宜用。

【验方偏方】 方1：龙胆、大黄、黄连、黄藤、梅片。共制小丸，每丸0.18克。外用，将药丸溶化后涂于眼角内眦及眼皮周围，每日3次。清热解毒，消肿止痛。适用于肝火旺盛，眼眶红肿，火眼热痛，赤痛流泪等症。

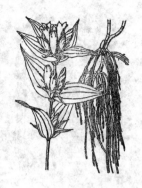

图 2-16 龙胆

方2：龙胆12克，栀子、黄芩、车前子、木通、泽泻各9克，生地黄12克，当归6克，甘草3克，柴胡6克。每日1剂，水煎服。清肝明目。适用于肝经实热实火证之目赤肿痛，热泪如雨，胸胁刺痛，阴痒阴肿，带下腥臭等。

方3：龙胆6克，黄连3克，双勾9克，青黛3克。每日1剂，水煎服。清热平肝，镇静止痉。适用于肝热生风而致急惊抽搐，口噤目瞪，高热不退等病症。

方4：龙胆15克，黄柏9克，茵陈30克。每日1剂，水煎服。清热燥湿。适用于肝胆湿热而致湿热黄疸，口干口苦，小便黄赤等病症。

苦　参

【别名异名】 野槐根、山槐树根、地参、川参、牛参。

【采集加工】 生于山野、路旁、河岸等处。分布于东北、河北及黄河流域至珠江流域的广大地区。春秋季采挖，去净秧苗、根头及泥土，趁鲜切片、晒干，生用(图2-17)。

【性味归经】 苦，寒。归心、肝、胃、大肠、膀胱经。

【功效应用】 ①清热燥湿。适用于湿热所致的泻痢、带下、阴痒等症。②祛风杀虫。适用于皮肤瘙痒，脓疱疮，疥癣，麻风等

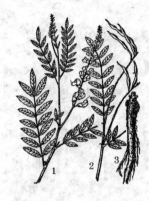

图 2-17 苦参
1. 枝 2. 果枝 3. 根

症。③利尿。适用于湿热蕴结,小便不利,灼热涩痛等症。

【用量用法】 3～10克,水煎服。外用适量,煎汤洗患处。

【使用宜忌】 苦寒之品,凡脾胃虚寒者忌用。反藜芦。

【验方偏方】 方1:苦参15克,胆草、栀子、党参各9克。共研细末,牛胆汁泛丸,每服6克。清肝利胆,清热燥湿。适用于肝胆湿热而致黄疸,周身发黄,口苦口干,小便不利,食后胃闷头眩等病症。

方2:苦参12克,木香6克,甘草3克。每日1剂,水煎服。清热燥湿止痢。适用于湿热下注而致急性细菌性痢疾,症见下痢纯血,腹痛下坠,发热头痛等。

方3:苦参24克,槐花、秦皮各9克。每日1剂,水煎服。清热燥湿,凉血止血。适用于湿热下注而致痔漏下血和肠道出血等病症。

方4:苦参15克,椿根白皮30克,防风炭9克,黑芥穗6克。每日1剂,水煎服。清热止血燥湿。适用于湿热下注而致肠风下血,累月不止,腹痛腹胀,小便黄赤等病症。

方5:苦参12克,苍术、黄芩、甘菊花各9克,刺蒺藜15克。水煎服。清热明目。适用于肝胆湿热而致眼弦赤烂,白睛红赤,视物不清,急躁心烦等病症。

方6:苦参、大枫子(去壳)各15克。先将苦参研细,加大枫子共捣如泥,加猪脂调膏外用。清热燥湿,祛风止痒。适用于肝胆湿热而致皮肤疥癣,湿疹等。

第四节　清热凉血药

清热凉血药多为苦甘咸寒之品,具有清解营分、血分热邪的功效。主要用于温热病热入营血之血热证,症见皮肤斑疹隐隐或内脏出血(如衄血、吐血、便血等),以及烦躁不眠,神昏谵语,舌质红绛等。亦可用于其他疾病的血热证,如肺痨咯血、血淋、崩漏或疮痈红肿等。

在本类药物中,有的兼有养阴增液的作用,对于热入营血、伤阴耗液者最为适宜。临床应用要注意适当配伍,气血两燔,可配伍清热泻火药;血热证而火毒炽盛,可配伍清热解毒药。

地　黄

【别名异名】　苄、地髓、怀地黄、酒壶花根、蜜罐花根、山菸根。

【采集加工】　生于山坡及平原沙质地。主产于河南、河北,辽宁也有分布,现大部分地区栽培。野生地黄,春秋季采挖;种植地黄,秋分至霜降采挖。去净秧苗、须根及泥土,鲜用。大小分开晒干或烘干,即成干地黄。用时洗净泥沙,浸至稍软,闷透,切片、晒干,生用或炒焦(图 2-18)。

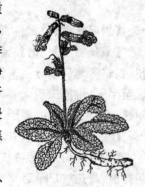

图 2-18　地黄

【性味归经】　甘、苦,寒。归心、肝、肾经。

【功效应用】　①清热凉血。适用于温热病,热入营血,身热口干,舌绛或红等症。②凉血止血。适用于热在血分,迫血妄行的吐血、衄血、尿血、崩漏等症。③养阴生津。适用于热病伤阴,舌红口干,或口渴多饮,以及消渴证等。

61

【用量用法】 10～30克。水煎服或以鲜品捣汁入药。

【使用宜忌】 本品性寒而滞,脾虚湿滞,腹满便溏者不宜用。

【验方偏方】 方1:鲜生地黄30克,荷叶、侧柏叶各9克。每日1剂,水煎服。清热凉血止血。适用于血热妄行而致吐血、衄血等病症。

方2:生地黄炭30克,茜草根、卷柏炭各9克。每日1剂,水煎服。凉血止血。适用于女子阴虚血热而致崩漏出血,月经过多等病症。

方3:干生地黄30克,玄参15克,知母9克。每日1剂,水煎服。滋阴清热凉血。适用于热病后期余热未清而致干咳无痰,口渴口干,大便干结等病症。

方4:生地黄30克,青蒿、寒水石、焦栀子各9克。每日1剂,水煎服。滋阴凉血。适用于月经提前,五心烦热等病症。

玄 参

【别名异名】 元参、黑参、乌元参、重台、馥草。

【采集加工】 山谷、河边。分布于河南、河北及长江流域和贵州、福建等地。秋分至寒露采挖,切除种芽,去净秧苗、须根、泥土,炕至半干,堆闷三四天再晒,反复堆晒,至足干。用时洗净,稍浸,闷透,去芦头,切片,晒干生用(图2-19)。

【性味归经】 苦、甘、咸、寒。归肺、胃、肾经。

【功效应用】 ①清热凉血养阴。适用于温热病,热入营血,伤阴耗液,身热,口干,舌绛,以及发斑等症。②清热解毒散结。适用于咽喉肿痛,痈肿疮毒,瘰疬痰核等症。

【用量用法】 10～15克,水煎服。

【使用宜忌】 本品性寒而滞,脾胃虚寒,胸闷少食者不宜用。反藜芦。

【验方偏方】 方1:生地黄30克,玄参24克,麦门冬、白芍、石斛各 9 克。每日 1 剂,水煎服。清热凉血,和胃养阴。适用于热病伤阴,肺胃蕴热而致口渴便秘,心烦不眠等病症。

方 2:玄参 15 克,牛蒡子 9 克,甘草、薄荷各 3 克,射干 9 克。每日 1 剂,水煎服。清热凉血养阴。适用于肺胃蕴热而致咽喉肿痛,口苦口干等病症。

方 3:玄参、牡蛎各 15 克,大贝母 9 克。每日 1 剂,水煎服。清热解毒散结。适用于痰湿阻滞而致颈部痰核瘰疬,或腋下结节,或皮下结节等病症。

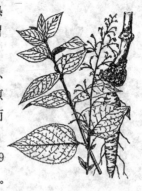

图 2-19　玄参

方 4:玄参 15 克,升麻、甘草各 6 克。每日 1 剂,水煎服。清热和胃,凉血养阴。适用于肺胃蕴热而致热病发斑,发热头痛,口干口渴等病症。

牡 丹 皮

【别名异名】　丹皮、粉丹皮、牡丹根皮、丹根。

【采集加工】　全国各地均有栽培。栽培于向阳及土壤肥沃的地方。主产于安徽、山东等省。春秋采挖,去秧苗及须根,剥取根皮,晒干。用时洗净、闷透,切片,晒干生用(图 2-20)。

【性味归经】　苦、辛,微寒。归心、肝、肾经。

【功效应用】　①清热凉血。适用于温热病,热入血分而发斑疹及血热妄行所致的吐血、衄血等症。②凉血退蒸。适用于温热病后期,阴虚内热,夜热早凉,无汗骨蒸等症。③活血散瘀。适用于血滞经闭、痛经,癥瘕积聚,以及痈肿疮毒、内痈等。

【用量用法】　6～12 克,水煎服。止血宜炒炭用。

【使用宜忌】　血虚有寒、孕妇及月经过多者不宜用。

【验方偏方】　方 1:牡丹皮 9 克,丹参 24 克,白薇 12 克。每

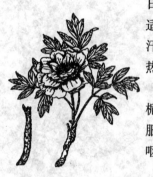

图 2-20　牡丹皮

日 1 剂,水煎服。清热凉血,养阴润燥。适用于阴虚内热,热伏血分而致阴虚无汗蒸骨,夜热早凉,口渴不欲饮,手足心热,头晕耳鸣等。

方 2:牡丹皮 9 克,生地黄 15 克,黑栀子 9 克,茅根 30 克。每日 1 剂,水煎服。清热凉血止血。适用于血热妄行之呕吐鲜血、咯血、衄血等病症。

方 3:牡丹皮、桃仁各 9 克,红花 6 克,刘寄奴 9 克。每日 1 剂,水煎,温酒服。活血散瘀。适用于血滞经闭及恶血积聚作痛,创伤跌损,瘀血阻滞,疼痛等症。

赤　芍

【别名异名】　赤芍药、红芍药、臭牡丹根。

【采集加工】　内蒙古、河北、吉林、黑龙江、甘肃、四川等地均产。春季采挖,去泥,洗净,切片,晒干,生用或酒炒用。

【性味归经】　苦,微寒。归肝经。

【功效应用】　①清热凉血。适用于温热病,热在血分,身热,发斑疹及血热吐衄等症。②祛瘀止痛。适用于血滞经闭、痛经及跌打损伤,瘀滞肿痛等症。③清泻肝火。适用于肝火上炎,目赤肿痛等症。

【用量用法】　6～15 克,水煎服。

【使用宜忌】　虚寒性经闭忌用。反藜芦。

【验方偏方】　方 1:赤芍、桃仁、当归尾、牛膝各 9 克,大黄 6 克。每日 1 剂,水煎服。活血散瘀,行气止痛。适用于经闭腹痛而属于瘀热着。

方 2:赤芍、当归、川芎各 9 克,炮姜 3 克。每日 1 剂,水煎服。

活血止痛散瘀。适用于产后瘀血积聚作痛等病症。

方3：赤芍、皂角刺、白芷各9克，姜黄6克，紫花地丁15克。每日1剂，水煎服。活血散瘀。适用于外科痈肿，脓未溃，红肿胀痛等病症。

方4：赤芍9克，红花6克，苏木6克，土鳖虫6克。共研为散，温酒服6克，每日2～3次。活血散瘀。适用于跌打损伤，瘀血作痛等病症。

紫 草

【别名异名】 紫丹、紫根、紫草根、山紫草、红石根。

【采集加工】 生于山坡，灌木丛间，路旁。分布于东北、华北及长江上下游各省，陕西、河南、湖北、湖南、广西也有分布。春秋季采挖，去净秧苗、芦头、泥土及杂质，晒至八九成干，捆成小把，晒干。用时洗净稍浸，闷透切片，晒干生用（图2-21）。

【性味归经】 甘、咸，寒。归心、肝经。

【功效应用】 凉血活血，解毒透疹。适用于麻疹或温热病发斑疹，因热毒而致斑疹不畅或色紫暗者；亦适用于疮疡、湿疹、阴痒及水火烫伤等症。

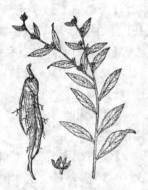

图2-21 紫草

【用量用法】 3～10克，水煎服。外用可油浸用或熬膏。

【使用宜忌】 本品寒滑，脾虚便溏者忌服。

【验方偏方】 方1：白糖、紫草各30克。每日1剂，水煎，徐徐饮。解毒透疹。在麻疹流行时，连服7天，可预防麻疹。

方2：紫草6克，赤芍、木通、蝉蜕、甘草各3克。每日1剂，水煎服。解毒清热透疹。适用于小儿血热毒盛而致痘疹隐隐不出，斑疹紫黑等病症。

方3：紫草、大青叶各9克，黄连6克，连翘9克，牛蒡子3克，葛根6克，红花3克，当归6克。每日1剂，水煎服。解毒活血透疹。适用于小儿热毒内生而致斑疹隐隐不出，色不鲜活而紫黯有瘀斑，发热无汗等病症。

方4：紫草、黄蜡各9克，紫花地丁、金银花各30克。熬膏外用，每日1次。清热解毒，活血化瘀。适用于外科痈肿等病症。

水 牛 角

【采集加工】 产于长江以南，尤以两广、江浙等地较多，资源甚广。主要于屠宰场收集。取后，沸水煮以除去角塞，干燥。

【性味归经】 咸，寒，气微腥。归心、肝经。

【功效应用】 清热，凉血，解毒。适用于热病壮热，神昏，斑疹，吐衄等症。

【用量用法】 6～15克。锉碎先煎，或锉末冲服；成药制剂多用浓缩粉。

【验方偏方】 水牛角（角尖细粉，角桩粗粉）为粉剂。口服，每次1～3克，每日2次。清热，凉血，解毒，化斑，定惊。适用于热入营血，血分热盛而致急热惊风，血热发斑，斑色鲜红光亮，咯血衄血等。亦可适用于流行性乙型脑炎，流行性脑脊髓膜炎，败血症，夏季热、上呼吸道感染等热入营血证。也可适用于原发性血小板减少性紫癜属热迫血妄行者。对某些肝炎、风湿性关节炎、白塞综合征、某些眼内疾患属于血热类型者也有疗效。更可用于某些精神分裂症。

木 槿 花

【别名异名】 朝开暮落花、灯盏花、白槿花。

【采集加工】 夏季花初开放时采摘,晒干。

【性味归经】 甘、淡,凉。归脾、肺经。

【功效应用】 清热利湿,凉血。适用于痢疾,泄泻,痔疮出血,湿热白带,疔疮疖肿等。

【用量用法】 3～10克,水煎服。外用适量,捣烂敷患处。

【验方偏方】 方1:木槿花10克,马齿苋30克。每日1剂,水煎服。清热利湿,凉血止痢。适用于夏季急性细菌性痢疾、急性胃肠炎等病症。

方2:木槿花30克。捣烂敷患处。清热解毒,活血化瘀。适用于疔疮痈肿等病症。

第五节　清热解毒药

清热解毒药具有清热解毒的功效。主要用于各种火热毒邪所致的病症。如温病发热、咽喉肿痛、痈肿疮疡、热毒泻痢等。部分清热解毒药还可用于毒蛇咬伤及癌症等。中医学“毒”的范畴很广,本节所讲的“毒”,泛指感染性疾病所致的发热及伴随的病理改变(包括各种毒性反应)。

应用本药物时,必须根据热毒证候的不同表现,有针对性地选择,并作适当的配伍。如热毒在血分,当配伍清热凉血药;火热炽盛,当配伍清热泻火药;夹湿者,当配伍清热燥湿或利湿药;若正气虚弱,可配伍补虚药以固护正气。

金银花

【别名异名】 忍冬花、银花、双花、金藤花、二花、二宝花。

【采集加工】 生于山谷、丘陵,常有栽培。全国大部分地区均产,主产于河南、山东。夏初即可陆续采摘,每日清晨摘取未开放的花蕾,薄摊席上,不宜翻动,阴干或晒干,拣去杂质,生用。其藤叫忍冬藤(图2-22)。

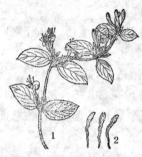

图2-22 金银花
1.枝示花叶 2.花(生药)

【性味归经】 甘,寒。归肺、心、胃、大肠经。

【功效应用】 ①清热解毒。适用于疮痈疖肿,热毒血痢等。②疏散风热。适用于外感风热或温病初起,发热而微恶风寒者。

【用量用法】 10～30克,水煎服。

【使用宜忌】 气虚疮疡脓清者忌服。

【验方偏方】 方1:金银花或藤15～30克,蒲公英30克,野菊花9克,甘草5克。每日1剂,水煎服。清热利湿解毒。适用于肺胃热盛而致痈肿疔毒,发热头痛等。

方2:金银花9克,地榆6克,黄芩、玄参各9克,薏苡仁15克,麦门冬6克,当归9克。每日1剂,水煎服。清热利湿。适用于湿热内蕴而致肠痈腹痛,发热身痛,纳少乏力,大便干结,口苦口干等。

方3:金银花、板蓝根各30克,黄连6克,白头翁12克。每日1剂,水煎服。清热解毒,通便利湿。适用于湿热毒邪内盛而致疫毒痢,高热神昏,腹痛下坠,便下如鱼脑,口干不欲饮等病症。

方4:金银花、连翘、薄荷、荆芥各9克,甘草3克,大青叶9克,芦根30克。每日1剂,水煎服。解毒清热利咽。适用于热毒内盛而致温热病初期发热头痛,咽喉肿痛,口干口苦,大便秘结,小便黄赤等诸症。

连 翘

【别名异名】 旱莲子、大翘子、空壳、落翘、黄花瓣。

【采集加工】 多生于山坡,全国大部分地区均产。青翘,在8～9月间果实绿色时采摘,蒸熟,晒干(图2-23)。老翘,在10月间果实老熟变棕色或已开裂时采收,晒干。取干燥的果实打开,簸筛除去种子及桔梗,生用。

【性味归经】 苦,微寒。归肺、心、胆经。

【功效应用】 ①清热解毒。适用于外感风热或温病初起,发热、头痛、口渴等。②清痈散结。适用于热毒蕴结而致疮疡痈肿,瘰疬结核等。

【用量用法】 6～15克,水煎服。

【使用宜忌】 脾胃虚弱,气虚发热,痈疽已溃,脓稀色淡者忌服。

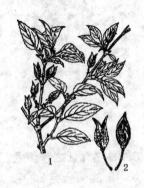

图 2-23 连翘
1. 枝 2. 果壳(生药)

【验方偏方】 方1:连翘、黄芩、地黄、麦门冬、玄参各10克。水煎服,每日1剂。清利咽喉,解毒养阴。适用于肺胃热盛而致局限性咽白喉,轻度中毒型白喉,急性扁桃体炎,急性声带炎,咽喉炎等病症。

方2:连翘、红藤、桔梗各30克,生大黄10克。水煎服,每日1剂。清热利湿,清痈散结。适用于热毒蕴结而致疮疡痈肿,瘰疬结核等症。

蒲 公 英

【别名异名】 黄花地丁、仆公罂、婆婆丁、奶汁草。

【采集加工】 生于原野、道旁、林边等处。全国大部分地区有生产,主产于河南、河北、山东。夏秋间在花初开放时铲取,除净泥土、杂质,晒干。用时洗净、闷润,切段、晒干,生用。亦可鲜用(图2-24)。

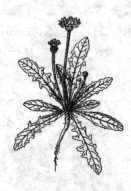

图 2-24　蒲公英

【性味归经】　苦、甘，寒。归肝、胃经。

【功效应用】　①清热解毒。适用于热毒痈肿疮疡及内痈等症。②利湿。适用于湿热黄疸及小便淋漓涩痛。

【用量用法】　10～30 克，水煎服。外用鲜品适量，捣烂敷患处。

【使用宜忌】　用量过大，可致缓泻。

【验方偏方】　方 1：蒲公英 60～120 克，忍冬藤 30～60 克（用干者减半）。每日 1 剂，水煎服。清热解毒。适用于一切外科热毒证之未溃者。

方 2：蒲公英 30 克，大黄、车前子各 9 克。每日 1 剂，水煎服。清热解毒，清肝明目。适用于肝火上攻而致急性结膜炎等病症。

方 3：蒲公英、紫花地丁、瓜蒌各 30 克，葱白 3 寸。每日 1 剂，水煎服，取微汗。清热解毒，和胃通便。适用于肺胃热盛而致急性乳腺炎，或慢性乳腺炎急性发作等病症。

紫花地丁

【别名异名】　地丁、紫地丁、兔儿草、辽堇菜、六月绿化草、铁头尖。

【采集加工】　生于山沟、溪旁杂草中及砾石处。分布于河南、山东、安徽、江苏、浙江、江西、福建、湖北、湖南、河北、辽宁等地。小满前后半花半子时割取全草，晒干。用时略洗、稍闷，切段、晒干。米口袋的采集多在春秋季，采根或全草，洗净泥土，晒干。用时水润、切片，晒干（图 2-25）。

【性味归经】　苦、辛，寒。归心、肝经。

【功效应用】　清热解毒。适用于热毒疮疡，疔疮，乳痈，肠痈，丹毒,以及毒蛇咬伤等症。

【用量用法】 10～30克,水煎服。外用鲜品适量,捣烂敷患处。

【使用宜忌】 体质虚寒者忌服。

【验方偏方】 方1:鲜紫花地丁60克。捣烂,煎服,药渣趁热外敷局部,每日1次。清热解毒。适用于热毒,痈肿,疔毒,发背等病症。

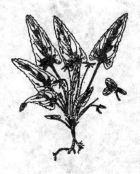

图2-25 紫花地丁

方2:紫花地丁30克,土牛膝15克。每日1剂,水煎服。清热解毒,利咽止痛。适用于肺胃热盛而致咽喉痛肿作痛,发热口渴,大便干结等病症。

方3:紫花地丁30克,野菊花15克,薄荷6克。每日1剂,水煎服。清肝明目解毒,适用于肝火上攻而致麦粒肿(偷针眼)等病症。

方4:紫花地丁、车前草各30克,瞿麦9克。每日1剂,水煎服。清热利湿解毒。适用于湿热下注而致泌尿系感染、前列腺炎等,症见小便淋痛,尿血尿黄等。

大 青 叶

【别名异名】 大青、靛青叶、板蓝根叶、菘蓝。

【采集加工】 全国大部分地区有栽培。一年割采2次。头茬入伏后割取,二茬白露前割取。将叶及时摘下,晒干生用(图2-26)。

【性味归经】 苦,大寒。归心、肺、胃经。

【功效应用】 清热解毒,凉血消斑。适用于温热病热毒入于血分,壮热、发斑、烦躁、神昏,以及血热毒盛,发为丹毒、口疮、咽喉肿痛等症。

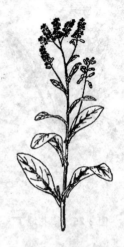

图 2-26 大青叶

【用量用法】 10～15 克,水煎服。外用鲜品适量,捣敷患处。

【使用宜忌】 非实热火毒证不宜服用。

【验方偏方】 方 1:大青叶、板蓝根各 30 克,连翘、拳参各 10 克。水煎服,每日 1 剂。清热解毒,利咽止痛。适用于肺胃热盛而致上呼吸道感染,急性扁桃体炎,咽喉炎等病症。

方 2:大青叶 30 克,大黄 10 克,石膏 20 克。水煎服,每日 1 剂。清热解毒,泻火通便。适用于肺胃热盛而致热盛牙痛,头目眩晕,咽喉肿痛,口鼻生疮,风火目赤,大便不通等病症。

方 3:大青叶 30 克,豆豉 6 克,阿胶 9 克,甘草 3 克。每日 1 剂,水煎服。清热解毒。适用于肺胃热盛而致热毒发斑,身热心烦,狂妄不宁等病症。

方 4:大青叶、板蓝根各 30 克。水煎,徐徐饮,每日 1 剂。清热解毒止痛。适用于肺胃热盛而致小儿腮腺炎,腮肿咽痛等病症。

板 蓝 根

【别名异名】 靛青根、蓝靛根、靛根、大蓝根。

【采集加工】 大青叶的根。板蓝根霜降后采刨,去净秧苗、泥土,晒干。用时洗净、闷透,切片,晒干。

【性味归经】 苦,寒。归心、胃经。

【功效应用】 清热解毒,凉血利咽。适用于温热病发热、头痛、喉痛,或发斑疹,以及痄腮、痈肿疮毒等多种热炽毒盛之证。

【用量用法】 10～15 克,水煎服。

【使用宜忌】 体虚而无实火热毒者忌服。

【验方偏方】 方1:板蓝根冲剂,每袋10克。开水冲服,每次1袋,每日3次。消毒解毒。适用于流行性感冒,流行性乙型脑炎,流行性腮腺炎,传染性肝炎,麻疹等病毒性感染。

方2:板蓝根、茵陈各30克,甘草10克。水煎服,每日1剂。清热解毒。适用于肝胆湿热内蕴而致黄疸型肝炎、乙型肝炎、酒精性肝炎等。

方3:板蓝根、山芝麻各30克。共为散剂。开水冲服,每次5克,每日2次。利咽清热解毒。适用于肺胃热盛而致上呼吸道感染,咽喉炎,扁桃体炎等病症。

方4:板蓝根30克,连翘9克,玄参21克,甘草3克。每日1剂,水煎服。清热养阴,解毒止痛。适用于肺胃热盛而致热毒喉痛,肿痛声不出,吞咽困难,发热便干等。

方5:板蓝根30克,黄连6克,木通9克,甘草3克。每日1剂,水煎服。清心解毒。适用于心胃火盛而致口舌赤烂生疮,小便黄赤,口苦口干等。

方6:板蓝根、荷叶各30克,升麻、马勃、牛蒡子各10克,甘草3克。每日1剂,水煎服。清热解毒。适用于肺胃热盛而致大头瘟,头面肿胀,咽喉疼痛,咽下不利,大便干结,身热心烦等病症。

青 黛

【别名异名】 靛花、靛沫花、青缸花、蓝靛。

【采集加工】 春秋季采制。割取全株,趁鲜放入缸内加清水浸泡,至叶将腐烂,茎脱皮时为度。将茎枝捞出,加入已除去砂石的石灰水(大青叶50千克加生石灰150～240克),充分反复搅拌,至水面布满紫色泡沫为止,及时捞出泡沫(备用),沉淀后,倒去清水,将沉淀物放入布包内,滤去水分,再加入已捞出的泡沫,拌匀,晒干,碾为细粉即为成品,生用。

【性味归经】 咸,寒。归肝、肺、胃经。

【功效应用】 ①清热解毒,凉血。适用于痄腮肿痛,热毒痈疮,热毒发斑及血热妄行的吐血、咯血、衄血等症。②清肝泻火。适用于肝火犯肺,痰中带血,以及小儿惊风,发热抽搐等症。

【用量用法】 1.5～6克。本品难溶于水,故宜作散剂冲服,或调入汤剂中服。外用适量,干敷或调敷患处。

【使用宜忌】 胃寒者慎用。

【验方偏方】 方1:青黛、海蛤壳(煅)。共为散剂。口服,每次9～15克,每日1～2次,用纱布包煎服。清热化痰。适用于肝旺肺热而致咳嗽咳痰,痰色黏腻,急躁易怒,心烦口苦等病症。

方2:青黛、海蛤壳(煅)、石膏(煅)、黄柏、轻粉。共为散剂。外用,以香油或凡士林调敷患处,每日1～2次。仅供外用,严禁口服。清热解毒,利湿消炎。适用于湿热内蕴而致黄水疮、湿疹、体癣、胎毒等病症。

方3:青黛、白矾、冰片。共为散剂。每取适量外用,用消毒棉球蘸药粉擦患处,每日2～3次。利湿消炎,止溃止痛。适用于心胃火盛而致复发性口腔溃疡、疱疹性口腔溃疡、白塞综合征等病症。

方4:青黛、黄柏、山豆根、薄荷、黄连、孩儿茶(炒)、人中白(煅)、硼砂(制)、冰片。共为散剂。外用,先洗净患处,用少量粉末吹擦,每日2次。消热解毒,化腐消肿。适用于肺胃热盛而致咽喉红肿疼痛,唇舌腐烂等病症。

穿 心 莲

【别名异名】 一见喜、春莲秋柳、榄核莲、四方莲、苦草。

【采集加工】 我国南部各省多有栽培。现在河南也有栽培。夏季采叶,晾干;秋季采全草,洗净,切段、晒干备用(图2-27)。

【性味归经】 苦,寒。归肺、胃、大肠、小肠经。

【功效应用】 ①消热解毒。适用于温病初起,发热头痛,以及肺热喘咳,咽喉肿痛等症。②清热燥湿。适用于湿热泻痢、热淋、湿疹等症。

【用量用法】 10～15克,水煎服;研粉吞服1～1.5克。外用适量。

【使用宜忌】 本品苦寒,不宜多服久服,以免损伤胃气。

【验方偏方】 方1:穿心莲9～15克。每日1剂,水煎服。清热解毒利湿。适用于湿热痢毒内盛而致急性细菌性痢疾,急性肠炎,急性阑尾炎等病症。

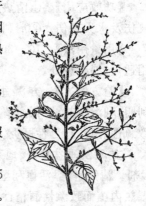

图 2-27 穿心莲

方2:鲜穿心莲9克。洗净,咀嚼吞服。每日1剂,水煎服。清热利咽解毒。适用于肺胃热盛而致急性声带炎,咽喉炎,扁桃体炎等病症。

方3:穿心莲15克,野菊花30克。每日1剂,水煎服。清热解毒。适用于热毒内生而致急性阑尾炎等病症。

方4:穿心莲15克,重楼6克,野菊花9克。每日1剂,水煎服,或鲜品适量捣烂敷。清热解毒。适用于毒蛇咬伤。

方5:穿心莲、白酒各适量。研粉,酒调,涂患处,每日1～2次。清热解毒。适用于热毒内蕴而致皮肤疮疖,红肿热痛,外伤感染等。

垂 盆 草

【别名异名】 石指甲、半枝莲、瓜子草。

【采集加工】 多于夏秋季采集生长茂盛的植株,切段晒干或烘干备用,亦可随时采取鲜品

【性味归经】 甘、淡、微酸,凉。归肝、胆、小肠经。

【功效应用】　①清热解毒,消痈散肿。适用于痈肿疮疡,毒蛇咬伤及水火烫伤。②清利湿热。适用于湿热黄疸,小便不利等。

【用量用法】　10～30克,水煎服;鲜品可用50～100克。外用适量,捣敷患处。

【验方偏方】　方1:垂盆草30克。水煎服,每日1剂。清肝利胆,利湿清热,降低血清丙氨酸氨基转移酶。适用于湿热内蕴而致急性肝炎、迁延性肝炎、慢性肝炎活动期等病症。

方2:鲜垂盆草、矮地茶、茵陈、五味子各30克。水煎服,每日1剂。清热解毒,活血利湿,降低血清丙氨酸氨基转移酶。适用于湿热内蕴而致急性酒精性肝炎、急性肝炎、迁延性肝炎、慢性肝炎活动期等病症。

重　楼

【别名异名】　七叶一枝花、蚤休、草河车、虫蒌、重台、重楼金线、

【采集加工】　生于深山阴湿之地。产于江苏、安徽、江西、浙江、河南等省。三层草、白甘遂、七夜一盏灯。发苗初期采集,晒干。用时蒸熟,切片,晒干(图2-28)。

【性味归经】　苦,微寒;有小毒。归肝经。

【功效应用】　①清热解毒,消肿止痛。适用于痈肿疮毒及毒蛇咬伤等症。②凉肝定惊。适用于肝热生风、惊痫,以及热病神昏抽搐等症。

【用量用法】　5～10克,水煎服。外用适量,研末敷患处。

【使用宜忌】　无实火热毒,阴证外疡及孕妇均忌服。

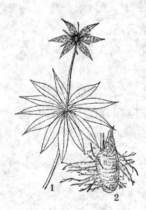

图2-28　重楼
1. 地上部分　2. 根茎

【验方偏方】 方1:鲜重楼10克,洗净。每日1剂,水煎服。清热利咽解毒。适用于肺胃热盛而致急性声带炎,咽喉炎,扁桃体炎等病症。

方2:重楼10克,夏枯草10克,钩藤30克。每日1剂,水煎服。凉肝定惊。适用于肝经风热上攻而致热病神昏,头痛如劈,惊痫抽搐等病症。

方3:鲜重楼适量,捣烂外用敷患处。清热解毒,消肿止痛。适用于皮肤红肿热痛、疔疮肿毒及毒蛇咬伤等病症。

土 茯 苓

【别名异名】 仙遗粮、草禹余粮、刺猪苓、冷饭团、土苓。

【采集加工】 生于山坡。河南、河北、山东、江苏、浙江等省均有分布。秋末冬初采集,挖出,洗净,切片,晒干备用(图2-29)。

【性味归经】 甘、淡,平。归肝、胃经。

【功效应用】 解毒,除湿,利关节。适用于梅毒或因梅毒服汞剂而致肢体拘挛者,以及火毒痈疖,热淋尿赤等症。

【用量用法】 15~60克,水煎服。

【验方偏方】 方1:土茯苓30克,金银花15克,白鲜皮、威灵仙各9克,甘草6克。水煎服。清热解毒,活血利湿。适用于热毒内蕴而致梅毒、热淋、血淋等。

方2:土茯苓适量。水煎服,每日1剂。清热解毒,活血利湿。用以解汞粉、水银中毒。

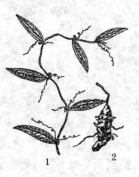

图 2-29 土茯苓
1. 茎枝 2. 根

鱼 腥 草

【别名异名】 蕺菜、紫蕺、九节莲、肺形草、臭草、臭菜、臭蕺。

【采集加工】 多生长于水边、田埂林间等潮湿处。产于南方各省及河南大别山、桐柏山、伏牛山。夏秋采收,洗净,切段,阴干备用(图 2-30)。

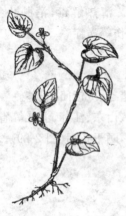

图 2-30 鱼腥草

【性味归经】 辛,微寒。归肺经。

【功效应用】 ①清热解毒,排脓消痈。适用于肺痈,咳吐脓血,肺热咳嗽痰稠,以及热毒疮疡等症。②清热利尿。适用于热淋,小便涩痛之症。

【用量用法】 15～30 克,水煎服。外用煎水洗或捣敷患处。

【使用宜忌】 虚寒证及阴证疮疡忌用。

【验方偏方】 方 1:鱼腥草 30 克,黄芩、连翘各 10 克。水煎服,每日 1 剂。清热止痛解毒。适用于肺胃热盛而致感冒发热,咽喉红肿疼痛,扁桃体炎等。

方 2:鱼腥草 30 克。水煎服,每日 1 剂。消炎解毒,祛湿止痒。适用于湿热毒邪内蕴而致皮肤瘙痒,溃疡,蚊虫叮咬,疔疮,神经性皮炎等病症。或鲜品捣烂外用涂擦、冲洗或湿敷患处,每日 2～3 次。

方 3:鱼腥草 30 克,桔梗 9 克,大贝母 6 克,赤小豆 15 克。每日 1 剂,水煎服。解毒利咽,清热止痛。适用于肺胃热盛而致肺痈胸痛,咳吐脓血,身热气喘等。

方 4:鲜鱼腥草 30～60 克。捣烂,水煎,饮汁,渣趁热敷局部。解毒利咽,清热止痛。适用于痈肿和毒蛇咬伤。

方5：鱼腥草15克，鹅不食草9克，百部6克，蜂蜜10克。每日1剂，水煎服。清热止咳。适用于肺胃热盛而致百日咳等病症。

败 酱 草

【别名异名】 鹿肠、野苦菜。

【采集加工】 生于山坡，草地，林缘草地。我国东北、华东、华中、华南及贵州、四川等省均有出产。春、秋季采集，洗净泥土、杂质，晒干。用时，浸洗，闷润，切片，晒干生用(图2-31)。

【性味归经】 辛、苦，微寒。归胃、大肠、肝经。

【功效应用】 ①清热解毒，消痈排脓。适用于热毒痈肿，并善适用于内痈，尤多适用于肠痈。②祛瘀止痛。适用于血滞之胸腹疼痛。

【用量用法】 6～15克，水煎服。

【验方偏方】 方1：败酱草30克，薏苡仁12克，附子4.5克。水煎服，每日1剂。清热解毒，消痈排脓。适用于肠痈(阑尾炎)。

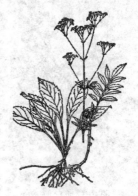

图2-31 败酱草

方2：败酱草、紫花地丁各30克。水煎服，每日1剂。清热解毒，消痈排脓。适用于热毒内蕴而致皮肤疮毒痈肿，焮红热痛，口干发热等病症。

方3：败酱草30克，红花9克。水煎服，每日1剂。清热解毒，活血化瘀。适用于产后瘀血内停，气滞血瘀而致腹中刺痛，恶露不绝等病症。

方4：败酱草30克，焦山楂18克，延胡索9克。水煎服，每日1剂。祛瘀活血。适用于瘀血蕴热而致卵巢囊肿，或盆腔炎、附件炎等病症。

白鲜皮

【别名异名】 北鲜皮、白羊藓。

【采集加工】 野生或栽培,生长于山坡丛林下。江苏、辽宁等省均产。5月左右采根,挖出后,去净秧苗及须根,洗净泥土,趁新鲜时用刀破开,抽去心,晒干。用时洗净,切段,晒干生用(图2-32)。

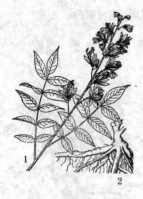

图 2-32　白鲜皮
1. 花枝　2. 根

【性味归经】 苦,寒。归脾、胃经。

【功效应用】 清热解毒,除湿止痒。适用于湿热疮疹,多脓或黄水淋漓,肌肤湿烂,皮肤瘙痒等症。

【用量用法】 5～10克,水煎服。外用适量,煎汤洗患处。

【使用宜忌】 虚寒证忌服。

【验方偏方】 方1:白鲜皮、鱼腥草各30克。水煎服,每日1剂。消炎解毒,祛风止痒。适用于皮肤瘙痒,溃疡,蚊虫叮咬,疔疖,神经性皮炎;或外用涂擦、冲洗或湿敷患处,每日1～2次。

方2:白鲜皮、鲜龙葵各适量。捣如泥,敷患处。清热解毒。适用于热毒内蕴而致皮肤疮痈,湿烂肿痛等病症。

漏　芦

【别名异名】 野兰、鬼油麻。

【采集加工】 生于山坡、路旁、林边等地。分布于河南、陕西、甘肃、东北、华北等地。春、秋季采挖,去净秧苗、须根,晒干。用时洗净,润透,切片,晒干生用(图2-33)。

【性味归经】 苦,寒。归胃经。

【功效应用】 清热解毒,消痈下乳。适用于热毒壅滞,疮痈肿痛,乳房红肿胀痛,乳汁不下等症。

【用量用法】 3～12克,水煎服。

【验方偏方】 方1:漏芦9～15克。每日1剂,水煎服;或鲜漏芦捣烂,外敷,每日1～2次。清热解毒,活血消痈。适用于湿热毒邪蕴结而致皮肤疔疮、痈疽、结节等病症。

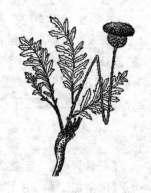

图2-33 漏芦

方2:漏芦30克,王不留行、地锦草各15克,葱白2根。每日1剂,水煎服。清热解毒,消痈下乳。适用于疗乳汁不通。

方3:漏芦、紫花地丁各30克,鹿角霜9克。每日1剂,水煎服。清热解毒,消痈下乳。适用于乳痈。

土 贝 母

【别名异名】 土贝、假贝母、藤贝、草贝。

【采集加工】 为葫芦科假贝母的鳞茎,呈不规则块状,三角形或三棱形,表面黄白色或棕色,凹凸不平。秋季采挖,洗净,掰开,煮至无白心取出,晒干生用。

【性味归经】 苦,凉。归肺、胃、肝经。

【功效应用】 散结毒,消痈肿。适用于乳痈,疮疡肿毒,瘰疬痰核等症。

【用量用法】 5～10克,水煎服。外用适量,研末调敷或熬膏摊贴。

【验方偏方】 方1:土贝母、山豆根、射干各9克,瓜蒌30克。每日1剂,水煎服。解毒清热,散结消肿。适用于肺胃蕴热而致乳痈,疮疡肿毒,瘰疬痰核等症。

方2:土贝母10克,漏芦、王不留行各15克,葱白2根。每日1剂,水煎服。解毒消痈,活血通络。适用于肝胃蕴热而致乳汁不通,或适用于乳痈。

方3:土贝母、鲜龙葵各适量。捣如泥,外敷患处,每日1～2次。清热排毒。适用于热毒内盛而致疮痈肿毒、瘰疬痰核等。

野菊花

【别名异名】 苦薏。

【采集加工】 生于路旁、山坡。我国大部分地区均有分布。霜降前采摘,去净枝叶,阴干或烘干。拣去杂质,生用(图2-34)。

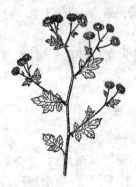

图2-34 野菊花

【性味归经】 苦、辛,微寒。归肺、肝经。

【功效应用】 清热解毒。适用于痈肿疔毒,咽喉肿痛,风火赤眼等症。

【用量用法】 10～20克,水煎服。外用适量。

【验方偏方】 方1:野菊花30克,决明子10克。水煎服,每日1剂。清肝明目,降低血压。适用于肝火上攻而致原发性高血压、肾性高血压,症见头晕头痛,如坐舟车,两目肿痛,大便干结等。

方2:野菊花、蒲公英各30克。每日1剂,水煎服,将药渣趁热敷局部。清热解毒。适用于痈肿疔毒,丹毒恶疮等。

方3:野菊花、黄芩、夏枯草各9克。每日1剂,水煎服。清肝平肝明目。适用于高血压之头痛,眩晕,以及火眼红肿、热痛等病。

方4:野菊花、车前草、大黄各9克。每日1剂,水煎服。清肝明目,利湿清热。适用于目赤肿痛,麦粒肿;对热淋,小便短赤热痛,也有较好的疗效。孕妇忌服。

马鞭草

【别名异名】 凤劲草、紫顶龙芽、铁马鞭、马鞭梢、狗牙草。

【采集加工】 多生于山野、村边、路旁的潮湿处或草丛中。全国大部分地区均有野生。夏秋季开花期采集全草,洗净,切段,晒干备用(图 2-35)。

【性味归经】 苦,凉。归肝、脾经。

【功效应用】 消热解毒,活血散瘀,利水消肿。适用于外感发热,湿热黄疸,水肿,痢疾,疟疾,白喉,喉痹,淋病,经闭,痈肿疮毒,牙疳等症。

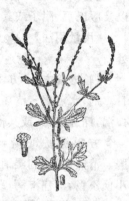

图 2-35 马鞭草

【用量用法】 5～10 克,水煎服。外用适量,捣敷或煎水洗。

【使用宜忌】 孕妇慎服。

【验方偏方】 方 1:马鞭草、重楼 15 克。每日 1 剂,水煎服,3 日为 1 个疗程,间隔 7 日可再服 1 疗程。消热解毒,利水消肿,以控制感染。可预防钩端螺旋体病。

方 2:马鞭草(鲜)15～30 克。每日 1 剂,水煎加酒适量服,或以鲜草捣烂敷患处。适用于跌打损伤等病症。

方 3:马鞭草 30 克,益母草 15 克,艾叶 6 克。每日 1 剂,水煎服。活血祛瘀,温经通络。适用于女子气血瘀阻而致月经不调,痛经闭经,腰腹疼痛等病症。

方 4:马鞭草(鲜)15～30 克。每日 1 剂,水煎服。清热解毒,利水消肿。适用于痢疾,流感,咽痛,痈疖等病症。

方 5:马鞭草 30～60 克。每日 1 剂,水煎服。活血散瘀,利水消肿。适用于肝硬化腹水,肾炎水肿等病症。

绿 豆

【别名异名】 青小豆。

【采集加工】 立秋后种子成熟时采收,洗净晒干,打碎或研粉用。

【性味归经】 甘,寒。归心、胃经。

【功效应用】 清热解毒,消暑。适用于暑热烦渴,痈肿疮毒,以及服巴豆、附子或其他热毒之剂中毒而烦躁闷乱,呕吐口渴者。

【用量用法】 15～30克,水煎服。外用适量,研粉水调敷患处。

【验方偏方】 方1:绿豆30克,灯心草、淡竹叶各10克。每日1剂,水煎服。清热解毒,消暑利尿。适用于暑热内生而致心烦口渴,痈肿疮毒,或其他热毒之剂中毒而烦躁闷乱,呕吐口渴者。

方2:绿豆30克,灯心草、车前草各15克。每日1剂,水煎服。清热解毒,利湿消炎。适用于湿热内生而致急性泌尿系感染,小便不畅,涩痛淋漓;或急性肾盂肾炎等病症。

方3:绿豆、鲜金银花各适量。绿豆研粉,鲜金银花烂捣如泥,敷患处,每日2～3次。清热解毒,消炎止痛。适用于热毒疮痈,皮肤结节,脓疱疮,痱子痱毒等病症。

马 兰

【别名异名】 紫菊、阶前菊、马兰菊、竹节草、灯盏细辛。

【采集加工】 主产于福建、云南、江苏、安徽等地;江西、河南、四川、广东等地亦产。夏、秋季采收茎叶,鲜用或晒干用。

【性味归经】 辛,凉。归胃、肺、肝经。

【功效应用】 清热,解毒,凉血,利湿。适用于咽痛,喉痹,痈肿,丹毒,吐血,衄血,血痢,黄疸、水肿、淋浊等症。

【用量用法】 10～15克;鲜品30～60克,水煎服。外用适量。

【验方偏方】 方1:鲜马兰30克,桔梗、胖大海各10克。每日1剂,水煎服。清热解毒,凉血止痛。适用于肺胃蕴热而致咽喉肿痛,失声喉痹等病症。

方2:马兰15克,生大黄10克,三七粉(冲服)3克。每日1剂,水煎服。清热凉血,解毒泻火。适用于肺胃火盛而致吐血,衄血,咳血等病症。

方3:鲜、马兰、鲜紫花地丁适量。捣如泥,外敷患处,每日1～2次。清热解毒,凉血除湿。适用于热毒湿热内盛而致皮肤丹毒,疮痈肿痛等。

四 季 青

【别名异名】 冬青叶、四季青叶。

【采集加工】 秋冬季采收,晒干用。

【性味归经】 苦、涩,寒。归肺、心经。

【功效应用】 清热,解毒,凉血,敛疮。适用于烧烫伤,下肢溃疡,湿疹,热毒疮疡等症。

【用量用法】 15～30克,水煎服。外用适量。

【验方偏方】 方1:四季青、败酱草各30克,薏苡仁12克。每日1剂,水煎服。清热解毒,凉血排毒。适用于热毒内盛而致丹毒,疮痈,或肠痈(阑尾炎)。

方2:四季青、车前草、紫花地丁各30克。每日1剂,水煎服。清热解毒利湿。适用于湿热内盛而致下肢溃疡,湿疹,热毒疮疡等症。

方3:鲜四季青叶、香油各适量。鲜四季青叶捣烂,与香油拌匀,适量外敷,每日1次。适用于烧烫伤患处。

千 里 光

【别名异名】 千里及、眼明草、九里明、九龙光。

【采集加工】 生于山野,路旁阴湿地及山谷水沟旁等处。河南及四川、福建等山区出产为多。夏秋采全草,洗净,切段,晒干。用时淋润,切节,晒干生用(图2-36)。

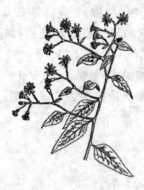

图 2-36 千里光

【性味归经】 苦,寒。

【功效应用】 清热解毒,明目。适用于风火赤眼,目生翳膜,咽喉肿痛,痈肿疔毒,泄泻痢疾等症。

【用量用法】 10~15克,水煎服。外用适量,煎水洗、捣敷或熬膏涂。

【使用宜忌】 中寒泄泻者勿服。

【验方偏方】 方1:千里光适量。水煎服,并熏洗患眼,每日1~2次。清热解毒明目。适用于肝经风热上攻而致目赤肿痛,两目干涩,视物不清等病症。

方2:千里光、老蒜杆、花椒、忍冬藤各适量。煎水洗患处,每日1~2次。清热解毒,除湿止痒。适用于皮肤湿热内蕴而致肌肤瘙痒,抓之更甚,或皮肤湿疹,体癣脚癣等病症。

方3:千里光(研末)90克,豆腐150克,桐油120克,冰片3克。前两味放桐油内煎熬,油沸离火,加冰片搅匀,摊纱布上,贴患处,每日更换。解毒除湿疗伤。适用于湿热下注而致下肢溃疡、皮肤红肿等病症。

桉　叶

【别名异名】 桉树叶、蓝桉叶。

【采集加工】 全年可采,折取老叶,阴干用,或鲜用。

【性味归经】 苦、辛,凉。

【功效应用】 清热解毒。适用于咽喉肿痛,痈肿疮毒,湿疹,疥癣,丹毒,烫伤,泄泻,痢疾,以及小便淋漓涩痛等症。

【用量用法】 10～25克,水煎服。外用适量,煎水洗,或研粉撒,或熬膏敷。

【验方偏方】 方1:桉叶、山豆根各9克,板蓝根12克,大黄9克。每日1剂,水煎服。利咽止痛,清热解毒。适用于湿热毒盛而致咽喉肿痛,声失喑哑,口干口苦,身热便秘,小便黄赤等病症。

方2:桉叶、射干、牛蒡子各9克,甘草3克。每日1剂,水煎服。清热解毒,消痈止痛。适用于风热喉痹,身热恶风,干咳无痰等病症。

方3:桉叶(为细粉)、马勃各适量,冰片少许。共研均匀,香油调膏,患处局部外用,每日2～3次。清热解毒,利湿止痒。适用于湿疹诸疮,烫伤烧伤等病症。

方4:桉叶(为末)、锦灯笼(为末)、蜂蜜各适量。调匀如膏,每次1汤勺,口含徐徐咽下,每日3次。清热解毒,利咽消痈。适用于毒热结喉而致咽喉肿痛,失声,咳嗽咯血,小便黄赤,大便不畅等病症。

甜 瓜 子

【别名异名】 甘瓜子、甜瓜仁、甜瓜瓣。

【采集加工】 夏秋季果实成熟时收集,洗净,晒干。用时捣碎。

【性味归经】 甘,寒。

【功效应用】 清热排脓。适用于肺热咳嗽,咳吐脓痰及肠痈等症。

【用量用法】 10～30克,水煎服,外用适用。

【验方偏方】 方1:甜瓜子30克,桔梗、胖大海各10克。每日1剂,水煎服。清热利咽排脓。适用于肺胃蕴热而致咳嗽咳痰,咽喉肿痛,失声喉痹等病症。

方2:甜瓜子30克,生大黄10克,三七粉(冲服)3克。每日1

剂,水煎服。清热解毒止咳。适用于肺胃火盛而致急性支气管炎之咯血、衄血等病症。

方3:甜瓜子30克,白花蛇舌草(鲜)、芒硝各适量。捣烂如泥,外敷腹部患处,每日1次。解毒清热排脓。适用于疗肠痈腹痛等。

木棉花

【采集加工】 春季花盛时采收,晒干或烘干。

【性味归经】 甘、淡,凉。归胃、大肠、膀胱经。

【功效应用】 清热解毒,利湿,止血。适用于泄泻,痢疾,崩漏,痔血,疮毒等。

【用量用法】 5～10克,水煎服。

【验方偏方】 方1:木棉花15克,防己12克,木香10克。每日1剂,水煎服。清热利湿,解毒止泄。适用于湿热内蕴而致泄泻等病症。

方2:木棉花15克,车前子12克,茯苓、香薷各9克。每日1剂,水煎服。清热利湿,解毒止泄。适用于暑湿泄泻,小便不利等病症。

方3:木棉花15克,滑石15克,车前子15克,冬葵子9克,通草6克。每日1剂,水煎服。清热利湿,解毒利尿。适用于湿热结于膀胱而致急性膀胱炎、急性肾盂肾炎,症见小便不利,淋漓痛热,心烦发热等病症。

第六节 清热止痢止泻药

清热止泻痢药具有清热解毒,止泻止痢的功效。主要用于各种湿热毒邪、内蕴肠道所致的泄泻、痢疾等病症。症见腹痛腹泻,口苦发热或腹痛下坠,下痢赤白,里急后重,发热口干,甚或口噤痢,高热惊厥等。

本类药物苦寒伤胃,应用时要固护胃气。

马齿苋

【别名异名】 马苋、马齿菜、瓜子菜、长寿菜、九头狮子草。

【采集加工】 生于原野、路旁及肥湿地方,分布全国。夏季当花初开时割下全草,用开水烫或稍煮,晒干。用时洗净,闷润,切段、晒干,一般生用,亦有鲜用(图 2-37)。

【性味归经】 酸,寒。归大肠、肝经。

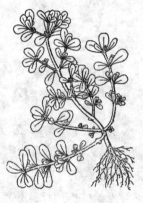

【功效应用】 ①凉血止痢。适用于湿热泻痢,下痢脓血,里急后重等症。②解毒消痈。适用于火毒痈疖。

【用量用法】 10~15 克;鲜品 30~60 克,水煎服。外用适量,捣敷患处。

【验方偏方】 方 1:鲜马齿苋 120克,蜂蜜适量。前味捣汁煎沸,冲蜂蜜服。适用于热痢腹痛,便下脓血。

方 2:马齿苋、白糖各 30 克。前味煎后,去渣,入白糖溶化后温服。适用于湿

图 2-37 马齿苋

热下注而致急性细菌性痢疾,或急性肠胃炎等病症。

方 3:鲜马齿苋适量,白矾少许。共捣如膏,局部外敷。解毒消痈。适用于热毒内生而致皮肤疮疡、红肿热痛等病症。

白 头 翁

【别名异名】 白头公、翁草、老翁花、山棉花。

【采集加工】 生于山野,草地及稀疏灌木丛中,产于内蒙古、河南、山西、辽宁、河北等地。春、秋季刨采,去掉秧苗、泥土、杂质,

晒干。用时洗净,稍浸闷透,切片晒干,生用(图2-38)。

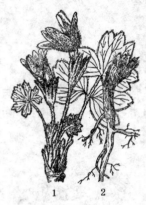

图2-38　白头翁
1.地上部分　2.根(生药)

【性味归经】　苦,寒。归大肠经。

【功效应用】　清热,解毒,凉血。适用于湿热、热毒泻痢之发热,腹痛,下痢脓血,里急后重等症。

【用量用法】　6～15克(若单用30克),浓煎服;或30～60克制成100毫升煎液,保留灌肠。

【使用宜忌】　虚寒泻痢忌服。

【验方偏方】　方1:白头翁12克,黄柏9克,黄连6克,秦皮9克。水煎服,每日1剂。解毒消痈,凉血止痢。适用于细菌性痢疾和阿米巴痢疾急性期及急性胃肠炎等病症。

方2:白头翁20克,薏苡仁12克,木香10克。水煎服,每日1剂。解毒消痈,凉血止痢。适用于湿热下注而致腹痛腹泻,口苦口干,小便黄赤等病症。

方3:白头翁、鲜龙葵各适量。捣如泥,敷患处。解毒消痈,凉血止痢。适用于热毒内盛而致皮肤疮痈、面生痤疮、红斑结节等。

秦　皮

【别名异名】　岑皮、梣皮、秦白皮、蜡树皮、苦榴皮。

【采集加工】　生于山坡林中,也有栽培。分布于东北、华北、中南及江苏、江西、四川、贵州、陕西等地。春、秋季采收,剥下枝皮,晒干。用时洗净,稍浸,闷透,切丝晒干,生用。

【性味归经】　苦,寒。归肝、胆、大肠经。

【功效应用】　①清热解毒。适用于热毒泻痢、血痢,里急后重之症。②清肝明目。适用于肝经郁热,目赤肿痛、生翳等症。

【用量用法】 3～12 克,水煎服。外用适量,煎汤洗眼。

【使用宜忌】 脾胃虚寒者忌服。

【验方偏方】 方1:秦皮、滑石、黄连各等份。研为末,开水泡,趁热洗眼。清肝解毒。适用于肝经风热上攻而致两眼红肿疼痛,见风流泪,头痛发热等病症。

方2:秦皮、黄连、白头翁各12 克。水煎服,每日1 剂。适用于湿热内蕴而致急性肠炎,腹痛腹泻,口苦口干,小便黄赤等。

方3:秦皮、黄连、鲜龙葵各适量。捣如泥,敷患处,每日3 次。解毒消痈,凉血止痒。适用于热毒疮痈等。

鸦胆子

【别名异名】 苦参子、苦榛子、鸦蛋子、鸭胆子、老鸦胆。

【采集加工】 生于山坡、田野。东南各省为主产地区。10 月采集,收下果实晒干。用时去壳捣碎,将仁包于易吸水之纸内,压去油(以免刺激胃呕吐)或取仁原粒以龙眼肉包裹吞服。现用胶囊较方便(图 2-39)。

【性味归经】 苦,寒。归大肠、肝经。

【功效应用】 ①解毒止痢。适用于热毒血痢及休息痢。对阿米巴痢有效,能杀灭阿米巴原虫。②截疟除疟。适用于间日疟或三日疟。能杀灭疟原虫。③除赘祛疣。用于鸡眼及寻常疣。

【用量用法】 0.2～2 克。味极苦,不宜入汤剂,可装胶囊或干龙眼肉包裹吞服。外用适量,捣烂敷患处。

【使用宜忌】 本品对胃肠道及肝肾均有损害,不宜多服久服。胃肠出血及

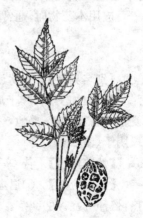

图 2-39 鸦胆子

肝肾病患者,应忌用或慎用。

【验方偏方】 方1:鸦胆子(去壳)、完整龙眼肉各20个。鸦胆子以龙眼肉包裹,吞服。解毒清热,截疟除疟。适用于阿米巴痢疾,乍轻乍重,时愈时发,大便红白相杂,里急后重,腹痛,以及间日疟。经证实,本品能杀灭阿米巴原虫和疟原虫。

方2:鸦胆子(去壳)20个,滑石粉适量。鸦胆子以滑石粉挂衣,吞服。适用于阿米巴痢疾,乍轻乍重、时愈时发、大便红白相杂、里急后重、腹痛。并能截疟除疟,适用于间日疟。

方3:鸦胆子仁适量。捣研如膏,敷患处,每日1次。解毒除赘祛疣。适用于湿热内蕴肌肤而致鸡眼,刺瘊,赘疣,寻常疣等。

第七节　清退虚热药

清退虚热药具有清退虚热的功效。主要用于温热病后期,邪热未尽,伤阴劫液,夜热早凉及其他疾病因阴血不足所致的潮热骨蒸,手足心热,虚烦不寐,盗汗,舌红苔少,脉细数等虚热证。

应用本药物时,通常要配伍养阴药,以标本兼顾。

青　蒿

【别名异名】 香蒿、草蒿、三庚草、野兰蒿、黑蒿。

【采集加工】 产于原野草丛中,我国大部分地区都有分布。夏季花将开放时,离地5寸割下全株,阴干。在用前略洗,稍闷,切段阴干(图2-40)。

【性味归经】 苦、辛、寒。归肝、胆经。

【功效应用】 ①退虚热。适用于阴虚发热,骨蒸劳热,手足心热,盗汗等症。②截疟。适用于疟疾寒热。③清解暑热。适用于暑热外感,发热无汗或有汗,头昏头痛,脉洪数等症。④清热凉血。适用于温热病后期,温热之邪入阴分,夜热早凉,热退无汗等症。

【用量用法】 3～10克,水煎服。

【使用宜忌】 多汗者慎用。不宜久煎。

【验方偏方】 方1:青蒿9克,鳖甲15克,生地黄、牡丹皮、知母各9克。每日1剂,水煎服。滋阴清热。适用于热入营血,夜热早凉,和疟疾寒热等病症。

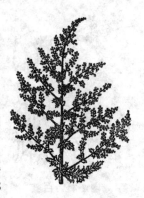

图 2-40 青蒿

方2:银柴胡12克,胡黄连6克,地骨皮12克,青蒿、知母各9克,甘草3克。每日1剂,水煎服。滋阴补肾,清热润肺。适用于肺肾阴虚而致骨蒸劳热、盗汗,对结核病有较好的退热效果。

方3:青蒿6克,胡黄连、鸡内金各3克,白术各6克。共研细末,每次3克,每日3次,温水送服。健脾消积退热。适用于小儿脾胃不运而致疳积内热,日晡所剧,烦躁不安,消化不良等病症。

白 薇

【别名异名】 白微、白幕、薇草、龙胆白薇、山白薇。

【采集加工】 生于山野阳坡及丘陵、原野,我国除新疆、青海、西藏外,各地均有分布。春、秋季采挖,去秧苗,洗净泥土及杂质,晒干。用时洗净略浸稍闷,切段晒干,生用(图2-41)。

【性味归经】 苦、咸,寒。归胃、肝经。

【功效应用】 ①清热凉血。适用于外感热病发热及邪入营血,身热经久不退,肺热咳嗽,以及阴虚内热,产后虚热等症。②利尿通淋。适用于热淋、血淋等症。③解毒疗疮。适用于疮痈肿毒,咽喉肿痛,以及毒蛇咬伤等症。

【用量用法】 3～12克,水煎服。

【验方偏方】 方1:白薇10克,青蒿、地骨皮各15克。每日1

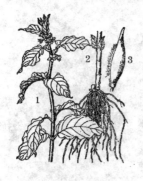

图 2-41 白薇
1. 植株上部　2. 植株下部
3. 果实

剂,水煎服。清热凉血。适用于外感热病发热及邪入营血,身热经久不退,肺热咳嗽,以及阴虚内热,产后虚热等症。

方 2:白薇、淡竹叶、生大黄各 10 克。每日 1 剂,水煎服。利尿通淋。适用于湿热内生,迫血妄行而致前列腺炎、泌尿系感染引起的血尿,或石淋、热淋、血淋等症。

方 3:白薇 12 克,金银花 30 克,紫花地丁 20 克。每日 1 剂,水煎服。解毒疗疮。适用于热毒内生而致皮肤疮痈肿毒,咽喉肿痛,以及毒蛇咬伤等症。

地 骨 皮

【别名异名】 杞根、地骨、枸杞根、枸杞根皮、红榴根皮、红耳坠根。

【采集加工】 生于山野阳坡、路旁、林边,多为栽培。主产宁夏,吉林、辽宁、河南、河北等省也有分布。春秋季采挖,洗净泥土,趁鲜用木棒敲打或用到花开,剥去外皮,晒干生用。

【性味归经】 甘、淡,寒。归肺、肾经。

【功效应用】 ①清虚热。适用于阴虚发热,有汗骨蒸及小儿疳疾发热等。②清肺火。适用于肺热咳嗽。③凉血止血。适用于血热妄行的吐血、衄血等症。

【用量用法】 6～15 克,水煎服。

【使用宜忌】 外感风寒发热及脾虚便溏者不宜用。

【验方偏方】 方 1:地骨皮 12 克,桑白皮 9 克,甘草 3 克,粳米适量。每日 1 剂,水煎服。润肺阴,清虚热。适用于肺热内蕴而致咳嗽咳痰,喘息发热,口干口渴,鼻翼翕动,大便干结等病症。

方2:地骨皮12克,秦艽、知母、青蒿、乌梅肉各9克。每日1剂,水煎服。补肝肾,清虚热。适用于肝肾阴虚而致骨蒸夜热、盗汗等病症。

方3:地骨皮12克,黄柏9克,丹参18克,生地黄、当归各9克。每日1剂,水煎服。清热凉血。适用于妇女经热,五心烦热等。

银 柴 胡

【别名异名】 银胡、沙参儿、土参、白根子、牛肚根。

【采集加工】 主产陕西、宁夏、山西、内蒙古、河南、甘肃等地。春秋季刨采,去净秧苗、须根,晒干。用时洗净泥土及杂质(图2-42)。

【性味归经】 苦,微寒。归肝、胃经。

【功效应用】 ①清虚热。适用于阴虚发热,骨蒸劳热,盗汗等症。②清疳热。适用于小儿疳疾发热,腹大消瘦等。

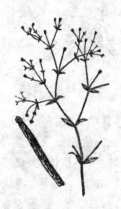

【用量用法】 3~10克,水煎服。

【使用宜忌】 外感风寒及血虚无热者忌服。

【验方偏方】 方1:银柴胡12克,胡黄连6克,秦艽9克,鳖甲15克,地骨皮12克,青蒿、知母各9克,甘草3克。每

图2-42 银柴胡

日1剂,水煎服。滋阴清热。适用于肺肾阴虚而致五心烦热,颜面潮红,腰膝无力,骨蒸劳热、盗汗低热等病症,对肺结核病、肾结核、骨结核等发热,有较好的退热效果。

方2:银柴胡6克,胡黄连、鸡内金各3克,党参、白术各6克。

共研细末,每日 2 次,每服 0.6～1 克。清疳热,消疳积。适用于小儿疳热,日晡所剧,烦躁不安,消化不良等病症。

胡 黄 连

【别名异名】 胡莲。

【采集加工】 产于我国南方各省及西藏等地。秋季采挖,去秧苗、须根,晒干。用时洗净泥土,闷透切片,晒干生用(图 2-43)。

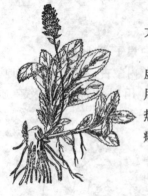

图 2-43 胡黄连

【性味归经】 苦,寒。归心、肝、胃、大肠经。

【功效应用】 ①退虚热。适用于阴虚骨蒸,潮热盗汗等症。②清疳热。适用于小儿疳积,消化不良,腹胀消瘦,发热等症。③清湿热。适用于胃肠湿热泻痢及痔疮肿痛等症。

【用量用法】 3～10 克,水煎服。

【使用宜忌】 脾胃虚寒者忌服。

【验方偏方】 方1:胡黄连、青蒿、知母、秦艽各 9 克,鳖甲 15 克,地骨皮 12 克,甘草 3 克。每日 1 剂,水煎服。滋阴清热。适用于肝肾阴虚,虚火内生而致五心烦热,骨蒸劳热,自汗盗汗,腰膝无力,头晕耳鸣,口干不欲饮,大便干结等病症。

方2:胡黄连、鸡内金各 30 克,茯苓、白术各 10 克。共研细末,每日 2 次,每服 5 克。健脾和胃,消食退热。适用于小儿脾胃不调而致消化不良,腹胀腹痛,口干口臭,疳积低热,日晡加剧,烦躁不安,倦怠乏力等病症。

第三章　泻下药

临床上凡以通利大便,排除肠内积滞和体内积水为主要功效的药物,称为泻下药。泻下药能通利大便,刺激肠道引起腹泻,从而使人体内的宿食、宿便及有害物质,从大便排出,并能清热泻火,使体内热毒通过泻下而得到解除,又能逐水消肿,使水邪从二便排出,以达到去除停饮,消退水肿之目的。

根据泻下药泻下强度的差异,作用的不同,一般可分为清火通便药、润下通便药和峻下逐水药 3 类。清火通便药、峻下逐水药作用猛烈,尤以后者为甚,润下通便药作用则较缓和。

应用本类药物时,要根据邪气的盛衰,体质的强弱,以及兼证的不同,加以适当选择及配伍,如邪盛正气不虚者,宜用攻下药或峻下药;年老体弱、胎前产后、月经期或血虚津少,肠燥便秘者,宜用润下药。腹满胀痛者,常与行气药同用;高热便秘者,常与清热药同用;有表证者,常与解表药同用;邪盛正虚者,可与补虚药同用。

作用强烈的泻下药奏效快,但易伤正气,应中病即止。年老体弱者尤须慎用。部分药物具有活血化瘀作用,故月经期、孕妇均应忌用。此外,病情较缓,只需缓下者,除可用润下药外,并常制成丸剂内服。

第一节　清火通便药

药物大多为苦寒沉降之品,既能攻下通便,又能降泻火热。适用于肠胃积滞,里热炽盛而致大便秘结,腹胀腹痛等里实证。

此外,攻下药治里热内积,火热上炎的头痛、头晕、目赤、咽肿、牙痛、吐血、衄血等,有导热下行,釜底抽薪之效。痢疾初起,腹痛腹胀,里急后重,泻而不畅者,也可用攻下药导邪外出。部分药物与温里药同用,也可治疗寒积便秘。

大 黄

【别名异名】 将军、川军、锦纹、锦纹大黄。

【采集加工】 野生于寒冷山坡,排水较好的深厚微湿土壤。原产于四川、云南、贵州、湖北、甘肃、青海等地;华北亦有栽培。秋末、冬初,地上茎叶枯萎时,挖取低下根茎,用碗片刮去粗皮及顶芽,大型的根茎可纵切成适当长短,用绳串起,中小型的可切片,阴干或烘干。生用,或酒制、蒸熟、炒黑等(图3-1)。

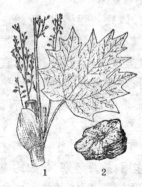

图 3-1 大黄
1. 花枝 2. 生药断面

【性味归经】 苦,寒。归脾、胃、大肠、肝、心经。

【功效应用】 ①泻下攻积。适用于肠道积滞,大便秘结。②清热泻火。适用于血热妄行之吐血、衄血,以及火邪上炎之目赤、咽痛、牙龈肿痛等症。③清热解毒。适用于热毒疮疡及烧伤等症。④溢血祛瘀。适用于妇女瘀血经闭,产后恶露不下,积聚,以及跌打损伤等症。

【用量用法】 3～12克,水煎服。外用适量。生大黄泻下力较强,欲攻下者宜生用;入汤剂应后下,或用开水泡服,久煎则泻下力减弱。酒制大黄泻下力较弱,而活血作用较好,宜于瘀血证及不宜峻下者。大黄炭则多适用于出血证。

【使用宜忌】 妇女怀孕、月经期、哺乳期应慎用或忌用。

【验方偏方】　方1：生大黄适量。水泛为丸。口服，1次10克，每日1～2次。泻热通便。适用于胃肠蕴热而致腹部胀痛，口苦纳呆，大便秘结，小便黄赤等病症。

方2：生大黄10克，鲜藕30克，甘草5克。水煎服，每日1剂。清热利湿，通二便。适用于湿热蕴结，胃肠积滞，目赤牙痛，小便赤热，大便不通等病症。

方3：生大黄（制）、黄连、黄芩各10克。水煎服，每日1剂。清热燥湿，泻火解毒。适用于三焦热毒内盛，高热烦躁，口舌生疮，目赤头痛，溲赤便秘，湿热黄疸，下痢，疮疖肿毒疼痛，痔疮下血等。

方4：生大黄、海蛤壳（煅）、石膏（煅）、地榆、黄柏、冰片。共为散剂。每次9克，外用，用香油调敷患处，每日2～3次。消炎，解毒，止痛。适用于水火烫伤，红肿疼痛，起疱流水等病症。

方5：生大黄、芒硝各9克，厚朴9克，枳实9克。每日1剂，水煎服。泄热通便。适用于胃肠积热而致大便秘结，腹痛拒按，高热口渴，神昏谵语等病症。

方6：生大黄、黄芩各9克，黄连6克。每日1剂，水煎服。清热泻火通便。适用于火盛、血热内盛，迫血旺行而致呕血吐血，咯血衄血，大便干结，脘腹胀满等病症。

方7：生大黄12克，栀子9克，茵陈30～60克。每日1剂，水煎服。清热利湿，保肝退黄。适用于湿热内蕴，肠胃积热而致两目、肌肤黄疸，口苦口干，小便黄赤，对黄疸型肝炎有较好的疗效。

方8：生大黄12克，蒲公英、车前草各30克。每日1剂，水煎服。清肝泄热利湿。适用于肝火上攻而致目赤肿痛等病症。

方9：生大黄9克，桃仁12克，水蛭、虻虫各6克。每日1剂，水煎服。活血化瘀，通便消滞。适用于月经不行，少腹硬满，疼痛拒按等病症。

芒 硝

【别名异名】 盆硝、芒消。

【采集加工】 全国大部分地区均有生产,河北、河南、山东、陕西、江苏及安徽北部等碱质、盐质地出产较多。全年皆可提炼,以秋冬之间较为适宜,因气温降低,易于地面结晶,扫集后用锅煮炼,旁筑一坑,煎沸后将水倾入坑内,一夜后结成白色晶块,结于上面的,细芒如锋,叫芒硝。

【性味归经】 咸,苦,寒。归胃、大肠经。

【功效应用】 ①泻下软坚。适用于实热积滞,大便燥结。②清热消肿。适用于咽痛,口疮,目赤及疮疡等症。

【用量用法】 10～15克,冲入药汁内或开水溶化后服。外用适量。

【使用宜忌】 孕妇忌服。

【验方偏方】 方1:生大黄9克,芒硝6克,甘草4.5克。每日1剂,水煎服。清热泻下,软坚通便。适用于实热积滞瘀阻胃肠而致大便燥结,腹痛腹胀,口干口渴等病症。

方2:芒硝、月石、青黛各6克,冰片0.9克。共研极细,局部外用。清热解毒消肿。适用于心火上攻而致口舌生疮、糜烂,咽喉肿痛等病症。

方3:芒硝适量。开水冲化,热敷,每日2～3次。有消肿止痛作用,故多适用于外科、眼科之一切热毒肿痛证。

方4:生大黄、芒硝各9克,厚朴9克,枳实9克。每日1剂,水煎服。通腑泄热。适用于胃肠积热,大便秘结,腹痛拒按,高热口渴,神昏谵语等病症。

芦 荟

【别名异名】 卢会、象胆、奴会、劳伟。

【采集加工】 我国广东、广西、台湾等地有种植。采集不拘时月,芦荟叶为剑形,肥厚多汁。在叶基部割断,使断面向下,以便使叶中的汁液流入木槽中,收集汁液,然后倒入锅中进行加工(图3-2)。

【性味归经】 苦,寒。归肝、大肠经。

【功效应用】 ①清热通便。适用于热结便秘,头晕目赤,烦躁失眠等症。②凉肝除烦。适用于肝经实热,头晕,头痛,烦躁易怒,惊痫抽搐等症。③杀虫疗疳。适用于小儿疳积,面色萎黄,消瘦,腹痛等症。

【用量用法】 1～2克,宜入丸、散剂,不入汤剂。外用(适用于癣疮)适量,研敷患处。

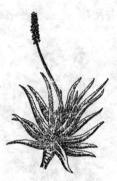

图3-2 芦荟

【使用宜忌】 脾胃虚寒、食少便溏者及孕妇忌用。

【验方偏方】 方1:芦荟、朱砂(水飞)。炼蜜为丸,每丸10克。口服,每次10克,每日1～2次,温开水送下。润肠通便,清肝泻火。适用于病后津液不足,肝火旺盛而致便秘腹胀,急躁易怒,口苦口干等病症。

方2:芦荟、生大黄各10克,鲜藕30克,生甘草5克。水煎服,每日1剂。清热利湿,通二便。适用于湿热蕴结,胃肠积滞而致口干口苦,急躁易怒,目赤牙痛,小便赤热,大便不通等病症。

方3:芦荟、生大黄10克,栀子6克,茵陈30克。每日1剂,水煎服。清肝利胆,利湿通便。适用于肝胆湿热内蕴而致黄疸,皮肤黄色鲜明,巩膜黄染,小便黄赤,大便干结等病症。

番泻叶

【别名异名】 那叶、泻叶、泡竹叶。

【采集加工】 我国广西、云南等地有栽培。用时只需将原药筛去泥沙,拣去梗及杂草即可,无特殊炮制(图3-3)。

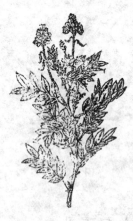

图3-3 番泻叶

【性味归经】 甘、苦,寒。归大肠经。

【功效应用】 泻下导滞。适用于便秘症,以热结便秘尤为适宜。

【用量用法】 缓下1.5~3克,攻下5~10克,用开水泡服,入汤剂宜后下。

【使用宜忌】 妇女哺乳期、月经期及孕妇忌用。剂量过大,有恶心、呕吐、腹痛等不良反应。

【验方偏方】 方1:番泻叶9克,牵牛子(炒)、陈皮各6克。每日1剂,水煎服。通腑泄热。适用于胃肠积热而致午后发热,口苦口干,脘腹满闷,大便不通等病症。

方2:番泻叶9克,蜂蜜30克。每日1剂,煎番泻叶,冲蜂蜜一次饮下,每日1~2次。清热润便。适用于年老体虚,胃肠失润而致大便秘结,临厕虚努,皮肤干燥等病症。

第二节 润下通便药

润下药大多为植物的种子或种仁,富含脂肪,不易被肠道消化吸收,具有润燥、滑肠的作用,能使大便易于排除。适用于年老体弱、久病热病、产后失血所致津液干枯、阴虚失濡、血虚便秘者。

应用时,若便秘由于热盛津伤者,可与清热养阴药同用;兼血虚者,与补血药同用;兼气滞者,与行气药同用;胃肠津伤者,与养阴生津药同用。

火 麻 仁

【别名异名】　大麻仁、麻子仁、麻子、线麻子。

【采集加工】　栽培植物,也有半野生于路旁荒地的。产于河北、河南、山东、安徽、江苏、浙江、江西、湖北、四川等省。白露至霜降割取全株,晒干,打下种子,去壳,生用。亦有用微火微炒而用的(图3-4)。

【性味归经】　甘,平。归脾、大肠经。

【功效应用】　润肠通便。适用于老年人、产妇,以及体弱者由于津枯血少所致的肠燥便秘。

【用量用法】　10～15克,打碎,煎服;或入丸、散剂。

【验方偏方】　方1:大麻仁(炒)、玄参各15克,何首乌9克。每日1剂,水煎服。养血滋阴,润肠通便。适用于热

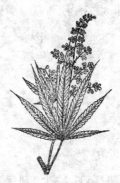

图3-4　火麻仁

性病后期,津液不足,大肠失润而致便秘腹痛,心悸无力,头晕神疲等病症。

方2:大麻仁(炒)15克,当归、肉苁蓉各12克,蜂蜜30克。每日1剂,水煎服。润肠通便。适用于产后血虚之大便秘结等病症。

郁 李 仁

【别名异名】　郁子、郁里仁、李仁肉,毛樱桃。

【采集加工】　郁李生在山坡、土埂、田边荒地;毛樱桃生在向

阳山坡丛林中,主产于辽宁、河南、吉林、内蒙古、北京等地区。此外山东、陕西等省亦产。立秋前后当果实成熟时期采收。将果实摘取后放入锅内以水煮之,待果肉烂时皆可捞出放入水中捣净果肉,用清水洗净,晒干,去外壳,取仁生用(图 3-5)。

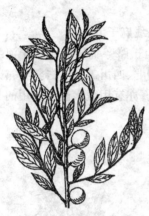

图 3-5　郁李仁

【性味归经】　辛、苦、甘,平。归脾、大肠、小肠经。

【功效应用】　①润肠通便。适用于肠燥便秘。②利水消肿。适用于水肿腹满,脚气水肿等症。

【用量用法】　3～10 克,水煎服。

【验方偏方】　方1:郁李仁、杏仁、桃仁、柏子仁、松子仁各适量。共捣如膏,入陈皮粉,炼蜜为丸如桐子大,每服 50丸,每日 3 次。养血润肠通便。适用于年老体弱,或妇女产后津血不足而致大便虚努不畅,大便秘结,腹胀腹痛,口干口苦等病症。

方2:郁李仁 9 克,薏苡仁 15 克,牵牛子 9 克,防己 12 克。水煎服,每日 1 剂。利尿除湿,润肠通便。适用于湿热内蕴而致大小便闭,水肿腹满,脚气水肿等病症。

第三节　峻下逐水药

本类药物作用峻猛,能引起强烈的腹泻,有的兼能利尿。从而使体内潴留的水饮通过二便排出,达到消除肿胀的目的。适用于水肿、胸腔积液、腹水,以及痰饮结聚而致悬饮,咳喘胸满等。应用本类药物,应中病即止,不可过剂,对体虚邪实者,可根据病情缓急轻重,采用先攻后补,或攻补兼施之法。对妇女胎前产后、月经期、体虚气脱者,均应慎用忌用。

此外,本类药物多具有毒性,故在炮制、配伍、剂量、用法及禁忌等方面有特殊要求,应严格掌握使用,以保证用药安全。

牵 牛 子

【别名异名】 黑丑、白丑、二丑、草金铃、丑牛子。

【采集加工】 全国各地均产,有栽培也有野生。秋后采收,取粒,晒干备用。亦有用微火炒后碾碎备用(图3-6)。

【性味归经】 苦,寒;有毒。归肺、肾、大肠经。

【功效应用】 ①泻下逐水。适用于水饮停蓄,水肿腹胀。②泻下去积。适用于胃肠湿热积滞,大便秘结。③杀虫消积。适用于虫积腹痛。

【用量用法】 3～10克,水煎服,打碎入煎;散剂1.5～3克。生用或炒用,炒用药性较暖。

【使用宜忌】 脾虚水肿及孕妇忌用。

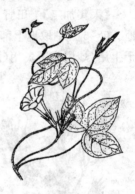

图3-6 牵牛子

【验方偏方】 方1:牵牛子(炒)、香附(制)、五灵脂(炒)、猪牙皂各适量。制成水丸,每15粒重1克。口服,每次4克,每日2次。消食利水,化瘀理气,泻下逐水。适用于气血阻滞而致血瘀,水肿,食滞胃脘,胸腹胀满,癥瘕积聚等病症。

方2:牵牛子(焙)适量,研末,每日2次,每服0.9～1.5克。消食泻下。适用于小儿食积胃肠而致腹胀不食,呕吐嗳气,大便秘结等。

方3:牵牛子、茴香各等量。研末,每服6克,每日2次。泻下逐水利尿。适用于水气交阻而致眼睑水肿,腹痛腹胀,二便不利等病症。

方4:牵牛子、槟榔各等量。研末,水泛为丸,每服6～9克,每日2次。杀虫驱虫,消食通便。适用于驱蛔虫、绦虫等病症。

方5:牵牛子9克。每日1剂,猪肉汤煎服,每日2次。杀虫驱虫,消食通便。适用于驱逐人体内绦虫等病症。

葶苈子

【别名异名】 大适、大室、丁历、㐤娘蒿。

【采集加工】 田野自生。主产东北各省及西南和长江流域等地。5～6月割取地上部分,晒干,打下种子,除去灰尘、杂质,再晒干生用、炒用或蜜炙用(图3-7)。

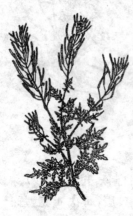

【性味归经】 苦、辛,大寒。归肺、膀胱经。

【功效应用】 ①泻肺平喘。适用于肺气壅实,痰饮阻塞,咳嗽喘满之症。②利水消肿。适用于肺气壅实,水肿胀满喘急,小便不利之症。

【用量用法】 5～15克,水煎服。行水宜生用;平喘止嗽宜炙用。

【验方偏方】 方1:葶苈子30克,大枣5个。水煎服。泻肺平喘。适用于痰湿遏肺的咳逆气促,面目水肿,喘不得卧等病症。

图3-7 葶苈子

方2:葶苈子、大黄、芒硝、杏仁各9克。每日1剂,水煎服。宣肺利水,消肿通便。适用于胸胁积水之结胸证,咳喘胸满面痛等病症。

方3:葶苈子15克,全瓜蒌30克,赤小豆9克,青皮6克。每日1剂,水煎服。燥湿化痰,泻肺平喘。适用于痰饮凝聚而致胸腔积水,胸满作痛,喘促咳逆,颜面水肿,小便不利,大便秘结等。

泽　漆

【别名异名】　猫儿眼睛草、五凤草、凉伞草、乳浆草、龙虎草、五灯头草。

【采集加工】　生于山野沟旁。产于江苏、浙江、河南、湖北、陕西等省。夏秋采收,洗净,阴干用(图3-8)。

【性味归经】　辛、苦,凉;有毒。归大肠、小肠、脾经。

【功效应用】　行水消痰,杀虫解毒。适用于水气肿满,痰饮喘咳,瘰疬,癣疮,无名肿毒等症。

【用量用法】　3～10克,水煎服。外用适量,煎水洗、熬膏涂或研末调敷。

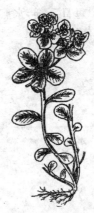

图3-8　泽漆

【验方偏方】　泽漆10克,水煎服,每日1剂。消肿散结,化痰止咳。适用于淋巴结核,慢性气管炎等病症。

桑白皮

【别名异名】　桑根白皮、桑皮、桑根皮、白桑皮。

【采集加工】　多为栽培,也有野生。全国各地均有,以江南为多。4～8月挖出根后,洗净,剥皮,晒干。用时洗净,切片,晒干生用、炒用或蜜炙用。

【性味归经】　甘,寒。归肺经。

【功效应用】　①泻肺平喘。适用于肺热咳喘,痰多之症。②利水消肿。适用于肺气壅实,水肿胀满喘急,小便不利之症。

【用量用法】　5～15克,水煎服。行水宜生用;平喘止嗽宜炙用。

【验方偏方】 方1:桑白皮、地骨皮各9克,甘草3克,梗米15克。每日1剂,水煎服。利湿化痰清热。适用于肺热咳嗽,气喘,发热等病症。

方2:桑白皮、大腹皮各9克,茯苓皮15克,生姜皮、五加皮各6克。每日1剂,水煎服。利湿化饮。适用于水湿内蕴而致水肿,小便不利等病症。

第四章　祛风通络
除湿药

临床上凡以祛除风寒湿邪,解除痹痛,舒筋活络为主要功效的药物,称为祛风通络除湿药。其中部分药物有不同程度的补肝肾、壮筋骨的功效。祛风湿药主要适用于治风、寒、湿邪所致的痹证。所谓痹证,主要症状是关节、肌肉疼痛或麻木,一般分为行痹、着痹、痛痹、热痹 4 类。应用此类药物时,应根据病症性质、疼痛部位、患者年龄、患者体质和病程等选择适当药物,并作必要的配伍。

第一节　祛风除湿药

临床上凡以祛除风寒湿邪,解除痹痛为主要功效的药物,称为祛风除湿药。祛风除湿药主要具有祛风散寒除湿的功效,适用于风寒湿邪侵袭人体所致的肌肉、经络、筋骨关节等处疼痛,酸痛,遇寒加重,麻木和关节肿大,屈伸不利,身困重浊等症。

应用本类药物时,可根据痹证的类型,病程的新久,或邪犯部位的不同,作适当的选择和相应的配伍。如肢体走注疼痛的行痹或病邪在表、在上者,配祛风解表药;病邪入络,血凝气滞者,配活血通络药;麻木的着痹,配燥湿、利湿、健脾药;郁久化热,关节红肿者,配清热药和除湿药;肢体冷痛的痛痹或病邪入经络,气血运行不畅者,配温经散寒药或配活血通络药;久病气血不足,肝肾亏损,腰痛足弱者,配补气养血、益肝肾药。痹证多属慢性疾病,为服用方便,可做酒剂或丸。酒剂还能增强祛风湿药的功效。

本类药物多辛温香燥,易耗伤阴血,故阴虚血亏者应慎用。

独 活

【别名异名】 大活、独摇草、独滑、长生草,牛尾独活。

【采集加工】 山野自生。川独活主产于湖北、四川等地;西独活主产于甘肃;山独活主产于华北地区。此外,东北及安徽、贵州、湖南、江西、浙江、广西、新疆等地亦产。春秋季采收;春季须在苗茎抽出前采收,秋季应在地上部分枯萎后采收;东北各地则于夏季采收。采收时将根挖出后,除去残茎、须根及泥土,阴干,亦有用火炕干、熏干或晒干的。用时洗净润透,切片晒干,生用(图4-1)。

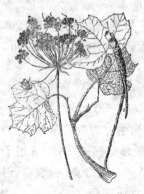

图 4-1 独活

【性味归经】 辛、苦,温。归肝、肾、膀胱经。

【功效应用】 ①祛风湿,止疼痛。适用于风湿痹痛。②祛风散寒,解表除湿。适用于风寒表证,兼有湿邪者。

【用量用法】 3～10克,水煎服。

【使用宜忌】 本品辛散温燥,非风寒湿邪而属阴虚血燥者慎用。

【验方偏方】 方1:独活9克,细辛3克,川芎、藁本各9克,生姜3克。每日1剂,水煎服。祛风解表。适用于风寒头痛,恶寒发热,项背肢体疼痛等病症。

方2:独活12克,川羌活、秦艽、桂枝各9克,桑枝15克。研细末,温酒冲服,每次6～9克。祛风胜湿,通络止痛。适用于外感风湿,内伤肝肾而致风湿关节疼痛等病症。

防 己

【别名异名】 解离、载君行、石解。

【采集加工】　产于安徽大通、青阳、贵池,浙江武义、义乌、东阳、天台,以及湖北等地。7~8月挖掘,把挖掘出的根洗净泥土,分段切成长8厘米左右,纵剖两半再晒干或焙干。用时清水中浸泡润透,切成厚约0.1厘米的顶头片,晒干生用(图4-2)。

【性味归经】　苦、辛,寒。归膀胱、肾、脾经。

【功效应用】　①祛风湿,止痛。适用于风湿痹痛。②利水退肿。适用于水肿,腹水,脚气水肿。

【用量用法】　5~10克,水煎服。汉防己利水退肿作用较强;木防己祛风止痛作用较好。

【使用宜忌】　本品苦寒较甚,不宜大量使用,以免损伤胃气。食欲缺乏及阴虚无湿热者忌用。

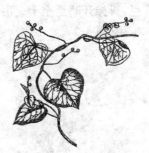

图 4-2　防己

【验方偏方】　方1:防己、黄芪各12克,白术9克,甘草4.5克。每日1剂,水煎服。祛风湿,止肿痛。适用于风邪外袭而致水湿内停而致周身水肿,汗出恶风之虚证。

方2:防己12克,椒目9克,葶苈子15克,大黄9克。每日1剂,水煎服。祛风除湿,利尿通便。适用于水湿互结而致水肿腹满、气喘、便秘之实证。

方3:防己12克,桂枝9克,川乌6克,川羌活9克。每日1剂,水煎服。祛风胜湿,通络止痛。适用于外感风湿,内伤肝肾而致风湿关节炎、类风湿关节炎、红斑狼疮等病症。

秦艽

【别名异名】　左秦艽、西秦艽、大艽、秦胶、秦纠、左扭、鸡腿艽、辫子艽。

【采集加工】 山野自生。我国西北地区多有生产,主产于甘肃、青海、山西。此外,内蒙古、四川、云南、湖北、河北等地亦产。一般于春季 3～5 月,或秋季 8～11 月采收。但四川、云南、湖北等省多在秋冬季采收。采后除去上部枝叶,去净泥土,晒干;有些地区去净残茎、泥土后,堆于阳光下发热,待其颜色变为赤黄或黄褐色,再摊开晒至全干。用时拣去芦头杂质,水润半日许,切片晒干,生用(图 4-3)。

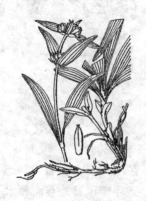

图 4-3 秦艽

【性味归经】 苦、辛,微寒。归胃、肝、胆经。

【功效应用】 ①祛风湿,舒筋络。适用于风湿痹痛,周身或关节拘挛,以及手足不遂等症。②清虚热。适用于骨蒸潮热。

【用量用法】 5～10 克,水煎服。

【使用宜忌】 气血亏虚,身痛发热;或虚寒疼痛,尿清便溏忌服。

【验方偏方】 方 1:秦艽 12 克,防风、威灵仙、桂枝各 9 克。每日 1 剂,水煎服。祛风胜湿,通络止痛。适用于外感风湿,内伤肝肾而致风湿肩臂痛等病症。

方 2:秦艽、木瓜、防己各 12 克,薏苡仁 15 克。每日 1 剂,水煎服。祛风胜湿,通络止痛。适用于湿热下注而致湿痹脚气,下肢关节疼痛或肿痛等病症。

方 3:秦艽 9 克,鳖甲 12 克,地骨皮 9 克,柴胡 6 克,青蒿、归身、知母肉、乌梅各 9 克。每日 1 剂,水煎服。补肝益肾,祛风通络。适用于肝肾不足,阴精亏虚而致骨蒸、劳热、盗汗、咳嗽、干咳无痰等病症。

徐 长 卿

【别名异名】 寮刁竹、鬼督邮、石下长卿。

【采集加工】 多生于干旱山坡,荒地,杂草丛中。全国各地山区均产。夏秋季连根挖出,洗净晒干,生用(图4-4)。

【性味归经】 辛、温。归肝、胃经。

【功效应用】 ①祛风止痛。适用于风湿痹痛,腰痛,跌打损伤疼痛,牙痛等症。②祛风止痒。适用于湿疹,风疹块,顽癣等皮肤瘙痒之症。

【用量用法】 3～10克,水煎服;散剂1.5～3克。本品芳香入汤剂不宜久煎。外用适量,水煎洗或研末敷患处。

【使用宜忌】 体弱者慎服。

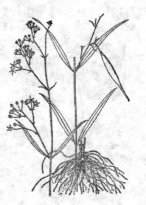

图4-4 徐长卿

【验方偏方】 方1:徐长卿15克,萝藦藤9克,川椒3克,大枣5枚。每日1剂,水煎服。祛风胜湿,通络止痛。适用于外感风湿,内伤肝肾而致风湿关节痛,腰痛等病症。

方2:徐长卿15克,刺蒺藜12克,浮萍9克。每日1剂,水煎服。祛风止痒。适用于荨麻疹,时轻时重,瘙痒不已,甚者面目皆肿等病症。

方3:徐长卿15克,连钱草30克。每日1剂,水煎,取汁,对入黄酒适量,温服。祛风胜湿,通络止痛。适用于跌打损伤,瘀血作痛等病症。

方4:徐长卿15克,陈皮9克。每日1剂,水煎服。祛风除湿。适用于外感山岚瘴气而致痧胀腹痛,恶心呕吐等病症。

千 年 健

【别名异名】 一包针、千年见、千颗针。

【采集加工】 山野自生。产于广西、云南等地。春、秋季均可采收,但以秋季采收为佳。挖出后去掉茎苗,洗净泥土,晒干。用时洗净,切片,晒干生用(图 4-5)。

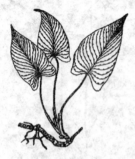

【性味归经】 苦、辛,温。归肝、胃经。

【功效应用】 祛风湿,健筋骨。适用于风湿痹痛,腰膝冷痛,下肢拘挛麻木等症。

【用量用法】 5～10 克,水煎服。

【使用宜忌】 阴虚火旺,舌干口苦者忌服。

【验方偏方】 方1:千年健 10 克,鸡血藤 30 克,川牛膝 15 克。每日 1 剂,水

图 4-5 千年健

煎服。祛风除湿,通络止痛。适用于外感风湿,内伤肝肾而致风湿关节痛,腰痛等病症。

方2:千年健 10 克,大枣 5 枚。泡水频服。祛风湿,健筋骨。适用于风湿痹痛而致关节炎、腰膝冷痛,下肢拘挛麻木等症。

臭 梧 桐

【别名异名】 海州常山、八角梧桐、刨花桐。

【采集加工】 夏季结果前采收,晒干生用。

【性味归经】 辛、苦、甘,凉。归肝经。

【功效应用】 祛风湿。适用于风湿痹痛,肢体麻木,半身不遂。此外,现代研究表明,其有降血压作用。

【用量用法】 10～15 克,鲜品 30～60 克,水煎服;研末服,每

次 3 克,每日 2～3 次。外用适量,煎汤洗患处。

【验方偏方】　方 1:鲜臭梧桐 30 克,每日煎汤热服,每日 2～3 次,有降血压作用。适用于高血压病。

方 2:臭梧桐 30 克,木瓜、防己各 10 克。每日 1 剂,水煎服。祛风胜湿,通络止痛。适用于湿热下注而致湿痹脚气,下肢关节疼痛或肿痛等病症。

蚕　沙

【别名异名】　蚕矢、原蚕沙、晚蚕沙。

【采集加工】　为家蚕幼虫的粪便。6～8 月收集,以二眠到三眠时的粪便为主,取收后晒干,筛净泥土,除去轻粒及桑叶的碎屑。生用。

【性味归经】　甘、辛,温。归肝、脾、胃经。

【功效应用】　①祛风除湿。适用于风湿痹痛,肢体不遂,湿疹瘙痒等症。②和胃化浊。适用于湿浊内阻,吐泻转筋之症。

【用量用法】　5～10 克,水煎服。外用适量,或炒热熨或研末油调敷。

【验方偏方】　方 1:蚕沙 10 克,薏苡仁 15 克,木瓜 10 克。每日 1 剂,水煎服。祛风胜湿,通络止痛。适用于湿热下注而致吐泻转筋,湿痹脚气,下肢关节疼痛或肿痛等病症。

方 2:蚕沙 30 克,川芎 20 克,白芷 15 克。睡觉熏鼻,每日 1～2 次。祛风止痛。适用于外感风寒,或血管神经性头痛等病症。

第二节　通络除湿药

临床上凡以疏通脉络,清除湿邪,活血行痹为主要功效的药物,称为通络除湿药。通络除湿药主要具有疏通经络,除湿止痛的功效,适用于风寒湿邪侵袭人体后,引起气血运行不畅所致的肌肉、经络、筋骨、关节等处疼痛,麻木和关节肿大,屈伸不利等症。此外,部分药还分别具有舒筋活络、强筋健骨、止痛等作用。

木 瓜

【别名异名】 木瓜实、铁脚梨。

【采集加工】 产于安徽的较好,山东、江苏、浙江、湖北等省亦产。7～8月果实成熟时期采收。采后纵切成两瓣置于草地上仰晒,以晒至颜色转红,干燥为度,如遇阴雨天,可用微火烘干。用时洗净、润软切片,晒干生用或炒用(图4-6)。

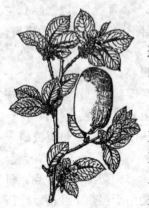

图4-6 木瓜

【性味归经】 酸,温。归肝、脾经。

【功效应用】 舒筋活络,化湿和胃。适用于风湿痹痛,筋脉拘挛,脚气肿痛,以及吐泻转筋等症。

【用量用法】 6～12克,水煎服。

【验方偏方】 方1:木瓜、防己各12克,薏苡仁30克,大白、紫苏叶、苍术各9克。每日1剂,水煎服。祛风胜湿,通络止痛。适用于湿热下注而致湿痹脚气,关节疼痛等病症。

方2:木瓜15克,防己12克,葛根15克,羌活9克。每日1剂,水煎服。祛风胜湿,通络止痛。适用于外感风湿,内伤肝肾而致湿痹拘挛,项背强急等病症。

方3:木瓜12克,茴香9克,吴茱萸6克,甘草3克。每日1剂,水煎服。祛风胜湿,通络止痛。适用于湿热内盛而致霍乱转筋,呕吐泄泻等。

桑　枝

【别名异名】　桑条。

【采集加工】　桑树枝条。春、夏季剪下嫩枝,略晒,趁未全干时切片,再晒干,生用、酒炒,或蜜炙,鲜枝入药较好。

【性味归经】　苦,平。归肝经。

【功效应用】　祛风通络。适用于风湿痹痛,四肢拘挛。

【用量用法】　10～30 克,水煎服。

【验方偏方】　方 1:桑枝、千斤拔、宽筋藤、黑老虎各适量。炼蜜丸,每丸 9 克。口服,每次 1 丸,每日 2 次。祛风除湿,舒筋活络。适用于外感风湿,内伤肝肾而致风湿骨痛,四肢关节疼痛。

方 2:嫩桑枝 30 克,炒棉子仁 9 克,黑豆 30 克。每日 1 剂,水煎服。祛风胜湿,通络止痛。适用于风湿外袭而致肩关节不利,红肿疼痛,腰膝无力等病症。

方 3:嫩桑枝 30 克,丝瓜络、秦艽各 9 克。每日 1 剂,水煎服。祛风胜湿,通络止痛。适用于外感风湿,内伤肝肾而致风湿痹痛,或筋脉挛急等病症。

方 4:嫩桑枝 30 克,红花 9 克,透骨草 15 克,乳香 9 克。每日 1 剂,水煎服,黄酒为引。祛风胜湿,通络止痛。适用于跌打损伤,内有瘀血,红肿疼痛等病症。

桑　寄　生

【别名异名】　桑上寄生、寄生草、茑木。

【采集加工】　寄生于它树。主产于广东、广西、浙江等地。全年均可采收。将桑寄生从树上割下,除去大枝梗后晒干。用时,清水洗净,润软切片,晒干生用(图 4-7)。

【性味归经】　苦,平。归肝、肾经。

【功效应用】　①祛风湿,补肝肾,强筋骨。适用于风湿痹痛,

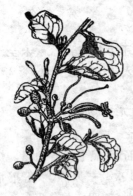

图 4-7　桑寄生

腰膝酸痛等症。②安胎。适用于胎漏下血,胎动不安。

【用量用法】　10～30 克,水煎服。

【验方偏方】　方 1:桑寄生 15 克,独活 12 克,防风、杜仲、当归、党参、茯苓各 9 克,甘草 3 克。每日 1 剂,水煎服。祛风胜湿,通络止痛。适用于外感风湿,内伤肝肾而致腰膝酸痛,关节不利,麻木不仁等病症。

方 2:桑寄生、续断各 15 克,阿胶、白术各 9 克。每日 1 剂,水煎服。补肝益肾,养血安胎。适用于肝肾不足而致习惯性流产、胎动不安、胎漏滑胎等病症。

五 加 皮

【别名异名】　南五加皮、豺漆、豺节、刺通、白刺。

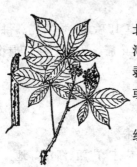

图 4-8　五加皮

【采集加工】　生于山地。主产于河北、四川、广东、安徽、浙江、湖北、湖南、河南、山西、贵州、山东等地。冬季采根,剥取皮晒干。用时切段,生用、酒洗用,或炒用(图 4-8)。

【性味归经】　辛、苦,温。归肝、肾经。

【功效应用】　①祛风湿,补肝肾,强筋骨。适用于风湿痹痛,四肢拘挛,腰膝软弱,小儿行迟。②利水去湿。适用于皮肤水肿,脚气水肿等症。

【用量用法】　5～10 克,水煎服。

【使用宜忌】　阴虚火旺,舌干口苦者慎用。

【验方偏方】　方1:五加皮15克,木瓜18克,松节6克。每日1剂,水煎服。祛风胜湿,通络止痛。适用于外感风湿,内伤肝肾而致风湿关节疼痛,筋脉挛急等病症。

方2:五加皮、老鹳草、独活各12克,防风9克,甘草3克。每日1剂,水煎服,白酒30克作引。祛风胜湿,通络止痛。适用于风湿外袭而致风湿性关节炎、类风湿关节炎、红斑狼疮等病症,症见腰膝疼痛,关节不利,阴雨天加重等。

方3:五加皮12克,蛇床子9克,补骨脂、川续断各12克,菟丝子、附子各9克。每日1剂,水煎服,白酒30克为引。祛风胜湿,通络止痛。适用于肝肾不足,外受寒邪而引起的腰膝冷痛,酸沉无力,下肢软弱,步履困难等。

方4:五加皮9克,酥豹骨、鸡蛋壳各6克,鹿角胶珠9克。共研细末,每服0.3~0.9克,每日2次。补肝益肾,强筋壮骨。适用于肝肾亏虚,精血不足而致小儿五迟,行迟语迟,营养欠佳,发育不良等病症。

豨 莶 草

【别名异名】　稀莶草、黏糊菜、希仙、虎莶、绿莶草、大叶草。

【采集加工】　原野自生。河南、江苏、四川等省均产。大暑时采割全草,去泥土、杂质,切段晒干,生用、酒蒸用,或九蒸九晒用(图4-9)。

【性味归经】　苦,寒。归肝、肾经。

【功效应用】　①祛风湿,通经络。适用于风湿痹证,骨节疼痛,四肢麻木,脚弱无力,及中风手足不遂等。②清热祛湿。适用于痈肿疮毒,湿疹瘙痒等。此外,现代研究用本品有降低血压作用,适用于高血压病。

【用量用法】　10~15克,水煎服。适用于风湿痹证宜制用;

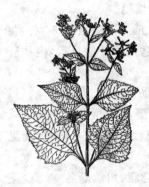

图 4-9 豨莶草

痈肿湿疹宜生用。

【使用宜忌】 阴血不足者忌服。

【验方偏方】 方 1:豨莶草适量。炼蜜为丸,每丸 9 克。每次 1 丸,每日 3 次。祛风湿,利关节。适用于风湿性关节炎,肩背酸痛,腰膝无力,四肢麻木;因有降低血压作用,亦可适用于高血压病等病症。

方 2:豨莶草、臭梧桐叶各 15 克。水煎服,每日 1 剂。祛风活络。适用于外感风湿,内伤肝肾而致风湿性关节炎及半身不遂等病症。

方 3:豨莶草、天麻各适量。九蒸九晒,研末,炼蜜为丸,每服 9 克,每日 3 次。适用于中风口眼㖞斜,语言不清,肢体麻木等。

方 4:豨莶草 15 克,五加皮、海桐皮、当归各 9 克,红花 6 克,防风 9 克。每日 1 剂,水煎服。祛风胜湿,通络止痛。适用于外感风湿,内伤肝肾而致关节疼痛,软瘫,肢体麻木等。

威灵仙

【别名异名】 葳灵仙、葳苓仙、铁脚威灵仙、灵仙、老虎须。

【采集加工】 田野丛林中遍生。产于江苏、安徽、浙江、陕西、河南、四川、云南、贵州等省。秋冬季采根,挖出去净泥土,晒干。用时洗净润透,去芦头,切片生用或炒用(图 4-10)。

【性味归经】 辛、咸,温。归膀胱经。

【功效应用】 ①祛风湿,通经络,止痹痛。适用于风湿痹痛,肢体麻木,筋脉拘挛,关节屈伸不利者。②骨鲠。适用于诸骨鲠咽。用本品煎汤,缓缓咽下。

【用量用法】 5~10 克,水煎服;骨鲠可用 30 克。

【使用宜忌】　本品性走窜,久服易伤正气,体弱者宜慎用。

【验方偏方】　方1:威灵仙适量。研为末,炼蜜为丸,每次 9 克,每日 2 次,温酒送下。祛风胜湿,通络止痛。适用于风湿所致的腰膝四肢疼痛,遇寒加重等病症。

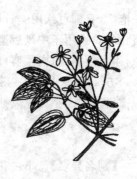

图 4-10　威灵仙

方2:威灵仙 18 克,当归 9 克,桂心 6 克。每日 1 剂,水煎服。祛风胜湿,活血通络。适用于风湿滞于经络而致肢体疼痛或麻木不仁,手足无力等病症。

方3:威灵仙 18 克,砂仁 4.5 克,白糖 30 克。每日 1 剂,水煎浓汁,加白酒 30 毫升顿服。活血化瘀,通络止痛。适用于鱼骨鲠咽等病症。

蕲 蛇

【别名异名】　白花蛇、百步蛇、盘蛇。

【采集加工】　多于 4~8 月间捕捉,看见蛇后在其身上撒泥沙,蛇即不动,捕捉后,剖开腹部,取出内脏,去净肠杂,洗净,以竹片支定,盘绕称圆形,头在中央,烘干。用时去头尾,切小段,入煎剂,或酒浸、炒干研末服用。常与花椒同贮于石灰缸中。

【性味归经】　甘、咸,温;有毒。归肝经。

【功效应用】　①祛风湿,活经络。适用于风湿痹痛,筋脉拘挛,肌肉麻木,以及半身不遂等症。②定惊搐。适用于小儿惊风抽搐及破伤风等。

【用量用法】　水煎服,3~10 克;研末吞服,1~1.5 克。

【使用宜忌】　阴虚内热及血虚生风者忌用。

【验方偏方】　方1:蕲蛇 100 克,全虫 50 克,白酒 2 000 毫升,浸泡 10 日即可饮用。日服 1～2 次,每次 15 毫升。祛风胜湿,通络止痛。适用于中风后遗症,症见口眼㖞斜,语言謇涩,或筋脉挛急,手足缓弱,肌肉顽痹,皮肤瘙痒,骨节疼痛等病症。

方 2:蕲蛇 10 克,钩藤 20 克。每日 1 剂,水煎服。平肝风,定惊搐。适用于小儿惊风抽搐及破伤风等。

金钱白花蛇

【别名异名】 小白花蛇、金钱蛇、银环蛇。

【采集加工】 分布于我国南部各省。主产于四川、贵州、湖南、湖北、浙江、广西等地。多于 4～8 月间捕捉,看见蛇后在其身上撒泥沙,蛇即不动,捕捉后,剖开腹部,取出内脏,去净肠杂,洗净,以竹片支定,盘绕呈圆形,头在中央,烘干。用时去头尾,切小段,入煎剂,或酒浸、炒干研末服用。常与花椒同贮于石灰缸中(图 4-11)。

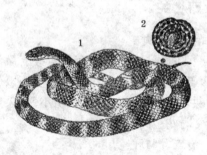

【性味归经】 甘、咸、温;有毒。归肝经。

【功效应用】 ①祛风湿,活经络。适用于风湿痹痛,筋脉拘挛,肌肉麻木,以及半身不遂等症。②定惊搐。适用于小儿惊风抽搐及破伤风等。

【用量用法】 煎服,3～5 克;研末吞服,0.5～1 克。

【使用宜忌】 阴虚内热及血虚生风者忌用。

图 4-11　金钱白花蛇
1. 蛇体形状　2. 生药全形

【验方偏方】 方 1:白花蛇、天麻各 9 克,薄荷 4.5 克,荆芥 9

克。研为末,加好酒 1 000 毫升,蜂蜜 120 克,熬膏服。祛风胜湿,解表止痒。适用于风毒内蕴而致风瘫疬风,遍身疥癣,瘙痒难忍,皮肤粗糙等病症。

　　方 2:白花蛇、全蝎各 12 克,当归 30 克,防风、羌活、独活、白芷各 15 克,天麻 9 克,赤芍 15 克,甘草 9 克,糯米适量。酿酒,每次 15 毫升,每日服 3 次。祛风胜湿,通络止痛。适用于中风后遗症,症见口眼㖞斜,语言謇涩,或筋脉挛急,手足缓弱,肌肉顽痹,皮肤瘙痒,骨节疼痛等病症。

　　方 3:白花蛇、乌蛇、蜈蚣各等量。共为细末,每服 3 克,每日 2 次。祛风止惊。适用于破伤风而致角弓反张,手足抽搐等病症。

乌梢蛇

　　【别名异名】　乌蛇、乌风蛇、黑花蛇、剑戟蛇。

　　【采集加工】　野生于山野岩石山洞中。主产于浙江,其次为江苏、安徽、贵州、四川、湖北等地。夏秋季捕捉,剖腹除去内脏,作螺旋状盘起,用十字形铁丝架好,文火烘烤,频翻防焦,酒浸煮,干燥备用。常与花椒同贮石灰缸中保存。用时刷去石灰,酒浸,切段生用(图 4-12)。

　　【性味归经】　甘,平;
无毒。归肝经。

　　【功效应用】　①祛风
湿。适用于风湿痹痛,麻
风,疥癣等症。②定惊搐。
适用于惊痫抽搐,破伤风。

　　【用量用法】　5～10
克,水煎服;或泡酒服、研末
吞服 1～2 克。

　　【使用宜忌】　血虚生风者忌用。

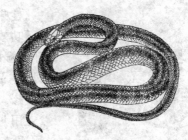

图 4-12　乌梢蛇

【验方偏方】 方1:乌梢蛇(去头尾,炒),制水丸,每9粒重1克。口服每次2克,每日2次。祛风湿,通经络。适用于风湿入络而致风湿痹痛,湿疹顽癣,肢体麻木等病症。

方2:乌蛇肉60克,白花蛇1条、五加皮、川乌头、桑寄生各30克,白酒4000毫升。前5味浸入酒中,密闭7天,去渣,每次饮酒30毫升。祛风胜湿,通络止痛。适用于外感风湿,内伤肝肾而致肢体麻木,半身不遂等病症。

方3:乌蛇肉12克,全蝎9克,蜈蚣3条、蝉蜕、防风各9克。每日1剂,水煎服。祛风湿,定惊搐。适用于肝风内动,细脉拘急而致破伤风,痉厥抽搐,项背强直,牙关紧闭等病症。

方4:乌蛇肉12克,大枫子(去壳)、木鳖子(去壳)各15克。共研细面,猪脂调膏外用,每日2次。祛风除湿止痒。适用于皮肤顽癣,风疹瘙痒等病症。

海 桐 皮

【别名异名】 刺桐皮、钉桐皮、丁皮。

【采集加工】 各省皆有,以广东产者为最好;浙江、江苏产量亦多。4月剥去外皮,晒干。用时洗净切片,晒干生用(图4-13)。

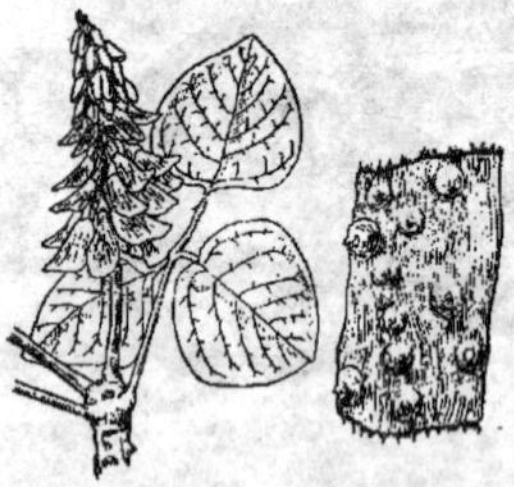

图4-13 海桐皮

【性味归经】 苦、心,平。归肝经。

【功效应用】 祛风湿,通经络。适用于风湿痹痛,四肢拘挛,腰膝疼痛等。此外,本品尚能杀虫止痒,可适用于疥癣、湿疹。

【用量用法】 6～12克,水煎服。外用适量,水煎洗或研末调敷或浸酒涂。

【验方偏方】 方1:海桐皮、五加皮、川续断、天麻各30克。加白酒4000毫升,蜂蜜120克,浸泡7～10天。每次10

毫升,每日 3 次。祛风胜湿,通络止痛。适用于风寒湿邪外袭而致腰膝痹痛,遇寒加重,筋脉拘挛,肌肉麻木,以及半身不遂;或类风湿关节炎、肩周炎、红斑狼疮等症。

方 2:海桐皮、白花蛇、全蝎各 12 克,防风、独活各 15 克,天麻 9 克,赤芍 15 克,糯米适量。酿酒,每次 15 毫升,日服 3 次。祛风胜湿,通络止痛。适用于瘀血阻滞而致中风半身不遂,口眼㖞斜,语言謇涩,或筋脉挛急,手足缓弱,皮肤瘙痒,骨节疼痛等病症。

方 3:海桐皮、白花蛇、蜈蚣各等量。共为细末,每服 3 克,每日 2 次。祛风除湿,通络止痉。适用于外伤而致破伤风,引起角弓反张,手足抽搐等病症。

寻 骨 风

【别名异名】　白毛藤、清骨风、毛香。

【采集加工】　各地普遍野生,以江苏、安徽、浙江、湖南、河南等省产者为多。5 月开花前采收,挖出除去细毛根,晒干,扎成小把。用时拣去杂草,筛净泥土,切成小段,晒干生用。

【性味归经】　辛、苦,平。归肝经。

【功效应用】　①祛风湿,通络止痛。适用于风湿痹痛,肢体麻木,筋脉拘挛,以及跌打损伤疼痛等症。②可用于痹痛、牙痛。

【用量用法】　10～15 克,泡酒,水煎服。

【验方偏方】　方 1:寻骨风 120 克,白酒 1 000 毫升。泡 1 个月后,去渣饮酒,每次 15～30 毫升,每日服 2 次。祛风胜湿,通络止痛。适用于风寒湿邪入络而致风湿性关节炎、类风湿关节炎等病症。

方 2:寻骨风、透骨草各 60 克,白酒 500 毫升。泡 15 天后,去渣饮酒,每次 30～50 毫升,每日服 2～3 次。祛风胜湿,通络止痛。适用于风寒湿邪入络而致风湿性关节炎、类风湿关节炎、肩周炎、腰膝无力等。

方 3：寻骨风 15 克，老鹳草 30 克。每日 1 剂，水煎服。祛风胜湿，通络止痛。适用于风寒湿邪入络而致风湿性关节炎、类风湿性关节炎等病症。

海 风 藤

【别名异名】 风藤、巴岩香。

【采集加工】 夏秋季采收，除去根、叶，晒干，切段生用。

【性味归经】 辛、苦，微温。归肝经。

【功效应用】 祛风湿，通经络。适用于风湿痹痛，关节不利，筋脉拘挛，腰膝疼痛，以及跌打损伤疼痛等症。

【用量用法】 5～10 克，泡酒饮，水煎服。

【验方偏方】 方 1：海风藤、全蝎 100 克，白酒 1 000 毫升。泡 1 月后，去渣饮酒，每次 25～30 毫升，每日服 2 次。祛风胜湿，通络止痛。适用于风寒湿邪入络而致风湿性关节炎、类风湿关节炎。

方 2：海风藤、红花、透骨草各 60 克，白酒 500 毫升。泡 7～10 天后，去渣饮酒，每次 10～20 毫升，每日服 2～3 次。祛风胜湿，通络止痛。适用于风寒湿邪入络而致颈椎病、肩关节炎、风湿性关节炎、类风湿关节炎，腰膝疼痛无力等病症。

方 3：海风藤、鸡血藤各 30 克，丝瓜络、秦艽各 9 克。每日 1 剂，水煎服。祛风胜湿，通络止痛。适用于外感风湿，内伤肝肾而致风湿痹痛，或筋脉挛急等病症。

方 4：海风藤 30 克，红花 9 克，透骨草 15 克，乳香 9 克。每日 1 剂，水煎服，黄酒为引。祛风胜湿，通络止痛。适用于风湿外袭、内有瘀血而致关节红肿疼痛，腰膝无力，遇寒加重等病症。

青 风 藤

【别名异名】 清风藤、青藤、寻风藤、大风藤。

【采集加工】 秋末冬初采割，切长段晒干，切片生用。

【性味归经】　苦、辛,平。归肝、脾经。

【功效应用】　祛风湿,通经络,利小便。适用于风湿痹痛,关节肿胀,水肿,脚气等症。

【用量用法】　5～15克,水煎、浸酒或熬膏服。外用适量,煎水洗患处。

【验方偏方】　方1:青风藤100克,全虫50克,白酒2 000毫升,浸泡10日即可饮用。每次1毫升,每日服1～2次。祛风胜湿,通络止痛。适用于风湿痹痛而致骨关节红肿热痛,皮肤瘙痒等病症。

方2:青风藤50克,红花30克。水煎熏洗患处,每日1剂。祛风湿,通经络。适用于风寒湿邪痹阻而致关节红肿热胀,或水肿,或脚气麻木等病症。

伸 筋 草

【别名异名】　石松、过山龙、宽筋藤、火炭葛、狮子草。

【采集加工】　生于山野林下荫蔽处,是酸性土的指示植物,全国各地均有分布。6～7月间采集全草,晒干,切段(图4-14)。

【性味归经】　苦、辛温。归肝、脾、肾经。

【功效应用】　祛风散寒,除湿消肿,舒筋活血。适用于风寒湿痹,关节酸痛,皮肤麻木,四肢软弱,水肿,跌打损伤。

【用量用法】　10～15克,水煎或浸酒服。外用适量,捣敷患处。

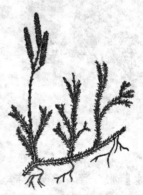

图4-14　伸筋草

【验方偏方】　方1:伸筋草30克,五加皮15克,苍耳子9克。每日1剂,水煎两汁,去渣后两汁合一处,加白酒 10～20 毫升,分 3 次温服,服药后取微汗。祛风胜湿,通络止痛。适用于风寒湿邪入络而致痹证,症见关节疼痛,遇寒加重,身体重浊,腰膝疼痛等病症。

方 2:伸筋草、桑寄生各 30 克,络石藤 9 克。每日 1 剂,水煎服。祛风胜湿,通络止痛。适用于风痹,周身窜痛,关节不利,甚者拘挛难伸等。

路 路 通

【别名异名】 枫实、枫果、枫球子、枫树球、九空子。

【采集加工】 冬季果实成熟后采收,除去杂质,干燥生用(图 4-15)。

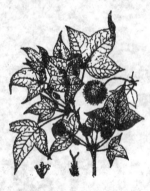

图 4-15 路路通

【性味归经】 苦,平。归肝、肾经。

【功效应用】 祛风通络,利水除湿。适用于肢体痹痛,手足拘挛,水肿胀满,经闭,乳少等症。

【用量用法】 3～6 克,水煎服。

【使用宜忌】 孕妇忌服。

【验方偏方】 方 1:路路通 30 克。每日 1 剂,水煎服。活血通络。适用于女子乳房小叶增生,或乳少不通等病症。

方 2:路路通、木瓜、桑寄生各 30 克,海风藤 9 克。每日 1 剂,水煎服。通络除湿止痛。适用于风寒湿邪外袭而致风痹周身窜痛,关节红肿热痛,甚者拘挛难伸等。

透 骨 草

【别名异名】 珍珠透骨草又称地构叶、铁线草;凤仙透骨草又称指甲花,凤仙花梗。

【采集加工】　地构叶于 5～6 月间开花结实时采收,切段晒干;凤仙于夏秋季种子成熟时采收,除去细枝,切段晒干(图 4-16)。

【性味归经】　辛,温。归肝、肾经。

【功效应用】　祛风除湿,舒筋活血,止痛。适用于风湿痹痛,筋骨挛缩,寒湿脚气,疮癣肿毒等症。

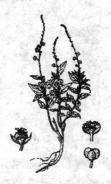

【用量用法】　10～15 克,水煎服。外用适量,煎水熏洗。孕妇忌服。

【验方偏方】　方 1:透骨草、海风藤、全虫 100 克,白酒 1 000 毫升。泡 1 个月后,去渣饮酒,每次 15～30 毫升,每日服 2 次。祛风除湿,通络止痛。适用于风寒湿邪入络,阻滞气血而致肢体麻木,甚或瘫痪,痹

图 4-16　透骨草

阻疼痛,腰膝无力,或风湿性关节炎、类风湿关节炎等病症。

方 2:透骨草、红花各 60 克,制川乌、制草乌各 10 克,白酒 500 毫升。浸泡 7～10 天,去渣饮酒,每次 10～20 毫升,每日服 2～3 次。祛风胜湿,通络止痛。适用于风寒湿邪入络而致颈椎病、肩关节炎、风湿性关节炎,症见关节疼痛,肢体麻木,头晕耳鸣,腰膝无力等。

方 3:海风藤、鸡血藤各 30 克,当归、羌活各 9 克。每日 1 剂,水煎服。祛风胜湿,通络止痛。适用于外感风湿,内伤肝肾而致风湿痹痛,类风湿关节炎,筋脉挛急,腰腿疼痛,神疲无力等。

穿 山 龙

【别名异名】　穿龙薯蓣、穿龙骨、穿山骨、串山龙。

【采集加工】　秋季采挖,除去细根,刮去栓皮,晒干(图 4-17)。

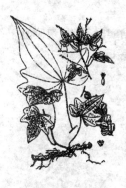

图 4-17 穿山龙

【性味归经】 甘、苦,温。

【功效应用】 祛风除湿,活血舒筋。适用于风寒湿痹,劳损扭伤,筋骨麻木,疮痈肿痛等症。现也适用于冠心病。

【用量用法】 15～30 克,鲜品 30～60 克,水煎或浸酒服。外用适量,取鲜品捣敷。

【验方偏方】 方 1:穿山龙、透骨草、海风藤、全虫 100 克,白酒 1 000 毫升。泡 1 个月后,去渣饮酒,每次 30～50 毫升,每日服 2 次。祛风胜湿,通络止痛。适用于风寒湿邪入络而致风湿性关节炎、类风湿关节炎等病症。

方 2:穿山龙、透骨草、红花各 60 克,制川乌、制草乌各 10 克,白酒 500 毫升。浸泡 7～10 天,去渣饮酒,每次 10～20 毫升,每日服 2～3 次。祛风胜湿,通络止痛。适用于风寒湿邪入络而致颈椎病、肩关节炎、风湿性关节炎、腰膝无力等。

方 3:穿山龙、豨莶草各 15 克,五加皮、红花、海桐皮各 9 克。每日 1 剂,水煎服。祛风胜湿,通络止痛。适用于外感风湿,内伤肝肾,气血阻滞而致风湿性关节炎,关节疼痛,肢体麻木或腰痛耳鸣等。

第五章　芳香化湿药

临床上凡是气味芳香,以化湿运脾胃为主要功效的药物,称为芳香化湿药。芳香化湿药气芳香,性温燥,具有舒畅气机,宣化湿浊,促进脾胃运化的功效。主要用于湿邪滞于中焦,脾为湿困,运化失职而致的脘腹痞满,食少体倦,口干多涎,呕吐泛酸,渴不欲饮,大便溏薄,舌苔白腻等。对于痰湿壅滞及湿温、暑湿等症亦可选用。

应用本类药物时,须根据引起湿浊内阻的不同原因或兼症作辨证配伍,如寒湿者,配温里药;湿热者,配清热燥湿药;脾虚生湿者,配补脾健胃药;痰湿阻滞者,配燥湿化痰药;湿阻气滞者,配行气药。

本类药物辛温香燥,易伤阴耗气,故对阴虚津少,舌绛及气虚者慎用,又因其芳香,含挥发油,入煎剂时须后下,不宜久煎,以免降低药效。

苍　术

【别名异名】　赤术、马蓟、青术、仙术。

【采集加工】　山野自生,全国大部分地区均产,以江苏省句容县茅山出产最佳。春秋季均可采挖,但秋季较好。挖出根茎后,除净泥土及残茎,晒干,微火烧掉毛须。用时水浸切片,或用米泔水闷透切片,晒干,炒至微黄。

【性味归经】　辛、苦,温。归脾、胃经。

【功效应用】　①燥湿健脾。适用于湿阻中焦,运化失司,脘腹胀满,食欲缺乏,恶心呕吐,倦怠乏力,舌苔浊腻等症。②祛风除湿。适用于风寒湿痹,脚膝肿痛,痿软无力等症。

此外,本品尚能明目,适用于夜盲症。

【用量用法】 5～10克,水煎服。米泔水制可减缓燥性。

【使用宜忌】 本品苦温燥烈,故阴虚内热,气虚多汗者忌用。

【验方偏方】 方1:苍术9克,陈皮6克,厚朴9克,甘草3克。每日1剂,水煎服。芳香化湿,健脾和胃。适用于湿邪困脾,胃不纳化而致急性肠胃炎,消化不良,呕吐泄泻,脘腹胀闷,口苦口干等病症。

方2:苍术、神曲各12克。每日1剂,水煎服。健脾除湿。适用于湿邪挟食,消化不良,呕吐痛泻等病症。

方3:苍术、黄柏各12克,薏苡仁15克,川牛膝9克。每日1剂,水煎服。祛风胜湿,通络止痛。适用于湿痹关节疼痛,沉重微肿等病症。

方4:苍术15克,石决明30克,夜明砂15克,猪肝1具。每日1剂,水煎,食肝饮汤。利湿清肝明目。适用于夜盲眼等。

藿 香

【别名异名】 广藿香又称枝香;藿香又称土藿香、野藿香、川藿香、排香草。

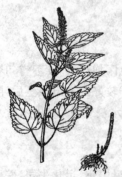

【采集加工】 生于山坡、路旁,有栽培,各省均有分布。秋季采取,去净杂质和根,晒干。在用时喷湿稍润,切段阴干,生用(图5-1)。

【性味归经】 辛,微温。归脾、胃、肺经。

【功效应用】 ①化湿和中。适用于湿阻中焦,中气不运,脘腹胀满,食欲缺乏,恶心呕吐者。②解暑避浊。适用于

图5-1 藿香

暑月外感风寒,内伤生冷而致恶寒发热,头痛胸痞,呕恶泄泻等症。

【用量用法】　5～10克(鲜品加倍),水煎服。

【使用宜忌】　本品为辛散温化之品,凡阴虚火旺、舌绛光滑者不宜使用。

【验方偏方】　方1:藿香、清半夏各9克,丁香6克。每日1剂,水煎服。适用于湿饮停滞中焦,胃失和降之恶心呕吐等病症。

方2:藿香、苍术各9克,陈皮6克,厚朴、半夏曲各9克,甘草9克。每日1剂,水煎服。适用于湿阻中焦,脾不健运之脘痞懒食,精神倦怠,口中黏腻等病症。

方3:藿香叶、紫苏叶、苍术各9克,白芷6克,生姜3克。每日1剂,水煎服。适用于暑湿伤表而致恶寒发热,身重滞,头晕嗜睡,呕恶不食等病症。

方4:藿香9克,滑石18克,甘草3克。每日1剂,水煎服。祛暑利湿,解毒清热。适用于伤暑霍乱,吐泻不止等病症。

佩　兰

【别名异名】　佩兰叶、兰草、省头草、醒头草、香草。

【采集加工】　生于溪边及湿洼地带,以江苏、江西、广东、河北、河南等省产量较多。夏季未开花前割;有些地区5～6月收割头刀,8月收割二刀。收割后去掉杂草,晒干。用前喷水稍润,切段阴干(图5-2)。

【性味归经】　辛,平。归脾、胃经。

【功效应用】　①芳香化湿。适用于湿阻脾胃,胸脘胀闷,食少体倦,恶心呕吐,泄泻,舌苔白腻,以及口中甜腻等症。②解暑辟邪。适用于外感暑湿或湿温初

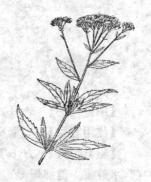

图5-2　佩兰

起,恶寒发热,头胀胸闷等症。

【用量用法】 5～10克(鲜品加倍),水煎服。

【验方偏方】 方1:佩兰9克,白蔻、菖蒲、草果各6克。每日1剂,水煎服。解暑和胃,芳香化湿。适用于湿浊郁于中焦而致的脘闷不食,口中甜腻等病症。

方2:佩兰、藿香各9克,陈皮6克,大腹皮、荷叶各9克。每日1剂,水煎服。清热解暑,芳香化湿。适用于暑湿内热所致胸脘满闷,口苦口干,小便黄赤,寒热头痛之证。

厚 朴

【别名异名】 紫油厚朴、厚皮、重皮、赤朴、烈朴。

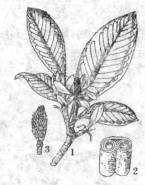

【采集加工】 栽培或野生,产于四川、湖北、浙江、贵州、湖南等省。立夏至夏至采取树皮,一堆存使其发汗,阴干,再卷成筒,或摊开压平呈板状后晒干(图5-3)。

【性味归经】 苦、辛,温。归脾、胃、肺、大肠经。

【功效应用】 ①行气,燥湿,消积。适用于湿阻、食积、气滞而致脾胃不和,脘腹胀满。②平喘。适用于咳嗽气喘痰多者。

图 5-3 厚朴

【用量用法】 3～10克,水煎服。

【使用宜忌】 体虚及孕妇慎用。

【验方偏方】 方1:厚朴12克,枳实6克,大黄9克。每日1剂,水煎服。健脾燥湿。适用于湿困中焦,气滞不畅,脘腹胀痛,大便秘结等病症。

方2:厚朴、杏仁、桂枝、白芍各9克,炙甘草3克,生姜4.5

克,大枣 3 个。每日 1 剂,水煎服。芳香化湿,行气和胃。适用于风寒外袭所致胃肠型感冒而有喘满者。

砂 仁

【别名异名】　春砂仁、西砂仁、壳砂、缩砂。

【采集加工】　多为栽培或少有野生。产于我国南方广东、海南岛等地和越南、泰国等国。7~8 月采收,用文火焙干,焙至五六成干时,可放在太阳下晒干,若不经或焙而直接晒干,则不易保存,易发霉,颜色变黑。用时打碎,生用(图 5-4)。

【性味归经】　辛,温。归脾、胃经。

【功效应用】　①化湿行气。适用于脾胃湿阻或气滞所致的脘腹胀痛,不思饮食,呕吐泄泻等症。②温中止泻。适用于脾寒泄泻之症。③理气安胎。适用于妊娠恶阻,胎动不安。

【用量用法】　3~6 克,水煎服。入汤剂宜后下;或入丸、散剂。

【使用宜忌】　本品辛散温燥,阴虚火旺者,不宜服用。

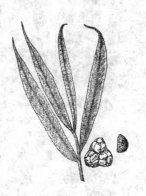

图 5-4　砂仁

【验方偏方】　方 1:砂仁、朱砂(水飞)、沉香各适量。为散剂。口服,每次 3~5 克,每日 2~3 次。行气止痛。适用于气滞血瘀而致胃痛,消化不良,胃酸过多等病症。

方 2:砂仁、干姜各 6 克,白术 9 克,桂枝 6 克,白芍 12 克,甘草 3 克。每日 1 剂,水煎服。化湿行气,温中止泻。适用于寒湿夹食,脾胃失和而致气滞腹痛,腹胀如鼓,口苦口干,呕吐泄泻等病症。

方 3:砂仁 6 克,白术 9 克,续断、桑寄生各 12 克。每日 1 剂,水煎服。理气安胎。适用于孕妇腹痛,胎动不安等病症。

白豆蔻

【别名异名】 豆蔻、紫豆蔻。

【采集加工】 产于我国广东、广西等地。秋季果实成熟呈黄绿色时采下,除去残留的果柄,晒干。用时除去果皮炒用,或取仁打碎用(图 5-5)。

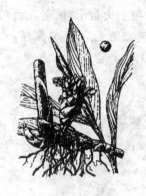

【性味归经】 辛,温。归肺、脾、胃经。

【功效应用】 ①化湿行气。适用于湿阻气滞,脾胃不和,脘腹胀满,不思饮食,以及湿温初起,胸闷不饥,舌苔腻浊者。②温中止呕。适用于呕吐,尤以胃寒呕吐为宜。

【用量用法】 3~6 克,水煎服。入汤剂宜后下;或入丸、散剂。

图 5-5 白豆蔻

【使用宜忌】 阴虚有热而无寒湿者忌用。

【验方偏方】 方 1:白豆蔻、砂仁、丁香各 6 克,生姜 9 克,陈仓米 12 克。每日 1 剂,水煎服。温脾和胃,化湿行气。适用于胃寒夹湿,气逆、不食、呕吐等病症。

方 2:白豆蔻、砂仁、甘草各 1.5 克。每日 1 剂,水煎服。燥湿和胃,温中止呕。适用于小儿胃寒吐乳等病症。

方 3:白豆蔻 6 克,黄芩、连翘、竹叶各 9 克。每日 1 剂,水煎服。化湿行气。适用于湿温热盛而致纳少不食,胸脘痞闷,口淡口苦等病症。

方 4:白豆蔻 6 克,滑石 15 克,通草、茯苓各 9 克,薏苡仁 12 克,半夏 6 克。每日 1 剂,水煎服。化湿行气。适用于湿热困脾而致胸闷不饥,舌苔浊腻等病症。

草豆蔻

【别名异名】 草寇、草寇仁。

【采集加工】 夏秋季采收略变黄的果实,晒至九成干,或用沸水略烫,晒至半干,除去果皮,取出种子团,晒干。用时打碎生用(图 5-6)。

【性味归经】 辛,温。归脾、胃经。

【功效应用】 燥湿,温中,行气。适用于寒湿阻滞脾胃,脘腹胀满疼痛,以及呕吐、泄泻等症。

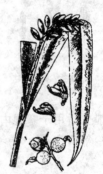

图 5-6 草豆蔻

【用量用法】 3～6 克,水煎服。入汤剂宜后下。

【使用宜忌】 本品温燥,阴虚有热者忌用。

【验方偏方】 方 1:草豆蔻 6 克,木瓜、竹叶各 9 克。每日 1 剂,水煎服。温中化湿行气。适用于寒湿内盛而致纳少不食,胸脘痞闷,畏寒怕冷,口淡不渴等病症。

方 2:草豆蔻 6 克,木香 10 克,苦参 10 克。每日 1 剂,水煎服。温中除湿,行气止呕。适用于寒湿内盛而致恶心呕吐,纳少食呆,胸脘痞闷,畏寒怕冷,腹痛腹泻等病症。

草 果

【别名异名】 草果仁、草果子。

【采集加工】 秋季果实成熟时采收,除去杂质,晒干或低温干燥。将原药炒至焦黄色并微鼓起,捣碎取仁用;或取净草果仁姜汁微炒用(图 5-7)。

【性味归经】 辛,温。归脾、胃经。

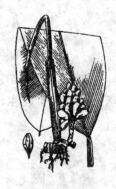

图5-7　草果

【功效应用】　①燥湿温中。适用于寒湿阻滞脾胃，脘腹胀满疼痛，呕吐泄泻，舌苔浊腻者。②截疟。适用于疟疾，以寒湿偏盛之疟疾为宜。

【用量用法】　3～6克，水煎服。

【使用宜忌】　无寒湿实邪者忌服。

【验方偏方】　方1：草果10克，青蒿20克。每日1剂，水煎服。除疟截疟。适用于疟疾，以寒湿偏盛之疟疾为宜。

方2：草果6克、小茴香、木香各10克。每日1剂，水煎服。温中除湿，行气止泄。适用于寒湿内盛而致腹痛腹泻，纳少食呆，胸脘痞闷，畏寒怕冷等病症。

第六章　利水渗湿
通淋药

　　临床上凡以渗利水湿，通淋利尿为主要功效的药物，称为利水渗湿通淋药。本类药物，服后能使尿量增多，小便通畅，将体内蓄积的水湿从小便排出，从而使湿和热（毒素）从小便中排出。适用于湿邪或湿热下注所致小便不利、水肿、淋病、痰饮、湿温、黄疸、疮疹等病症，因有的药物长于消退水肿；有的长于清热利尿，缓解小便淋涩不通；有的则长于清利湿热，利胆退黄。故临床应用本类药物时，须视不同病症加以选择，并作适当配伍。如水肿、痰饮、腹泻，因脾失健运者，常与健脾燥湿药配伍；属湿热病证的淋病、湿温、黄疸、疮疹等，可与清热药配伍；热盛血络而尿血者，可配凉血止血药；对于湿痹一证，则应与祛风胜湿药配伍。

　　本类药物，容易耗伤阴液，遗精、滑精、阴亏津少患者应慎用。

第一节　渗湿利尿药

　　临床上凡以渗利水湿，通利水道为主要功效的药物，称为渗湿利尿药。适用于肺气失宣，脾失健运，肾气不化而致眼睑水肿，甚或四肢身肿，小便不利，伴咳喘咳痰，脘闷纳呆，腰痛膝软等病症。

生姜皮

【别名异名】　姜皮。

【采集加工】　秋季挖取姜的根茎，洗净，用竹刀刮取外层皮，晒干。

【性味归经】 辛,凉。归脾、肺经。

【功效应用】 行水消肿。适用于水肿胀满。

【用量用法】 2～5 克,水煎服。

【验方偏方】 方 1:生姜皮、猪苓、茯苓各 20 克,冬瓜皮 30 克。每日 1 剂,水煎服。健脾化湿,利湿消肿。适用于湿水不化,聚而内停而致眼睑、下肢水肿,女子白带增多,带下淋漓;或遗尿,小便不利等病症。

方 2:生姜皮、淡竹叶各 15 克,泽泻、防己、木瓜各 10 克。每日 1 剂,水煎服。利水渗湿止痒。适用于水饮内聚而致颜面水肿,足膝水肿,小便不利,口淡不渴,腰膝疼痛等病症。

方 3:生姜皮、薏苡仁、玉米须各 30 克,大腹皮 15 克。每日 1 剂,水煎服。利水渗湿。适用于水湿内停而致周身水肿,纳少乏力,小便不利等病症。

西瓜翠衣

【别名异名】 西瓜皮、西瓜青、西瓜翠。

【采集加工】 夏季收集西瓜皮,去内层柔软部分,洗净晒干。

【性味归经】 甘,凉。归脾、胃经。

【功效应用】 清暑解热,止渴,利小便。适用于暑热烦渴,口舌生疮,小便短少,水肿等症。

【用量用法】 10～30 克,水煎服。

【使用宜忌】 中寒湿盛者忌用。

【验方偏方】 方 1:西瓜皮、冬瓜皮、浮萍各 30 克。每日 1 剂,水煎服。芳香健脾,化湿消肿。适用于湿水不化,聚而内停而致急性肾炎、急性肾盂肾炎,症见眼睑、下肢水肿,腹大如鼓,小便不利等病症。

方 2:西瓜皮、泽泻、防己、玉米须各 15 克。每日 1 剂,水煎服。清热利水,通淋渗湿。适用于湿热下注而致小便不利,黄少涩赤,口干口苦,眼睑水肿等病症。

方3:西瓜皮、薏苡仁、大腹皮各 15 克。每日 1 剂,水煎服。利水渗湿。适用于水湿内停而致腹胀如鼓,周身水肿,口苦口干,小便黄赤不利等病症。

玉米须

【别名异名】　玉麦须、玉蜀黍蕊。

【采集加工】　秋季收割玉米时采收,晒干。成品黄白色,须端紫红或棕黄色。用时剪碎(图 6-1)。

【性味归经】　甘,平。

【功效应用】　利水消肿,泄热,平肝。适用于水肿,小便不利,湿热黄疸等症。现代用于高血压病、糖尿病等的治疗。

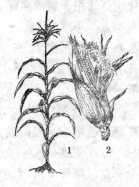

【用量用法】　15～30 克,水煎服。

【验方偏方】　方1:玉米须 30 克。每日 1 剂,水煎服。清热利湿解毒。适用于肾脏病或心脏病引起的水肿等证。

方2:玉米须 30 克,通草、黄柏各 9 克。每日 1 剂,水煎服。清热利湿解毒。适用于湿热下注而致湿肿脚气,小便不利等病症。

图 6-1　玉米须
1. 植株全形　2. 雌花序,外有苞叶

茯　苓

【别名异名】　白茯苓、云苓、茯菟、松苓。

【采集加工】　以安徽霍山及岳西、云南丽江、湖北麻城、河南商城、浙江等地山区为主要产地。当年 7 月下旬至次年 3 月间,在长有松树的山坡上寻找茯苓刨采,去掉泥土,晒干。按大小个分开,洗去泥沙,浸润去皮,切片晒干,生用。

【性味归经】 甘、淡,平。归心、脾、肾经。

【功效应用】 ①利水渗湿。适用于水湿停滞,小便不利,水肿胀满等症。②健脾益胃。适用于脾胃虚弱,体倦食少,大便泄泻等症。③宁心安神。适用于心脾不足,心悸,失眠等症。

【用量用法】 6~10克,水煎服。安神可用朱砂拌。

【验方偏方】 方1:茯苓(去皮)、半夏(姜制)、枳壳(麸炒)、玄明粉各适量。制水丸。口服每次10克,每日2~3次。行气利湿化痰。适用于痰饮阻滞,两臂酸痛,四肢无力,脘腹胀满等病症。

方2:茯苓、菟丝子(炒)、五味子(制)、山药、莲子(去心)。制水丸。口服每次10克,每日2次,饭前淡盐汤或温开水送服。固肾涩精,健脾止带。适用于脾肾两虚而致遗精,小便混浊,妇女白带等病症。

方3:茯苓皮30克,椒目9克。每日1剂,水煎服。健脾利水渗湿。适用于水湿内生而致眼睑水肿,腰腿无力,小便不利等。

方4:茯苓12克,党参、焦白术各9克,枳实、陈皮各6克,生姜3克。每日1剂,水煎服。利水渗湿。适用于中焦停饮,脘满不食,呕吐泄泻等病症。

方5:茯苓18克,半夏、生姜各9克。每日1剂,水煎服。利水止泻,淡渗利湿。适用于中焦停水,脾不健运而致恶心呕吐,腹泻不止,口淡纳少等病症。

猪 苓

【别名异名】 野猪食、猪屎苓、地乌桃。

【采集加工】 主产于陕西,甘肃、河南、山西、四川、河北、云南等省亦出产。夏季在长有桦树、橡子树等的山坡上,在凸起的不长草的地方,或生有一茎多头的蘑菇处寻找。刨出后去掉泥沙,晒干即成成品。用时洗净,浸泡闷润,切片晒干,生用。

【性味归经】　甘、淡,平。归肾、膀胱经。

【功效应用】　利水渗湿。适用于小便不利,水肿,泄泻,淋浊,带下等症。

【用量用法】　5～10克,水煎服。

【验方偏方】　方1:猪苓12克,泽泻、防己、木瓜各9克。每日1剂,水煎服。利水渗湿止痒。适用于湿性脚气,足膝水肿,小便不利等病症。

方2:猪苓12克,薏苡仁、玉米须各15克,大腹皮12克。每日1剂,水煎服。利水渗湿。适用于水湿内停而致周身水肿,小便不利等病症。

方3:猪苓、泽泻、滑石、阿胶、茯苓各9克。每日1剂,水煎服。利水渗湿清热。适用于湿热下注而致小便不利,尿急、尿频、尿道痛等病症。

泽　泻

【别名异名】　水泻、及泻、建泻、宅夕、水白菜、天鹅蛋。

【采集加工】　生于浅沼泽地、稻田及潮湿地带,我国南北各省均有栽培。如福建的北部,尤以建瓯、建阳、浦城出产最多,四川灌县、绵羊、郫县等地也极为丰富。此外,江西、浙江、江苏、贵州、新疆等地均出产。秋后刨采,除去秧苗,焙干,撞去外皮及须根,大小分开,洗净,浸泡闷透,切片晒干,生用或麸炒用(图6-2)。

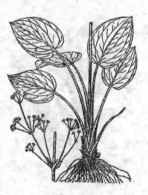

图6-2　泽泻

【性味归经】　甘、淡,寒。归肾、膀胱经。

【功效应用】 利水渗湿,泄热。适用于小便不利,水肿,泄泻,淋浊,带下,痰饮等症。

【用量用法】 5～10克,水煎服。

【使用宜忌】 肾虚精滑者慎用。

【验方偏方】 方1:泽泻、木通、黄芩各9克,黄柏12克,甘草梢3克。每日1剂,水煎服。利湿清热。适用于湿热蕴积膀胱,小便不利,短赤痛热等病症。

方2:泽泻、白术各15克。每日1剂,水煎服。淡渗利湿。适用于水湿内停而致心下水饮、头目眩晕,小便不利等病症。

方3:泽泻、茯苓、白术各9克,干姜、椒目各6克。每日1剂,水煎服。健脾利湿。适用于脾虚水肿,泄泻等病症。

薏苡仁

【别名异名】 薏米、薏仁米、草珠子、菩提珠。

【采集加工】 全国各地都有栽培。白露至秋分,果实显黑紫色时割取全株,打下种子,晒干,碾去壳及外皮,取净果仁,微火炒微黄,放凉备用(图6-3)。

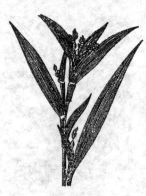

图6-3 薏苡仁

【性味归经】 甘、淡、微寒。归脾、胃、肺经。

【功效应用】 ①利水渗湿,健脾。适用于脾虚湿盛,水湿停留,小便不利,水肿腹胀,脚气水肿,以及食少泄泻等症。②舒筋除痹。适用于风湿痹痛,筋脉挛急。③清热排脓。适用于肺痈,肠痈。

【用量用法】 10～30克,水煎服。本品力缓,用量须大,且宜久服。健脾炒用,其余生用。

【验方偏方】　方1：薏苡仁30克，防己12克，苍术、郁李仁各9克。每日1剂，水煎服。健脾利湿。适用于脚气水肿等病症。

方2：薏苡仁30克，麻黄、杏仁各9克，甘草3克。每日1剂，水煎服。散寒利湿，舒筋除痹。适用于湿痹拘挛，一身尽痛等。

方3：薏苡仁30克，焦白术、茯苓各9克，党参12克，煨肉蔻9克。每日1剂，水煎服。健脾除湿止泻。适用于脾虚泄泻，肠鸣腹痛等病症。

方4：薏苡仁30克，山药15克，木槿花9克，芡实15克。每日1剂，水煎服。健脾除湿，收涩止带。适用于脾虚湿盛而致女子白带增多，带下稀薄，纳少乏力，神疲倦怠，腰膝无力，大便溏薄等。

车　前　子

【别名异名】　车前实、猪耳朵穗子、凤眼前仁、车轮菜子。

【采集加工】　为车前草的成熟子粒。秋季采集，晒干取子备用（图6-4）。

【性味归经】　甘，寒。归肾、肝、肺经。

【功效应用】　①利水通淋。适用于小便不利，水肿，淋病。②利湿止泻。适用于暑湿泄泻。③清肝明目。适用于目赤，内障，视物昏暗。④清肺化痰。适用于肺热咳嗽，痰多之症。

【用量用法】　5～10克，水煎服。布包入煎剂。

图6-4　车前子

【验方偏方】　方1：车前子30克，牛膝18克，冬葵子15克。每日1剂，水煎服。清热利湿。适用于小便不通，少腹胀急等。

方2：车前子12克，茯苓、猪苓、党参、香薷各9克。每日1

剂,水煎冷服。祛暑清热,芳香化湿。适用于暑湿泄泻,小便不利等病症。

方3:车前子9克,大黄12克,苍术6克,菊花9克。每日1剂,水煎服。清肝泻火明目。适用于暑季肝经发热上攻而致传染性结膜炎,两目干涩流泪,大便干结,急躁易怒,暴发赤眼等病症。

方4:车前子9克,菟丝子、熟地黄各15克。每日1剂,水煎服。适用于肝肾不足,目昏不清,黑花缭乱,迎风流泪等病症。

通　草

【别名异名】　白通草、通花、通脱木。

【采集加工】　喜生山坡、沟旁的潮湿地,产于四川、福建、台湾、贵州、湖北、广西,以及云南的马关、西畴、保山、普洱,湖南的常德专区等地。栽培于3年后,即可收获,通出髓部晒干,切片生用(图6-5)。

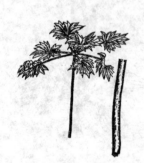

【性味归经】　甘、淡,微寒。归肺、胃经。

【功效应用】　①清热利水。适用于小便不利,淋漓涩痛,及湿温病湿热内蕴,小便短赤等症。②通乳。适用于产后乳汁不多。

【用量用法】　2～5克,水煎服。

【使用宜忌】　孕妇慎用。

【验方偏方】　方1:通草30克,淡竹叶9克,甘草3克,栀子6克。每日1剂,水煎服。清热除烦利水。适用于心

图6-5　通草

经火热上攻,心火内炽而致心烦不眠,口干口渴,尿黄而赤等病症。

方2:通草30克,路路通15克,穿山甲10克。每日1剂,水煎服。清热通乳。适用于产后气血阻滞而致急性乳腺炎,乳汁不多,

甚或不通,乳房憋胀等病症。

茵 陈

【别名异名】 茵陈蒿、绵茵陈、因尘、绒蒿、野兰蒿。

【采集加工】 生于原野、田旁,全国各地均产。春季茎高6～9厘米时,由基部铲下,去净泥土、杂质,晒干,将原药筛选生用阴(图6-6)。

【性味归经】 苦,微寒。归脾、胃、肝、胆经。

【功效应用】 清利湿热,退黄疸。适用于湿热黄疸,身黄如橘色,小便不利等症。

【用量用法】 10～30克,水煎服。

【验方偏方】 方1:茵陈30克,大黄(制)、黄芩、甘草各10克。水煎服,每日1剂。清热利湿,退黄疸。适用于急、慢性黄疸型传染性肝炎。

方2:茵陈、板蓝根各30克,甘草10克。水煎服,每日1剂。清热利湿退黄。适用于传染性黄疸型肝炎、乙型肝炎等病症。

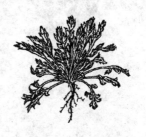

图6-6 茵陈

方3:茵陈、柴胡、蒲公英、紫草、黄芩各10克。水煎服,每日1剂。清肝利湿。适用于急、慢性肝炎,早期肝硬化,酒精性肝炎等病症。

方4:茵陈30～60克,栀子9克,黄连6克。每日1剂,水煎服。清肝利湿,解毒退黄。适用于湿热黄疸,口苦口干,小便黄赤,皮肤瘙痒等病症。

方5:茵陈30克,干姜、附子各9克,甘草6克。每日1剂,水煎服。利湿退黄解毒。适用于阴黄脉沉而细,肢体逆冷证属虚者。

地肤子

【别名异名】 地葵、地麦、扫帚菜子、千头子。

【采集加工】 生于山野、路旁、沟旁,全国普遍分布,华北较多;也常有栽培。秋季果实成熟时拔下全株,晒干,打落果实,去净杂质,生用(图6-7)。

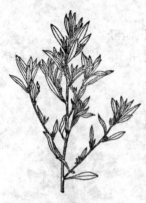

图6-7 地肤子

【性味归经】 苦,寒。归膀胱经。

【功效应用】 ①清热利水。适用于膀胱湿热,小便不利,淋漓涩痛。②除湿止痒。适用于皮肤瘙痒,疥癣等症。

【用量用法】 10~15克,水煎服。外用适量。

【验方偏方】 方1:地肤子12克,猪苓、知母、黄柏各9克,通草6克,瞿麦、冬葵子各9克,甘草梢3克。每日1剂,水煎服。滋阴清热,利湿解毒。适用于阴虚内热,湿热下注而致热淋血淋,腰膝无力,小便不利等病症。

方2:地肤子60克,白矾30克。煎汤,熏洗,每日1~2次。清热利湿,止痒解毒。适用于湿热内蕴而致皮肤湿疹,风疹瘙痒等病症。

冬瓜子

【别名异名】 冬瓜仁、瓜瓣、白瓜子、瓜子。

【采集加工】 从成熟冬瓜内取出种子,洗净,晒干。成品黄白色,粒饱满。微火炒至黄色,有香气,放凉,用时打碎(图6-8)。

【性味归经】 甘,寒。归肺、胃、大肠、小肠经。

【功效应用】 ①清肺化痰,消痈排脓。适用于肺热咳嗽,肺

痈、肠痈等。②清热利湿。适用于下焦
湿热,白浊白带,小便不利等症。

【用量用法】　10～15克,水煎服。

【验方偏方】　方1:冬瓜仁、薏苡仁
各30克,桔梗9克。每日1剂,水煎服。
清肺化痰,消痈排脓。适用于肺热内蕴
而致咳嗽咳痰,肺痈、肠痈等病症。

方2:冬瓜仁、木瓜、薏苡仁各30克,
伸筋草20克。每日1剂,水煎服。祛风
利湿,舒筋除痹。适用于风湿入络而致
肢体痹痛,关节不利等。

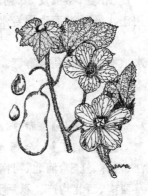

图6-8　冬瓜子

方3:冬瓜仁30克,焦白术、煨肉蔻、
茯苓各10克,木槿花、芡实各15克。每日1剂,水煎服。健脾除
湿,收涩止带。适用于脾虚湿盛而致女子白带增多,带下稀薄,纳
少乏力,神疲倦怠,腰膝无力,大便溏薄等病症。

大 腹 皮

【别名异名】　槟榔皮、槟榔衣、大腹绒。

【采集加工】　产于台湾及海南岛等地。采取槟榔时剥下果实
之果皮,用木槌打松晒干;或以清水漂后,再晒干。用时淘洗,拣去
杂质,木槌打松,晒干备用。

【性味归经】　辛,微温。归脾、胃、大肠、小肠经。

【功效应用】　①下气宽中。适用于湿阻气滞,升降失司,脘腹
痞闷胀满,大便不爽等症。②行水消肿。适用于水湿外溢,面目水
肿,皮肤水肿,以及脚气肿满等症。

【用量用法】　3～10克,水煎服。

【使用宜忌】　气虚者慎用。

【验方偏方】　方1:大腹皮15克,桑白皮、生姜皮各9克,茯

苓皮 15 克,冬瓜皮 30 克。每日 1 剂,水煎服。清热除湿利尿。适用于水邪外溢而致周身水肿,小便不利,腰膝无力,咳嗽咳痰等。

方 2:大腹皮 30 克,木瓜、防己各 12 克,桂心 6 克。每日 1 剂,水煎服。清热利湿解毒。适用于水气下注之脚气水肿。

赤 小 豆

【别名异名】 赤豆、红豆、红小豆、朱赤豆、朱小豆。

【采集加工】 全国大部分地区均产,多集中在北方,以黑龙江、吉林、辽宁、河北、河南、山东较多。此外,浙江、安徽、江苏,以及西南、西北均产。秋后荚果成熟时摘下,晒干,搓去外皮,簸净杂质。用时打碎,生用(图 6-9)。

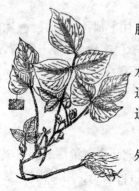

图 6-9 赤小豆

【性味归经】 甘、酸,平。归心、小肠经。

【功效应用】 ①利水消肿。适用于水肿腹满,脚气水肿等症。②解毒排脓。适用于热毒痈疮。此外,本品尚能利湿退黄,适用于湿热黄疸。

【用量用法】 10～30 克,水煎服。外用适量,研粉调敷。

【验方偏方】 方 1:赤小豆、茵陈 30 克,大黄(制)、黄芩、甘草各 10 克。水煎服,每日 1 剂。清热利湿,退黄利胆。适用于肝胆湿热内蕴而致急、慢性黄疸型传染性肝炎、乙型肝炎或肝硬化腹水等病症。

方 2:赤小豆、生姜皮各 20 克,茯苓皮、冬瓜皮各 30 克。每日 1 剂,水煎服。清热除湿利尿。适用于水饮内停而致眼睑、周身水肿,小便不利,口淡口苦,纳少腹胀,腰膝无力,咳嗽咳痰等病症。

葫　芦

【别名异名】　壶卢。

【采集加工】　秋季采收成熟果实,除去果瓤及种子,洗净,晒干,用时打碎。

【性味归经】　甘、淡,平。归肺、脾、肾经。

【功效应用】　利水消肿。适用于水肿,腹水等症。

【用量用法】　15～30克,制丸或水煎服。

【验方偏方】　方1:葫芦、猪苓、茯苓各适量。共为蜡丸,每丸3克。口服,每次1～2丸,每日2次,饭前服用。健脾化湿,利湿止遗。适用于湿热下注而致妇女白带增多,带下淋漓;男子遗精早泄,小便不利等病症。

方2:葫芦30克,泽泻、防己、木瓜各10克。每日1剂,水煎服。利水消肿,渗湿止痒。适用于水湿内停而致单腹胀,脚气水肿,小便不利等病症。

方3:葫芦、玉米须各15克,大腹皮12克。每日1剂,水煎服。利水渗湿。适用于水湿内停而致周身水肿,小便不利等病症。

蝼　蛄

【别名异名】　拉拉古、蟪蛄、土狗。

【采集加工】　夏秋间耕地翻土时捕捉,或晚上点灯诱捕,捕得后用沸水烫死,晒干或烘干。用时去翅、足,或焙至黄褐色用。

【性味归经】　咸,寒。归胃、膀胱经。

【功效应用】　利水通淋。适用于水肿,小便不利,石淋,以及瘰疬,痈肿恶疮等。

【用量用法】　3～5克,水煎服。

【使用宜忌】　气虚体弱及孕妇均忌服。

【验方偏方】　蝼蛄、葫芦瓜各适量。每日1剂,水煎服。利水渗湿。适用于水湿内停而致周身水肿,小便不利等病症。

荠 菜

【别名异名】 护生草、鸡心菜、净肠草、菱角菜。

【采集加工】 3～5月采收,洗净,晒干。

【性味归经】 甘,平。归肝、心、肺经。

【功效应用】 和脾利水,止血,明目。适用于水肿,淋病,痢疾,吐血,便血,血崩,目赤肿痛等症。

【用量用法】 10～15克,水煎服。

【验方偏方】 鲜荠菜适量,每日煎汤服用。淡渗利湿。适用于水湿内生而致眼睑水肿,小便淋痛,口干口渴等病症。

荷 梗

【采集加工】 6～9月采取,用刀刮去刺,切段,晒干或鲜用。

【性味归经】 甘、淡,平。

【功效应用】 清热解暑,通气行水。适用于暑湿胸闷,泄泻痢疾,淋病,带下等症。

【用量用法】 10～15克,水煎服。

【验方偏方】 方1:荷梗20克、白豆蔻、草果各6克。每日1剂,水煎服。解暑和胃,芳香化湿。适用于湿浊郁于中焦而致的脘闷不食,口中甜腻等病症。

方2:荷梗、佩兰、藿香各9克。每日1剂,水煎服。清热解暑,芳香化湿。适用于暑湿内热所致恶心呕吐,胸脘满闷,口苦口干,小便黄赤,寒热头痛等病症。

第二节 利湿通淋药

临床上凡以清热利湿,解毒通淋为主要功效的药物,称为利湿通淋药。适用于肺失宣降,脾失健运,肾及膀胱气化不利,湿热内蕴而致眼睑、四肢水肿,小便黄赤涩短,淋漓不尽,或小腹拘急,痛引腰腹,口苦口干等病症。

木　通

【别名异名】　关木通又称马木通、怀木通;川木通又称山木通、花木通。

【采集加工】　主产于辽宁的新宾,吉林的通化、辑安及黑龙江等地。当年10月至次年2月为采集期,采后去其头尾及枝,用月刀刮去外皮后烘干或晒干,晒时将弯曲的顺直,也有不去外皮的,清水略浸,捞出润透,切成厚约0.1厘米的顶头薄片,阴干生用(图6-10)。

【性味归经】　苦,寒。归心、小肠、膀胱经。

【功效应用】　①利水通淋,泄热。适用于膀胱湿热,小便短赤,淋漓涩痛,或心火上炎,口舌生疮,心烦尿赤等症。②通乳。适用于产后乳汁不多。

【用量用法】　3～6克,水煎服。

【使用宜忌】　据现代文献报道,有用大剂量关木通(60克)而致急性肾衰竭者,故用量不宜过大。孕妇慎用。

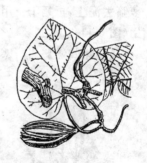

图6-10　木通

【验方偏方】　方1:木通、猪苓、赤苓、桑白皮各9克,紫苏、大白各6克,生姜3克,葱白3寸。每日1剂,水煎服。清热利湿,利胆通淋。适用于湿热结于膀胱而致小便不通,涩痛淋漓,少腹癃胀等病症。

方2:木通、黄芩各9克,滑石18克,茯苓皮、大腹皮各12克,通草6克,猪苓9克。每日1剂,水煎服。利湿清热止淋。适用于湿热下注而致小便不利,黄少涩赤,口干口苦,眼睑水肿等病症。

方3:木通9克,丹参12克,牛膝、生蒲黄、桃仁、大黄各9克。每日1剂,水煎服。活血通淋。适用于湿热蕴结血分而致女子经闭不通,经行而痛,经色紫黑,少腹胀痛,下肢水肿等病症。

方4:木通9克,通草6克,猪悬蹄1只,炮穿山甲6克,葱白5寸。每日1剂,水煎服。利湿通乳。适用于乳汁不通,乳房胀痛等病症。

车 前 草

【别名异名】 车前、车轮菜、车轱辘菜。

【采集加工】 各地皆产,野生鱼路旁、凹地潮湿处、沟边、山坡或原野地带,亦有栽培。以江西、河北、黑龙江、吉林、贵州等地为主产区。夏秋采收,晒干后,搓下种子,簸净碎叶,除去杂质,用细萝筛去泥土,再晒干。用时将原药晒净泥屑,生用,清炒或盐水炒用(图6-11)。

【性味归经】 甘,寒。归膀胱、胃、肝经。

【功效应用】 ①利水通淋。适用于小便不利,水肿,淋病。②清热解毒。适用于热毒痈肿。

【用量用法】 10~15克(鲜品加倍),用水煎服。外用鲜品适量,捣烂外敷患处。

【验方偏方】 方1:车前草30克,淡竹叶15克,冬葵子各15克。每日1剂,水煎服。清热解毒,利湿通淋。适用于湿热内蕴而致小便不通,热淋疼痛,口干口苦,发热身痛,少腹胀急,大便不畅等病症。

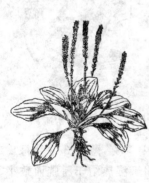

图6-11 车前草

方2：车前草12克，茯苓、猪苓、党参、香薷各9克。每日1剂，水煎冷服。祛暑利湿止泻。适用于暑湿内生而致腹痛泄泻，泄下如注，口干口渴，小便不利等病症。

方3：车前草9克，大黄12克，苍术6克，菊花9克。每日1剂，水煎服。清肝祛暑。适用于暑季暴发赤眼等病症。

方4：鲜车前草30克。捣烂外敷患处，每日1次。清热解毒。适用于热毒壅盛而致皮肤疮痈肿毒、脓疱疮、痱毒等病症。

金钱草

【别名异名】　大金钱草、神仙对坐草、过路黄。

【采集加工】　多生长在田野、路旁、林边、溪边等潮湿的地方。湖北、河南、江苏等省及河南省各山区均产，以大别山、桐柏山、伏牛山南坡较多，平原地区亦有生长。全年可采（以夏季为好），洗净，晒干切碎用，或鲜者切碎用（图6-12）。

【性味归经】　甘、淡，平。归肝、胆、肾、膀胱经。

【功效应用】　①利水通淋。适用于热淋、砂淋、石淋。②除湿退黄。适用于湿热黄疸。③解毒消肿。适用于疮疖疔毒，虫蛇咬伤。

【用量用法】　15～60克（鲜品加倍），水煎服。外用适量，捣汁敷或涂抹。

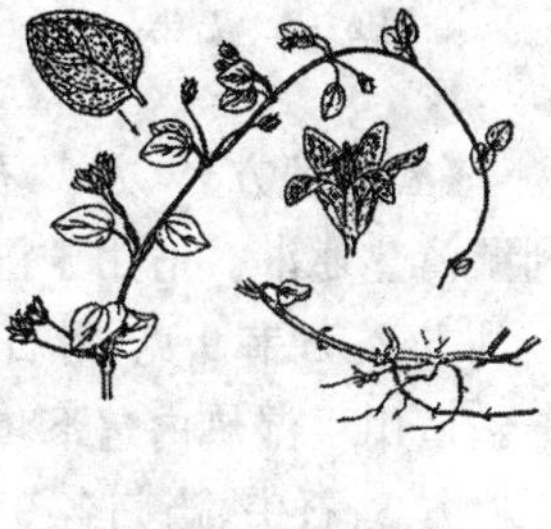

图6-12　金钱草

【验方偏方】　方1：金钱草30克，茵陈20克。每日1剂，水煎服。清肝利胆。适用于急、慢性传染性肝炎，胆囊炎及肝功能障碍等。

方2：金钱草适量。每日1剂，水煎常服。适用于湿热内蕴，下焦瘀阻而致肾及膀胱结石和肝胆结石等病症。

方3：鲜金钱草、车前草各适量。捣烂，白酒和，涂患处。每日

2～3次。清热解毒。适用于恶疮肿毒等。

石 韦

【别名异名】 石苇、金汤匙、石背柳、石兰。

【采集加工】 生山坡石缝中,广布于华北和西北地区,河南、湖北等省也有分布。春、夏、秋季均可采割,去掉根茎及须根,晒干。用时喷湿稍润,切段晒干,生用(图6-13)。

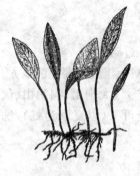

图6-13 石韦

【性味归经】 苦、甘,微寒。归肺、膀胱经。

【功效应用】 ①利水通淋。适用于热淋、石淋、血淋及水肿等症。②清肺止咳。适用于肺热咳嗽气喘。③清热止血。适用于血热妄行的崩漏、吐血、衄血等症。

【用量用法】 5～10克,水煎服。

【使用宜忌】 阴虚及无湿热者忌服。

【验方偏方】 方1:石韦、车前子各9克。每日1剂,水煎服。利湿清热通淋。适用于湿热下注而致小便癃闭,热淋石淋等病症。

方2:石韦9克,滑石30克。每日1剂,水煎服。清热利湿解毒。适用于湿热内蕴下焦而致小便淋痛等病症。

方3:石韦、当归各9克,蒲黄12克,芍药9克。每日1剂,水煎服。清热利湿,止血通淋。适用于湿热内蕴下焦而致血淋石淋等病症。

萆 薢

【别名异名】 白枝、竹木、赤节、白菝、金刚、土薯蓣。

【采集加工】 生于山野。产于四川、江西、云南、湖北统称川草薢;浙江温州专区及安徽、广东产者称粉草薢。全年可采,挖起地下根茎后,洗去泥沙,剪净须根,晒干(图6-14)。

【性味归经】　苦,平。归肝、胃、膀胱经。

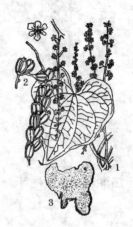

【功效应用】　①利湿消浊。适用于膏淋、小便混浊,色白如米泔者。②祛风止痛。适用于风湿痹痛,腰痛等症。

【用量用法】　10～15克,水煎服。

【使用宜忌】　肾虚阴亏者忌服。

【验方偏方】　方1:草薢、土茯苓各30克,黄柏9克,茯苓12克,石菖蒲9克,乌药6克。每日1剂,水煎服。清热利湿解毒。适用于湿热下注而致小便淋浊热痛,泄下如膏,腰痛膝软,口苦口干等病症。

图 6-14　草薢
1. 花枝　2. 果
3. 饮片(根茎)

方2:草薢15克,车前草9克,野菊花15克,紫花地丁30克。每日1剂,水煎服。清热利湿解毒。适用于皮肤湿疹,疮疡,热淋等病症。

方3:草薢30克,五加皮、苍术、大活各9克。每日1剂,水煎服。清热除湿,祛风止痛。适用于风湿痹痛,关节不利等。

萹　蓄

【别名异名】　萹竹、扁畜、扁竹蓼、扁猪牙、残竹草。

【采集加工】　生于田野、路旁、水边、湿地,分布于东北、华北、华东、华中及四川、青海等省区。夏季开花前采割,去净根及杂草,晒干。用时洗净。闷润,切段、晒干(图6-15)。

【性味归经】　苦,微寒。归膀胱经。

【功效应用】　①利水通淋。适用于小便短赤,淋漓涩痛等症。

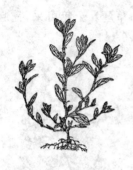

图 6-15 萹蓄

②杀虫止痒。适用于皮肤湿疹,阴痒等症。

【用量用法】 10～15 克,水煎服。外用适量,煎汤洗患处。

【验方偏方】 方 1:萹蓄 60 克。每日 1 剂,煎汤,频饮。清热利湿,解毒通淋。适用于湿热下注而致热淋涩痛等。

方 2:萹蓄、滑石、木通、车前子各 9 克,栀子、大黄各 6 克,甘草 3 克。每日 1 剂,水煎服。清热解毒,利湿通淋。适用于热淋,血淋,砂淋等。

瞿 麦

【别名异名】 巨句麦、大兰、山瞿麦、南天竺草、石竹花、十样景花。

【采集加工】 生于山野杂草中、田边或路旁,也有栽培,广布全国各地。当花开放时采割,去掉泥土、杂草,晒干,洗净闷润,切段晒干。

【性味归经】 苦,寒。归心、小肠、膀胱经。

【功效应用】 ①利水通淋。适用于小便短赤,淋漓涩痛等症。②活血通经。适用于血瘀经闭。

【用量用法】 10～15 克,水煎服。

【使用宜忌】 孕妇忌服。

【验方偏方】 方 1:瞿麦 15 克,白茅根、通草各 30 克。每日 1 剂,水煎服。利湿清热通淋。适用于湿热下注而致小便热痛淋漓,口苦口干,腰膝疼痛等病症。

方 2:瞿麦 10 克,益母草 30 克,川牛膝 10 克。每日 1 剂,水煎服。活血通经。适用于血瘀阻滞而致月经闭阻,少腹疼痛,大便秘结等病症。

三 白 草

【别名异名】　水木通、过塘莲、白花莲。

【采集加工】　根茎秋季采挖,全草全年均可采挖,洗净,晒干,切段生用。

【性味归经】　甘、辛,寒。归肺、脾经。

【功效应用】　清热消肿,解毒通淋。适用于水肿,脚气,黄疸,淋浊,带下,痈肿,疔毒等症。

【用量用法】　10～15 克,水煎服。外用适量,捣敷或煎水洗。

【验方偏方】　方 1:三白草 15 克,白茅根、通草各 30 克,每日1 剂,水煎服。利湿清热通淋。适用于湿热下注而致小便癃闭,热淋石淋等病症。

方 2:三白草 10 克,茵陈 30 克,大枣 10 克。每日 1 剂,水煎服。清热利湿,退黄通便。适用于湿热内蕴而致小便黄赤,眼睑、肌肤黄染,口苦口干,大便秘结等病症。

鸭 跖 草

【别名异名】　鸡舌草、碧竹草、耳环草、竹鸡草、碧蝉花、水竹子、鸭食草、鸭脚草。

【采集加工】　生于山野,屋旁较阴湿处,分布全国各地。夏季割下,去掉杂质,晒干。在用前洗净闷润,切段晒干,生用(图 6-16)。

【性味归经】　甘、淡,寒。归肺、胃、膀胱经。

【功效应用】　①清热。适用于感冒发热。②解毒。适用于咽喉肿痛,痈肿疮毒,或毒蛇咬伤等症。③利尿。适用于热淋,小便短赤,或水肿而有热者。

【用量用法】　15～30 克,水煎服;鲜品 30～60 克。外用适量,捣烂敷患处。

【使用宜忌】 脾胃虚弱者,用量宜少。

【验方偏方】 方1:鸭跖草18克,板蓝根15克,黄芩9克,牛蒡子9克。每日1剂,水煎服。清热解毒止痛。适用于肺胃蕴热而致咽喉肿痛,腮腺炎等病症。

方2:鸭跖草、玉米须各30克,浮萍草12克。每日1剂,水煎服。清热利尿。适用于急性肾炎,小便不利、发热水肿等病症。

方3:鸭跖草30克,竹叶、木通各9克,甘草梢3克。每日1剂,水煎服。清热利尿。适用于热淋溲赤,小便灼热等病症。

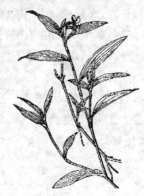

图6-16 鸭跖草

第七章　温里药

临床上凡以温里祛寒为主要功效的药物,称为温里药。又称祛寒药、温中药。温里药性味辛热,多入脾、胃、心、肺经,具有温中和胃,健脾祛寒的功效。主要应用于里寒证。所谓里寒证包括寒邪内侵、阳气虚弱两个方面的病证。其一为寒邪内侵,脾胃阳气被困而致脘腹冷痛、呕吐泻痢、肢体痹痛等寒邪入侵脏腑,表现出的脏寒之象。其二为阳气虚弱,或久病伤阳,阴寒内寒内盛而见胃寒肢冷、面色㿠白、疝痛、痛经、小便清长,或下利清谷,或肢体水肿,舌淡苔白,脉沉迟细弱,甚至四肢厥冷,脉微欲绝等阴寒自里而生,表现出显著的内寒之象。

应用本类药物时,可根据不同的病因,选择适当药物,相应配伍。如外寒内侵兼有表证者,配解表药;寒凝气滞者,配理气药;寒湿内蕴者,配健脾化湿药;脾肾阳虚者,配温补脾肾药;亡阳气脱者,配大补元气者。

温里药多辛热燥烈,应用不当易耗伤津液,凡属热证、阴虚证及孕妇应忌用或慎用。根据《素问·六元正气大论》"用温远温,用热原热"的理论,夏季宜慎用。

干　姜

【别名异名】　白姜、干生姜、均姜、白干姜。

【采集加工】　将生姜晒干,或用微火烘干,用时湿润、切片、晒干。若切块炮焦,则为炮姜;切块炒黑,则为黑姜。

【性味归经】　辛,热。归脾、胃、心、肺经。

【功效应用】　①温中散寒。适用于脾胃虚寒,脘腹冷痛,呕吐泄泻等症。②回阳通脉。适用于阳气衰微,阴寒内盛,四肢厥冷,脉微欲绝之亡阳证。③温肺化饮。适用于寒饮伏肺,咳嗽气喘,形寒背冷,痰多清稀等症。④温经止血。适用于虚寒性吐衄、便血、崩漏,症见手足不温,面色苍白,舌淡脉细者。

【用量用法】 3～10克,水煎服。温中回阳,用干姜;止泻止血,用炮姜。

【使用宜忌】 本品性热燥烈,故阴虚有热者及孕妇均忌用。

【验方偏方】 方1:干姜(炭)10克,山楂(炭)30克。水煎服,每日1剂。温中止泻。适用于胃寒呕吐,腹中冷痛,水泻,寒泻等病症。

方2:干姜、大枣各适量。共为散剂。开水冲服,每次15克,每日2次。发散风寒,温中和胃。适用于脾胃虚寒而致恶心呕吐,胃脘疼痛,喜得温按,大便溏薄,或风寒外袭而致风寒感冒,头痛鼻塞等病症。

方3:附子、干姜各9克,炙甘草6克。每日1剂,水煎服。温中散寒,健脾和胃。适用于阴寒内盛、阳气衰微而引起的呕吐,泻痢,腹满腹痛,四肢厥冷等。

方4:干姜、党参、白术各9克,炙甘草6克。每日1剂,水煎服。温中散寒。适用于中焦虚寒而致呕吐胃痛,腹痛泻痢等病症。

方5:干姜、茯苓各9克,五味子、炙甘草各6克,细辛3克。每日1剂,水煎服。温肺化饮。适用于寒饮咳嗽,气喘呃逆等。

方6:干姜炭、棕炭、乌梅炭各9克。每日1剂,水煎服。温经止血。适用于中焦虚寒,脾不摄血而致吐衄,便血,崩漏等病症。

肉 桂

【别名异名】 牡桂、紫桂、大桂、辣桂、桂皮、玉桂、官桂。

【采集加工】 选择三四十年老桂树,于大暑时将树皮剥裂,立秋开始剥皮,剥去粗皮,晾干,捣碎或研末用。

【性味归经】　辛、甘,大热。归肾、脾、心、肝经。

【功效应用】　①补火助阳。适用于肾阳不足,命门火衰,畏寒肢冷,腰膝软弱,阳痿尿频,以及脾肾阳衰,脘腹冷痛,食少便溏等。②散寒止痛。适用于心腹冷痛,寒痹腰痛,血寒痛经等症。③温通经脉。适用于阴疽白陷,漫肿不溃,以及妇女经寒血滞经闭等症。

【用量用法】　2～5克,研末冲服,每次1～2克;或入丸、散剂。入汤剂应后下。官桂作用较弱,用量可适当增加。

【使用宜忌】　阴虚火旺,里有实热,血热妄行者及孕妇慎用。

【验方偏方】　方1:肉桂6克,附子、椒目各9克,茯苓12克。每日1剂,水煎服。补火助阳。适用于肾命阳虚,气化不行而致小便不利,眼睑水肿,大便溏薄,脘腹冷痛,手足发凉,水肿喘逆,腰膝冷痛等。

方2:肉桂6克,附子、干姜各9克,潞党参12克。每日1剂,水煎服。散寒止痛。适用于中寒阳而致心腹疼痛,呕吐腹泻,或四肢清冷,完谷不化等。

方3:肉桂6克,附子、吴茱萸、炒小茴香各9克。每日1剂,水煎服。补肾助阳,散寒止痛。适用于阴寒内盛而致慢性睾丸炎、慢性前列腺炎,症见疝气冷痛,睾丸内收,手足冰冷,小腹胀痛或阴冷汗出等病症。

方4:肉桂、当归、艾叶各9克,紫石英12克。每日1剂,水煎服。温通经脉。适用于经寒腹痛,宫寒不孕等病症。

吴　茱　萸

【别名异名】　吴萸、左力、米辣子、伏辣子、茶辣子、漆辣子、曲药子。

【采集加工】　野生或栽培,主产于贵州、湖南、陕西;广西、湖北、甘肃等地也产。9月采集未成熟的子实,连枝于烈日下晒干,即变绿色,将枝叶去净即成。原药用,或盐水炒用,或甘草水漂淡用。漂淡者处方名淡茱萸(图 7-1)。

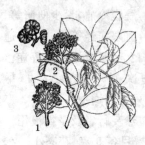

图 7-1 吴茱萸
1. 花枝　2. 果枝
3. 果(放大)

【性味归经】　辛、苦,热;有小毒。归肝、脾、胃经。

【功效应用】　温中散寒,疏肝下气,燥湿助阳。适用于脘腹冷痛,呕吐吞酸,头痛,疝痛,寒湿脚气疼痛等症。

【用量用法】　1.5～6 克,水煎服。外用生者适量,研末醋调涂敷足心(可引火下行,以适用于口舌生疮)。

【使用宜忌】　本品辛热燥烈,易损气动火,故阴虚有热者不宜服。

【验方偏方】　方 1:吴茱萸、高良姜各 9 克,煅瓦楞子 24 克,清半夏 9 克。每日 1 剂,水煎服。散寒止痛。适用于脘腹冷痛,呕吐吐酸等。

方 2:吴茱萸、党参、生姜各 9 克,大枣 3 枚。每日 1 剂,水煎服。温胃健脾,散寒止痛。适用于脾胃虚寒,寒湿内蕴而致恶心呕吐,吐清水,胃脘疼痛,头晕头痛或慢性胃炎、消化性溃疡等。

方 3:吴茱萸、补骨脂各 9 克,煨肉蔻、五味子各 6 克。每日 1 剂,水煎服。补肾助阳,散寒止泻。适用于肾阳衰微而致五更泻泄,腰膝疼痛,手足不温等病症。

方 4:吴茱萸适量为末,醋调涂敷足心,引火下行。适用于虚火上炎而致口舌糜烂,口角生疮,小便黄赤,大便干结等病症。

花　椒

【别名异名】　青椒又称香椒子、山椒、崖椒、天椒、香花椒;花椒又称川椒、蜀椒、红椒。

【采集加工】　野生或栽培,产于四川、河南、山东、陕西、福建等省。8 月采实阴干,入药微炒使汗出,趁热捣去黄壳(图 7-2)。

【性味归经】　辛,温。归脾、胃、肾经。

【功效应用】　①温中止痛。适用于脾胃虚寒,脘腹冷痛,呕吐泄泻等症。②杀虫止痒。适用于蛔虫引起的腹痛、呕吐或吐蛔;外用于湿疹瘙痒。

【用量用法】　3～6克,水煎服;外用适量,煎汤熏洗。

【使用宜忌】　阴虚火旺者忌服。

【验方偏方】　方1:花椒6克,干姜、党参各9克,饴糖适量。每日1剂,水煎服。温胃健脾,散寒止痛。适用于脾胃

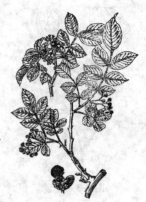

图 7-2　花椒

虚寒而致脘腹疼痛,喜得温按,恶心呕等病症吐。

方2:花椒6克,五加皮15克,川乌6克。每日1剂,水煎服,白酒引。祛风散寒,通络止痛。适用于风寒外袭而致风寒湿痹,肢节疼痛,遇寒加重等。

方3:花椒6克,干姜、党参、白术、茯苓、乌梅肉各9克。每日1剂,水煎服。温中健脾,散寒止痛。适用于脾胃虚寒,虫体内生而致蛔虫作痛、腹痛腹胀等。

荜 茇

【别名异名】　荜拔、椹圣、鼠尾。

【采集加工】　主产于南洋群岛,我国广东、海南岛近年来也有栽培。9月采集未成熟的果穗,晒干,除去杂质备用(图7-3)。

【性味归经】　辛,热。归胃、大肠经。

【功效应用】　温中止痛。适用于胃寒呕吐、呃逆,以及腹痛、泄泻等症。此外,外用研末涂敷局部,可用于龋齿疼痛。

【用量用法】　2～5克,水煎服。外用适量。

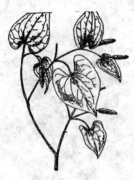

图 7-3 荜茇

【使用宜忌】 阴虚火旺者忌用。

【验方偏方】 方 1：荜茇、肉桂、高良姜各等量。研末为丸，每次 6 克，白开水送下，每日 2～3 次。温胃散寒止痛。适用于脾胃虚寒而致脘腹疼痛，呕吐泻泄，按之舒适，大便溏薄，小便清长等病症。

方 2：荜茇 6 克，细辛 3 克，升麻 6 克，大黄 9 克。每日 1 剂，水煎服。散寒、清热、止痛。适用于外邪寒凝，火郁于内而致头痛头晕，压痛明显，或牙痛口臭，牙龈肿胀，大便秘结等病症。

荜 澄 茄

【别名异名】 毕澄茄、澄茄、毕茄、澄茄子、山苍子、木姜子。

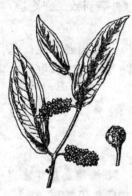

图 7-4 荜澄茄

【采集加工】 野生或栽培。荜澄茄原产南阳群岛各地；云南、广东、湖南、湖北、江西、安徽、浙江、福建、四川、贵州等省都有出产。荜澄茄在果实充分成长而未成熟仍呈青色时，连果枝采下，晒干，但须避免过于强烈的日光，干燥后摘下果实（每粒须连小柄）（图 7-4）。

【性味归经】 辛，温。归脾、胃、肾、膀胱经。

【功效应用】 温中止痛。适用于胃寒疼痛，呕吐呃逆，以及寒疝疼痛。

【用量用法】 2～5 克，水煎服。

【使用宜忌】 阴虚有热者忌用。

【验方偏方】 方 1：荜澄茄、吴茱萸各 6 克，半夏、陈皮、煨生姜、川椒各9克。每日1剂,水煎服。温胃散寒止痛。适用于胃寒疼痛,呕吐反胃,食欲不佳等。

方2:荜澄茄6克,桂枝9克,椒目12克,附子9克,葱白2段。每日1剂,水煎服。壮阳补肾,散寒健脾。适用于脾肾两虚,下焦虚寒而致腰腿疼痛,遇寒加重,关节冰冷,大便溏薄,小便不利等病症。

方3:荜澄茄6克,乌药9克,芡实12克,鸡内金9克。每日1剂,水煎服。散寒止痛。适用于下焦虚寒,膀胱冷气而致腰痛腿软,小便频数,或遗尿、遗精等病症。

丁 香

【别名异名】 公丁香、丁子香、雄丁香。

【采集加工】 澳门地区有栽培;主产于南洋群岛。通常于8~9月间,当花蕾由白色转变为绿色并开始现淡红色、花瓣尚未开放时采摘,除去花柄,干燥入药。除去杂质,打碎,生用(图7-5)。

【性味归经】 辛,温。归脾、胃、肾经。

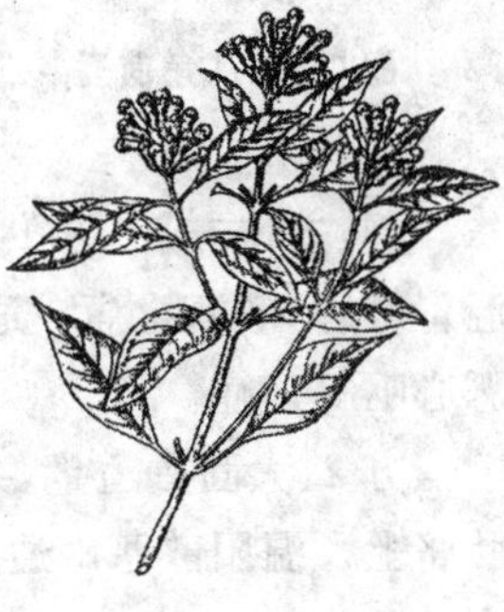

【功效应用】 ①温中降逆。适用于胃寒呕吐、呃逆,以及少食、腹泻等症。②温肾助阳。适用于肾阳不足所致的阳痿阴冷等症。

【用量用法】 2~5克,水煎服。

【使用宜忌】 畏郁金。果实为母丁香,气味较淡,故入药以公丁香(花蕾为佳)。

图7-5 丁香

【验方偏方】 方1:丁香2.4克,柿蒂、党参、生姜各6克。每日1剂,水煎服。适用于脾胃虚寒之呕吐呃逆症。

方2:丁香1.5克,砂仁6克,白术9克。共为末,1日3次,每次6克。健脾散寒。适用于脾胃虚寒而致胃脘冷痛,呕吐泄泻,食少纳呆等病症。

方3:丁香15克,雄蚕蛾、附子、肉桂各9克。共为末,每服6克,每日2~3次。温肾助阳。适用于阴寒内生而致男子阴冷,阳痿不举,女子带下清稀,宫冷不孕等。

八角茴香

【别名异名】 舶上茴香、大茴香、大料、大八角。

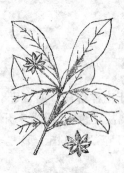

图7-6 八角茴香

【采集加工】 广东、海南岛、广西、云南、贵州等地均有种植。一般在8~10月及次年2~3月采收(图7-6)。

【性味归经】 辛、甘,温。归脾、肾经。

【功效应用】 温阳,散寒,理气。适用于中寒呕逆,寒疝腹痛,肾虚腰痛,干湿脚气等症。

【用量用法】 3~6克,水煎服。

【使用宜忌】 阴虚火旺者慎服。

【验方偏方】 方1:大茴香、花椒各9克。每日1剂,水煎服。温胃健脾,散寒止痛。适用于脾胃虚寒而致脘腹疼痛,喜得温按,恶心呕等病症。

方2:大茴香适量,共研细末。每日1~2次用生姜汁调,外敷肚脐上。温阳散寒。适用于中焦虚寒而致呕吐呃逆,腹痛腰痛等。

高良姜

【别名异名】 良姜、膏凉姜、蛮姜、小良姜、海良姜、风姜。

【采集加工】 多为野生,广东、海南岛、台湾等地均有出产。夏末秋初采收,挖起全株,除去苗茎及须根,洗净,切段晒干备用(图7-7)。

【性味归经】　辛,热。归脾、胃经。

【功效应用】　温中止痛。适用于脘腹冷痛,呕吐,泄泻等症。

【用量用法】　3～10 克,水煎服。

【使用宜忌】　阴虚有热者忌服。

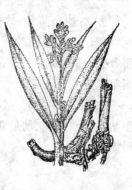

图 7-7　高良姜

【验方偏方】　方 1:高良姜、香附各等量。共为末,水泛为丸,每次 6～9 克,每日 3 次,白开水送下。散寒止痛。适用于胃寒气滞作痛等。

方 2:高良姜、厚朴各 9 克,生姜、当归各 6 克。每日 1 剂,水煎服。温胃散寒止痛。适用于胃寒证之脘腹疼痛,呕吐泄泻等病症。

小 茴 香

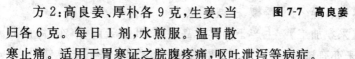

【别名异名】　茴香、蘹香、茴香子、谷香、小茴、香子、小香。

【采集加工】　主产于山西、陕西、河南、四川、甘肃、内蒙古、黑龙江等地。一般在秋季 8～10 月果实初成熟时采收。采收时将全株割下晒干,打下果实,再用簸箕或风车除净枝叶等杂质,生用或盐水炒用。

【性味归经】　辛,温。归肝、肾、脾、胃经。

【功效应用】　①散寒温肾。适用于寒疝疼痛,睾丸偏坠等症。②理气和胃。适用于脘腹冷痛,呕吐食少等症。

【用量用法】　3～10 克,水煎服。

【使用宜忌】　阴虚火旺者慎服。

【验方偏方】　方 1:小茴香、炮姜各等量。共研细末,每次 6 克,每日 3 次,白开水送下。温中散寒,健脾止痛。适用于脾胃虚寒,寒湿入络而致胃脘疼痛,呕吐不食,得温则缓,或消化性溃疡疼痛等病症。

方2:炒小茴香、炒橘核仁、炒山楂各30克。共研细末,每次6克,每日3次,温酒冲服。散寒止痛。适用于肝经寒滞,肝脉拘急而致急、慢性睾丸炎及前列腺炎,症见睾丸偏坠,气疝寒疝,少腹引痛等病症。

方3:小茴香30克,每日1剂,水煎服。散寒止痛。适用于闪腰岔气而致腰痛、胁肋疼痛或胃脘虚寒而致脘腹疼痛,呕吐泄泻等病症。

胡 椒

【别名异名】 浮椒、玉椒。

【采集加工】 主产于南洋群岛各地;我国云南、广东、海南岛近年来亦有试种。5～7月当果由绿色变红时,采下未成熟果实,晒干或烘干,商品名黑胡椒。白胡椒系将完全成熟的果实,果皮变红时采收,水渍后除去果皮,晒干而得,外表黄白色而光滑,成圆球形。一般多研末应用(图7-8)。

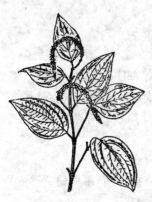

图 7-8 胡椒

【性味归经】 辛,热。归胃、大肠经。

【功效应用】 温中止痛。适用于胃肠有寒,脘腹疼痛,呕吐泄泻等症。

【用量用法】 2～6克,水煎服;研粉吞服,每次0.5～1克。

【使用宜忌】 阴虚有热者忌用。

【验方偏方】 方1:胡椒6克,干姜、党参各9克,饴糖适量。每日1剂,水煎服。温胃健脾,散寒止痛。适用于脾胃虚寒而致脘腹疼痛,喜得温按,恶心呕等病症吐。

方2:胡椒、小茴香各适量,共研细末。每日1～2次,用白酒调,外敷肚脐上。温阳散寒止痛,适用于中焦虚寒而致腹泻便溏,呕吐呃逆,腹胀腹痛等。

辣　椒

【别名异名】　番椒、辣虎、鸡觜椒、海椒、辣子、辣角、秦椒、辣茄、菜椒等。

【采集加工】　7～10月间果实成熟时采收,晒干。

【性味归经】　辛,热。归心、脾经。

【功效应用】　温中散寒,开胃消食。适用于寒滞腹痛,呕吐泻痢,冻疮疥癣等症。

【用量用法】　1～2.5克,入丸、散剂。外用适量,煎水熏洗或捣敷。

【使用宜忌】　①辣椒碱对人体有强烈的刺激性,所以应注意适量食用。食管炎、胃肠炎、胃溃疡、痔疮、火眼、牙痛、喉痛、咯血、疮疖等火热病症患者,或阴虚火旺的高血压病、肺结核病患者,应慎食辣椒。② 阴虚火旺者及患咳嗽、目疾者忌服。

【验方偏方】　方1:辣椒、茄子根各适量。每日1～2次,水煎外用熏洗。适用于四肢、皮肤冻疮等病症。

方2:辣椒适量,适当吃些辣椒,温中暖经散寒,对居住在潮湿环境的人,预防风湿病和冻伤有好处。

洋　葱

【别名异名】　葱头、圆葱

【性味归经】　洋葱性平,归肝、胃、大肠、膀胱经。

【功效应用】　洋葱具有健胃消食,平肝,润肠及利尿,发汗的作用。西方医学之父希波格拉底认为,洋葱对视力有益;罗马医生说洋葱是开胃良药,把洋葱当成激素,认为它能利尿、利痰;日本医学教授认为,常食洋葱可长期稳定血压,降低血管脆性。

【使用宜忌】 洋葱生吃效果最好,红皮洋葱营养高于黄皮洋葱。眼病患者忌食洋葱。

【验方偏方】 方1:洋葱适量,用食盐、食醋调拌,每日1～2次食用。健胃消食,润肠通便。适用于习惯性便秘的病症。

方2:大洋葱头2个,切碎捣烂,塞在一个广口瓶内,放于枕旁,使人躺在床上嗅闻刺鼻的洋葱气味,不消片刻,便安然入睡。有安神静气之功效。适用于失眠患者。

鲢 鱼

【别名异名】 白脚鲢、白鲢。

【性味归经】 性温、味甘。入脾胃经。

【功效应用】 ①温补脾胃。对脾胃阳虚或气虚者适用。②润泽肌肤。适用于脾虚胃虚而致皮肤瘙痒症。

【使用宜忌】 ①脾胃蕴热所致的口渴饮多、便秘,以及发热等症忌用。②多食令人内热口渴。

【验方偏方】 方1:鲢鱼1条,去鳞、鳃及内脏,干姜10克,切片,与盐少量共蒸食。有温补脾胃之功效。适用于脾胃虚寒而致胃脘疼痛,呕吐不食,得温则缓,口淡不渴,或消化性溃疡疼痛等。

方2:鲢鱼1条,丝瓜仁50克。共煮汤食用,每日1剂。健脾和胃,通经下乳。适用于治疗产后脾胃虚弱而致乳少乳闭等病症。

鸡 肉

【别名异名】 烛夜、角鸡、家鸡。

【性味归经】 性温、味甘。入脾、胃、肝、肾经。

【功效应用】 ①温补脾胃,温中益气。适用于脾胃气虚或阳虚所致的饮食减少,泄泻,反胃,体弱乏力等症。②养肝补血。适用于气血不足所致的产后乳少、头晕等症。③补肾填精。适用于肾虚所致的小便频数、耳聋、月经不调等症。

【使用宜忌】　①外感发热或邪毒未消忌食；疟疾、痢疾、疳积、黄疸，以及肝火旺、肝阳上亢所致的头痛、头晕、目赤、烦躁、便秘或内热盛等实证亦忌食。②不宜过食，过食则生热动风。

【验方偏方】　方1：鸡肉250克，何首乌25克，当归身25克，枸杞子25克。煮熟，食肉饮汤。补肝养血。治疗肝血不足所致的头晕、眼花。

方2：公鸡仔(或黑公鸡)1只，去毛及内脏，肉苁蓉50克，用水炖加酒，熟后食用。治疗肾阳虚所致的阳痿、耳聋、小便频数等。

方3：母鸡1只，去毛及内脏，切块，煮熟取汁，用鸡汁与大米煮粥，加少许食盐食用。有补益气血，疗虚劳作用。

羊　肚

【性味归经】　性温、味甘。入脾、肾经。

【功效应用】　①补益脾胃。适用于脾胃虚弱所致的反胃，肌肉消瘦，饮食减少等症。②补虚收敛。适用于体虚之汗出，小便频数等症。

【用量用法】　用食盐将羊肚内壁的附着物搓洗掉，再用清水冲洗干净。

【使用宜忌】　素体阴虚或阳热者忌服。

【验方偏方】　方1：羊肚1具，白术20克，党参25克，淮山药25克。水煮熟后，去药食肉喝汤。适用于脾胃虚弱所致的饮食减少，肢体消瘦。

方2：羊肚1具，黄芪400克，黑豆50克。水煮熟食用。适用于体虚汗多。

荔　枝

【别名异名】　离支、荔枝、丹荔、火山荔、丽枝、勒荔。

【性味归经】　甘、酸，温。入脾、肝经。

【功效应用】 ①补气益血。用于气血亏虚证。素体气血不足或者病后体弱,症见头晕心慌,气短乏力等较轻者。本品补气益血,可单食果肉,或与大枣同食。②温脾止泻。适用于脾虚久泻。常与大枣、山药、莲子、粳米等配伍用。③理气止痛。适用于胃寒腹痛,呃逆不止。常与生姜、陈皮配伍,单用荔枝亦可。④食用养生。本品营养丰富,含葡萄糖、蔗糖、蛋白质、维生素等,味道甘美,食之健身益智,可作滋补养生之品食用。

【使用宜忌】 阴虚火旺者慎服,皮肤易生疮疖者及胃热口苦者忌用。

【验方偏方】 方1:鲜荔枝60~150克,去皮核吃果肉,连服2周。补气益血,养生。用于病后气血不足及体弱血少气虚者,亦可作营养品、时鲜水果食用。

方2:荔枝干30~60克,去皮后加大枣5枚。水煎服,早晚各1次。补气健脾,养血和中。适用于脾胃虚弱,气血不足之轻证及脾虚泻泄,或作体虚、老年人的补剂常服以养生。

方3:荔枝干5粒,粳米50克,合煮弱食,连服3次;酌加山药15克或莲子15克同煮更佳。健脾和胃,补气养血。适用于脾虚久泻、老年人五更泻。亦可作为年老、体虚或病后的调补品,以养生抗衰。

方4:荔枝7个,连皮核烧存性,研为末,白汤调下。理气调和。适用于呃逆不止。

刺 玫 果

【别名异名】 蔷薇果、刺莓果。

【性味归经】 甘、酸、微温。入脾、胃、肝经。

【功效应用】 ①益寿延年。刺莓果是一种具有多方面生物活性的保健抗衰老天然植物药。含有多种人体必需的微量元素、氨基酸、脂肪酸、维生素等,具有抗疲劳,耐缺氧,促进DNA、RNA及蛋白质的合成,增强免疫功能等作用,单用水煎服即可。②健脾理气。适用于脾胃虚弱所致的消化不良,腹泻、腹痛,胃脘痛,妇女月经不调及顽固性淋证等,单用或入复方用。③养血调经。适用于肝血不足或脾虚血弱而致月经不调,头晕耳鸣,面色不华等。

【用量用法】　6～10克,内服煎汤。

【验方偏方】　刺莓果,水煎服,治顽固性淋病。刺莓果适量,煎汤代茶饮,助消化,治小儿食积。

第八章　理气药

　　临床上凡以疏通气机,消除气滞为主要功效的药物,称为理气药(或行气药),其中功效特别强的药物又称破气药。气滞的种类,主要表现有 3 种形式:脾胃气滞、肝气郁滞、肺气壅滞。

　　行气药大多辛香苦温,具有疏通气机,消除气滞的功效,适用于气机郁滞所致的病症。如脾胃气滞之脘腹胀痛,疼痛,痞闷不舒,噫气泛酸,恶心呕吐,泻而不畅或便秘。肺气壅滞或胸阳闭阻之胸闷气塞,咳嗽,喘息,胸痹心痛等也多应用。

　　应用本类药物时,必须针对不同的病情,并根据药物的特点,作适当的选择和配伍。如湿邪中阻,气机不畅,常与温中燥湿,或芳香化湿药配伍;饮食停滞,气滞胀满者,常与消食药或泻下药配伍;中气虚弱,运化无力气滞者,常与补气健脾、消食药配伍;肝气郁滞者,选用疏肝解郁的药物,并酌情配伍柔肝、止痛、健脾,或活血调经药;肺气壅滞痰多喘咳、胸痹心痛等,则应配伍化痰止咳,宣痹通阳之品。

　　行气药在应用时,应注意以下 3 点:①苦温香燥,易于耗气伤阴,故气虚、阴亏者慎用。②破气药对孕妇应忌用。③因其气味芳香,多含挥发性成分,不宜久煎。

第一节　理气和胃药

　　临床上凡以疏肝理气,健脾和胃为主要功效的药物,称为理气和胃药。此类药物多辛温,入肝、胃经。有健胃、解痉、止痛的作用。适用于脾胃气滞而致脘腹胀闷,疼痛,痞满不舒,噫气泛酸,恶心呕吐,泻而不畅或便秘等病症。

木　香

【别名异名】　蜜香、五木香、南木香、广木香、云木香、川木香。

【采集加工】　云木香产于我国云南省,国外如印度、缅甸、叙利亚也产;川木香主产于四川。9～10月采收,去净泥土,截成6～10厘米长段,晒干或火烘干,撞去外表粗皮。用时清水润软并切片,生用或面包后煨用(图8-1)。

【性味归经】　辛、苦,温。归脾、胃、大肠、胆经。

【功效应用】　行气,调中,止痛。适用于脾胃气滞,食欲缺乏,食积不化,脘腹胀痛,肠鸣泄泻,以及下痢腹痛,里急后重等症。

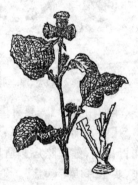

图 8-1　木香

【用量用法】　3～10克,水煎服。生用专行气滞,煨熟用以止泻。

【使用宜忌】　本品辛温香燥,凡阴虚火旺者慎用。

【验方偏方】　方1:木香6克,山楂、青皮各9克。水煎服。消食行气,调中止痛。适用于脘腹胀痛,消化不良,食积气滞者。

方2:煨木香6克,白术15克,煨肉蔻6克。每日1剂,水煎服。行气健脾,和中止泄。适用于泄泻腹痛等病症。

枳　实

【别名异名】　皮头橙、钩头橙。

【采集加工】　我国南方各地均有出产。在小暑前后受风摇动或其他影响而掉下的未成熟果实,除去杂质,按形状的大小而分开。大者横切两半,先仰晒,或复晒到全干;小者直接晒干。用时,清水洗净,经浸泡润软后,切片晒干,生用、麸炒或炒炭用(图 8-2)。

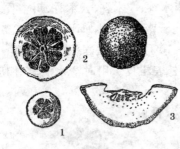

图 8-2 枳实
1. 枳实 2. 枳壳 3. 切片

【性味归经】 苦、辛,微寒。归脾、胃、大肠经。

【功效应用】 ①破气消积。适用于食积停滞,腹痛便秘及泻痢不畅,里急后重之症。②化痰除痞。适用于痰浊阻塞气机,胸脘痞满之症。

【用量用法】 3～10 克,水煎服;大剂量可用至 30 克。炒枳实药性较为和缓。

【使用宜忌】 脾胃虚弱者及孕妇当慎用。

【验方偏方】 方 1:枳实、白术各 9 克。每日 1 剂,水煎服。和胃化痰,健脾除痞。适用于痰湿气滞而致心下痞满而坚,口吐痰涎,头晕耳鸣等病症。

方 2:枳实、陈皮各 9 克,生姜 6 克。每日 1 剂,水煎服。化痰除痞。适用于胸中气塞,短气作痛等病症。

方 3:枳实、半夏、陈曲各 9 克。每日 1 剂,水煎服。健脾化痰,消食除痞。适用于食积气滞之食少欲呕,脘腹痞塞等病症。

枳 壳

【采集加工】 为枳实外壳。采收成熟之果,切成两半,去瓤,晒干(图 8-2)。

【性味归经】 苦、辛,微寒。归肺、脾、大肠经。

【功效应用】 理气宽胸,消胀除痞。适用于胸腹气滞,痞满胀痛,食积腹痛等症。

【用量用法】 3～10克,水煎服;大剂量可用至30克。炒枳壳药性更为和缓。

【使用宜忌】 脾胃虚弱者及孕妇慎服。

【验方偏方】 方1:枳壳(炒)、山楂(炒)、预知子(炒)、苍术(炒)。水泛为丸。口服,每次6克,每日2～3次。健脾开胃,理气止痛。适用于脾胃气滞而致脘腹胀痛,消化不良,吞酸嗳气,大便不爽,烧心吐酸等病症。

方2:枳壳、白术各30克。每日1剂,水煎服。升阳托陷,健脾和胃。适用于脾胃气虚,气虚下陷,中气不足而致胃下垂、肾下垂等病症。

沉 香

【别名异名】 沉香木、沉水香、落水沉、蜜香、海南沉香。

【采集加工】 产于我国广东、海南岛及国外印度等地。夏季采收(图8-3)。

【性味归经】 辛、苦,微温。归脾、胃、肾经。

【功效应用】 ①行气止痛。适用于寒凝气滞,胸腹胀闷作痛。②降逆调中。适用于胃寒呕吐、呃逆等症。③温肾纳气。适用于下元虚冷,肾不纳气之虚喘。

【用量用法】 1～5克,研末冲服,亦可用原药磨汁服。入煎剂宜后下。

【使用宜忌】 阴虚火旺,气虚下陷者慎用。

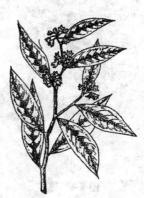

图 8-3 沉香

【验方偏方】 方1:沉香1.5克,乌药9克,木香6克,槟榔9克。每日1剂,水煎服。温中散寒。适用于冷气攻冲脘腹而致心腹作痛,痛引两胁,嗳气恶逆,腹痛腹胀等病症。

方2:沉香1.5克,莱菔子、枳壳各9克,木香6克。每日1剂,水煎服。理气和胃。适用于胸满气喘等病症。

方3:沉香1.5克,附子6克,生姜9克。每日1剂,水煎服。温肺散寒。适用于肺肾虚寒而致咳嗽气喘,腰腹冷痛等病症。

方4:沉香1.5克,紫苏9克,白蔻6克。共为末,每次6克,每日3次,柿蒂煎汤送服。温胃散寒,降逆止呕。适用于胃冷久呃等。

陈 皮

【别名异名】 橘皮、贵老、黄橘皮、红皮。

【采集加工】 橘子的皮。产于江苏、湖南、江西、广西等省区。冬季采收,剥下橘皮,晒干或烘干。用时洗净,切丝片晒干,炒用或生用(图8-4)。

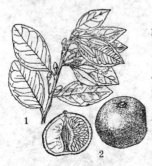

图8-4 陈皮
1. 花枝 2. 果实

【性味归经】 苦、辛,温。归肺、脾经。

【功效应用】 ①理气调中。适用于脾胃气滞所致的脘腹胀满,嗳气,恶心呕吐等症。②燥湿化痰。适用于湿浊中阻所致的胸闷腹胀,纳呆倦怠,大便溏薄,舌苔厚腻,以及痰湿壅滞,肺湿宣降,咳嗽痰多气逆等症。

【用量用法】 3～10克,泡水、煎服。

【使用宜忌】 本品辛散苦燥,温能助热,舌红少津,内有实热者慎用。

【验方偏方】 方1:陈皮、白术各9克,木香6克。共研细面,水泛为丸,每服6克,每日3次。健脾燥湿。适用于脾胃不和,气

180

滞胃脘而致脘腹胀满,不思饮食等病症。

方2:陈皮、生姜各9克。每日1剂,水煎服。理气除湿和胃。适用于寒湿阻滞胃脘而致呕吐哕逆,纳少乏力等病症。

方3:陈皮、茯苓、半夏各9克,甘草4.5克。每日1剂,水煎服。健脾化痰和胃。适用于痰饮上攻而致呕吐恶心,咳痰不爽,喘息胸闷等病症。

薤　白

【别名异名】　薤白头、薤根、野蒜。

【采集加工】　田野自生,我国各地皆产。农历5月采收,去苗洗净泥土,蒸熟,摊竹匾内晒干,拣去杂质,酒炒用。亦可用鲜品(图8-5)。

【性味归经】　辛、苦,温。归肺、胃、大肠经。

【功效应用】　①通阳散结。适用于胸阳不振,湿浊痰饮停聚,痹阻心脉,而致胸闷作痛的胸痹证。②行气导滞。适用于胃肠气滞,下痢后重之症。

【用量用法】　5～10克,水煎服。

【使用宜忌】　气虚无滞者及胃弱纳呆、不耐蒜味者不宜用。

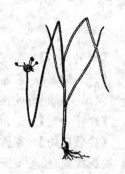

图8-5　薤白

【验方偏方】　方1:薤白18克,全瓜蒌30克,半夏12克。每日1剂,水煎服。宽胸化痰,通阳散结。适用于痰湿停滞胸脘而致胸痹不得卧,胸痛彻背,心悸气短,咳嗽咳痰,气喘吁吁等。

方2:薤白、黄柏各15克。每日1剂,水煎服。行气除湿,化痰导滞。适用于湿热下注而致痢疾,便下脓血等病症。

柿　蒂

【别名异名】 柿钱、柿丁、柿蒂、柿子把。

【采集加工】 柿子树果实的带萼片果蒂。

【性味归经】 苦,平。归胃经。

【功效应用】 降气止呃。适用于胃失和降所致的呃逆之症。

【用量用法】 5～10克,水煎服。

【验方偏方】 方1:柿蒂、党参、生姜各9克。每日1剂,水煎服。行气止痛。适用于脾胃虚寒而致呕吐呃逆,胸满气满等病症。

方2:柿蒂、紫苏梗、香附、苍术各9克。每日1剂,水煎服。行气止痛。适用于肝气不疏,情志抑郁,横犯脾胃而致精神不快,消化不良,胸膈痞闷,呕吐吐酸,腹痛胁痛等病症。

紫苏梗

【别名异名】 苏梗、紫苏茎。

【采集加工】 紫苏的干燥茎。秋末割取地上部分,除去小枝、叶片及果实,晒干;或在夏末采收苏叶时,切下粗梗,切片晒干。

【性味归经】 辛、甘,微温。归肺、脾、胃经。

【功效应用】 宽胸利膈,顺气安胎。适用于气郁食滞,胸膈痞闷,脘腹疼痛,胎动不安等症。

【用量用法】 5～10克,水煎服。不宜久熬。

【验方偏方】 方1:紫苏梗、香附、苍术、川芎、陈皮、神曲、栀子各9克。每日1剂,水煎服。疏肝行气止痛。适用于肝气不疏,情志抑郁,横犯脾胃而致精神不快,消化不良,胸膈痞闷,呕吐吐酸,腹痛胁痛等病症。

♣ 方2:紫苏梗、香附15克,当归9克,艾叶6克。每日1剂,水煎服。行气和胃,疏肝止痛。适用于肝气郁结,气滞血凝而致月经不调,少腹刺痛,善太息,嗳气呃逆等病症。

橙 皮

【别名异名】 黄果皮、理陈皮。

【采集加工】 甜橙的果皮,冬季或春初收集剥下的果皮,晒干或烘干。

【性味归经】 辛、微苦,温。归脾、肺经。

【功效应用】 理气化痰,健脾导滞。适用于感冒咳嗽,痰稠而黏,食欲缺乏,胸腹胀痛,肠鸣泄泻及乳痈初期等症。

【用量用法】 5～15克,水煎服。外用适量,煎水熏洗。

【验方偏方】 方1:橙皮适量,每日泡水频饮。理气化痰。适用于食滞胃肠而致纳呆、嗳气等。

方2:橙皮、生姜各10克。每日1剂,水煎服。温中和胃,理气化痰。适用于寒湿滞胃而致呕吐呃逆,脘腹胀满,或神经性呕吐等病症。

方3:橙皮20克,全瓜蒌30克,香附9克。每日1剂,水煎服。疏肝理气,和胃化痰,适用于肝气郁滞而致善太息、乳房胀痛、便秘等病症。

方4:橙皮20克,陈皮、神曲、麦芽、山楂各9克。每日1剂,水煎服。消食和胃,理气化痰。适用于食积气滞而致胃脘胀痛,消化不良,嗳腐不化等。

甘 松

【别名异名】 香松、甘松香。

【采集加工】 主产于四川阿坝,甘肃、青海等地均有出产。春、秋季均可挖取,将采挖的根茎摔净泥沙,除去残茎及须状根,晒干或阴干;或将根茎挖出后除去泥沙、杂质,堆放一起,使其发酵至相当程度后晒干生用(图8-6)。

【性味归经】 辛、甘,温。归脾、胃经。

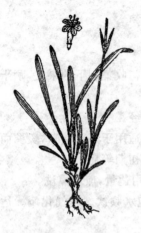

图 8-6 甘松

【功效应用】 行气止痛,开郁醒脾。适用于思虑伤脾或寒郁气滞而致的胸闷腹胀,不思饮食,及胃脘疼痛等症。

【用量用法】 3～6 克,水煎服。

【使用宜忌】 气虚血热者忌服。

【验方偏方】 方1:甘松 10 克,香附 15 克。每日 1 剂,水煎服。理气和胃,消胀除痞。适用于胸腹气滞,痞满胀痛,食积腹痛等症。

方2:甘松 10 克,柴胡 10 克。每日 1 剂,水煎服。疏肝理气,开郁醒脾。适用于思虑伤脾或寒郁气滞而致的胸闷腹胀,不思饮食,及胃脘疼痛等病症。

九 香 虫

【别名异名】 黑兜虫、瓜黑蝽、打屁虫、屁巴虫、酒香虫、臭大姐。

【采集加工】 冬、春季捕捉,捕得后放罐内,加酒盖紧,将其闷死,或置沸水中烫死,取出晒干或烘干。生用或炒用。

【性味归经】 咸,温。归肝、肾经。

【功效应用】 理气止痛,温中壮阳。适用于胸膈气滞,脘痛痞闷,脾肾亏损,腰膝酸楚,以及阳痿等症。

【用量用法】 3～6 克,水煎服。

【使用宜忌】 阴虚阳亢者慎服。

【验方偏方】 方1:九香虫 10 克,延胡索 15 克。每日 1 剂,水煎服。疏肝行气止痛。适用于肝气不疏,情志抑郁,横犯脾胃而致精神不快,消化不良,胸膈痞闷,呕吐吐酸,腹痛胁痛等病症。

方2:九香虫 10 克,韭菜子 20 克。每日 1 剂,水煎服。温中壮阳。适用于脾肾亏损而致阳痿早泄,腰膝酸楚,手足不温等。

第二节　疏肝理气药

临床上凡以疏肝解郁,理气通络为主要功效的药物,称为疏肝理气药。此类药物多辛温,入肝、胃经。有健胃、解痉、止痛的作用。适用于肝气郁滞而致胁肋胀痛,脘痞食少,或烦躁易怒,少腹胀满,疝气疼痛,大便不爽,或妇女月经不调,痛经,乳房胀痛等。

青　皮

【别名异名】　青橘皮、青柑皮。

【采集加工】　福建、广西、贵州、江苏、浙江温州,现在西南及湖南等地也有栽培。一般在 4～7 月间将采摘或拾集之未成熟幼果,晒干,过筛,拣选最小者为青果子,中等个者为青皮,稍大者可经沸水潦一下,用刀将皮作十字形纵剖成四开,到蒂部为止,不使脱落,除净瓤肉再晒到纯干,即"四花青皮"。青皮以水浸泡洗净,切成厚约 0.5 厘米的片,晒干,麸炒、醋炒或生用。

【性味归经】　苦、辛,温。归肝、胆、胃经。

【功效应用】　①疏肝理气。适用于肝气郁结,胁肋胀痛,乳房胀痛及疝气疼痛等症。②消积化滞。适用于食积不化,脘腹胀痛,食少吐泻,嗳腐吞酸等症。

【用量用法】　3～10 克,水煎服。用于疏肝,醋炒为佳。

【使用宜忌】　本品性烈耗气,气虚者当慎用。

【验方偏方】　方1:青皮(醋炒)、柴胡、香附(醋制)各 9 克,鳖甲(醋炙)24 克,郁金(醋制)9 克,白芍醋炒 12 克。每日 1 剂,水煎服。疏肝软坚,理气和胃。适用于肝气郁滞,胃失和降而致胁肋胀痛,口苦口干,急躁易怒等病症。

方2:青皮、白芥子各 9 克,橘络 6 克。每日 1 剂,水煎服。疏肝理气化痰。适用于痰湿郁滞肝脉而致胸胁满痛,乳房胀痛,或乳房结节等病症。

方3:青皮9克,全瓜蒌30克,枳壳(麸炒)9克。每日1剂,水煎服。疏肝破气。适用于肝气郁滞而致女子乳房小叶增生症,乳房胀痛,两胁不适,心烦急躁等病症。

方4:青皮、橘核仁、乌药各9克,木香6克。每日1剂,水煎服。疏肝理气止痛。适用于肝郁气滞为遏制睾丸隐痛,疝气疼痛等病症。

方5:青皮9克,草果仁6克,陈皮、神曲、麦芽、山楂各9克。每日1剂,水煎服。疏肝和胃,理气化瘀。适用于食积气滞,胃脘胀痛,消化不良,嗳腐等。

橘 核

【别名异名】 橘仁、橘米、橘子仁、橘子核。
【采集加工】 收集后,洗净,晒干或烘干生用,用时捣碎。
【性味归经】 苦,平。归肝、肾经。
【功效应用】 行气散寒止痛。适用于疝气、睾丸肿痛及乳房结块等症。
【用量用法】 3～10克,水煎服。
【验方偏方】 方1:橘核、乌药、青皮各9克。每日1剂,水煎服。行气止痛。适用于肝郁气滞而致胸胁胀痛等病症。

方2:橘核、茴香、吴茱萸各9克。每日1剂,水煎服。温肾散寒,行气止痛。适用于寒疝作痛,痛引小腹等病症。

橘 叶

【采集加工】 全年可采,采后阴干或晒干。
【性味归经】 苦、辛,平。归肝经。
【功效应用】 疏肝行气,消肿散毒。适用于乳痈,肺痈,咳嗽胁痛,胸膈痞满及疝气等症。

【用量用法】　5～15 克,水煎服。

【验方偏方】　方 1:橘叶、路路通各 15 克,王不留行 30 克。水煎服,每日 1 剂。疏肝理气,活血化瘀。适用于肝气郁结,乳腺增生,腹部胀痛。

方 2:橘叶、丹参各 15 克、皂角刺 30 克,水煎服,每日 1 剂。疏肝理气,活血化瘀。适用于肝气郁结而致乳癖,生气后加重,腹部胀痛等病症。

方 3:橘叶、玫瑰花、川楝子各 9 克,艾叶 6 克。每日 1 剂,水煎服。行气止痛,解郁消肿。适用于肝胃不和,气滞血凝而致女子月经不调,带下增多,少腹刺痛或乳痈乳癖等病症。

橘　络

【别名异名】　橘丝、橘筋。

【采集加工】　将橘皮内或橘瓣外表撕下白色筋络,晒干或微火烘干。

【性味归经】　甘、苦,平。归肝、肺经。

【功效应用】　宣通经络,理气化痰。适用于痰滞经络,咳嗽胸胁作痛及伤酒口渴等症。

【用量用法】　3～5 克,水煎服。

【验方偏方】　方 1:橘络、杏仁、黄芩各 9 克。每日 1 剂,水煎服。理气化痰,降气止咳。适用于热痰壅肺,胸满咳逆,气喘,咳痰不利等病症。

方 2:橘络、白附子、半夏各 9 克。每日 1 剂,水煎服。祛风通络化痰。适用于痰滞经络,上蒙清窍而致口吐涎沫,口眼㖞斜,手足抽搐等病症。

香 橼

【别名异名】 香圆。

【采集加工】 主产广东、广西、福建、湖南、江苏、苏州、浙江等地。8～10月采收成熟果实,晒至果实稍干时切成0.3厘米厚薄片,晒干或烘干。将原药用水洗净,润透后切成块片或丝条晒干生用,也有清炒或麸炒用(图8-7)。

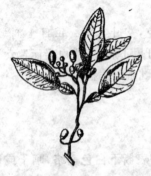

图8-7 香橼

【性味归经】 辛、微苦、酸、温。归肝、脾、肺经。

【功效应用】 ①疏肝理气,和中止痛。适用于肝失疏泄,脾胃气滞,胸闷胁痛,脘腹胀痛,嗳气食少及呕吐等症。②燥湿化痰。适用于痰湿壅滞,咳嗽痰多,胸膈不利等症。

【用量用法】 3～10克,水煎服。

【验方偏方】 方1:香橼10克,玫瑰花10克。每日1剂,水煎服。疏肝解郁。适用于肝气不疏而致善太息,两胁不舒,情绪不宁等。

方2:香橼10克,延胡索15克,九香虫5克。每日1剂,水煎服。理气活血止痛。适用于肝胃不和而致胃脘疼痛,嗳气不爽等。

佛 手

【别名异名】 佛手柑、五指柑、手柑、福寿柑、佛手香缘。

【采集加工】 秋季果实尚未变黄或变黄时采收,纵切成薄片,晒干或低温干燥,生用。

【性味归经】 辛、苦、酸,温。归肝、脾、肺经。

【功效应用】　①疏肝和胃,理气止痛。适用于肝郁气滞所致的胁痛,胸闷,以及脾胃气滞所致的脘腹胀满,胃痛纳呆,嗳气呕恶等症。②燥湿化痰。适用于咳嗽痰多,胸部作痛等症。

【用量用法】　3～10克,水煎服。

【使用宜忌】　阴虚有火,无气滞者慎用。

【验方偏方】　方1:佛手、青皮、郁金、白芍各12克。每日1剂,水煎服。疏肝软坚,理气和胃。适用于肝气郁滞,胃失和降而致胁肋胀痛,口苦口干,急躁易怒等病症。

方2:佛手、黄芩各9克,瓜蒌30克。每日1剂,水煎服。燥湿化痰,理气止咳。适用于热痰壅肺而致胸满咳痰,咳痰不利,气喘胸闷,口渴便干等病症。

香　附

【别名异名】　莎草根、香附子、香附米、三棱草根。

【采集加工】　生于河边及低温地带。分布于华北、华东、华南、西南及甘肃、陕西、湖北、河南等省。春、秋季刨采,去净秋苗泥土,根茎晒至须根稍干,用火燎净,撞去须茬。用时将香附碾后,簸净杂质,生用或醋制(香附5 000克,用醋1 000毫升)(图8-8)。

【性味归经】　辛、微苦、微甘,平。归肝、三焦经。

【功效应用】　①疏肝理气。适用于肝气郁滞,胁肋作痛,脘腹胀痛,以及疝气疼痛等症。②调经止痛。适用于肝气郁结,月经不调,痛经,及乳房胀痛等症。

【用量用法】　6～12克,水煎服。

【使用宜忌】　气虚无滞,阴虚血热者忌用。

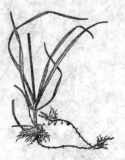

图8-8　香附

【验方偏方】 方1：香附、苍术、川芎、陈皮、神曲、栀子各9克。每日1剂，水煎服。疏肝理气。适用于精神不快，情志抑郁，消化不良，胸膈痞闷，呕吐吐酸，腹痛胁痛等病症。

方2：香附15克，当归9克，艾叶6克。每日1剂，水煎服。理气调经止痛。适用于气滞血凝，月经不调，少腹刺痛等病症。

方3：酒制香附、醋制香附、姜制香附、童尿制香附各等量。研末为丸，每丸10克，口服，每次1丸，每日2次。疏肝调经止痛。适用于月经不调，痛经腹痛等。

乌 药

【别名异名】 台乌药、鳑魮树根、矮樟、香桂樟。

【采集加工】 野生于山区丘陵等荫蔽地方，亦有栽培，产于浙江省天台、金华、建德，以及江西、安徽、陕西省等地。四季都可采收，但以立冬后到次年清明前采者较好。将根挖出后，除去细根，刮净外皮，浸入水中，经常换水，再切成薄片，晒干，筛去杂质，生用或麸炒用(图8-9)。

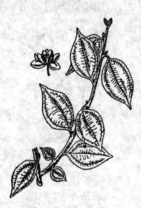

图8-9 乌药

【性味归经】 辛，温。归肺、脾、肾、膀胱经。

【功效应用】 ①行气止痛。适用于寒郁气滞所致的胸闷、胁痛、脘腹胀痛、寒疝腹痛，以及痛经等症。②温肾散寒。适用于肾阳不足，膀胱虚汗而致的小便频数、遗尿等症。

【用量用法】 3～10克，水煎服。

【使用宜忌】 气虚、内热者忌服。

【验方偏方】 方1：乌药9克，沉香6克，槟榔、党参各9克。每日1剂，水煎服。温肾散寒。适用于寒凝气滞，胸腹胀满,消化不良等病症。

方2:乌药、香附、青皮各9克。每日1剂,水煎服。行气止痛。适用于肝郁气滞而致胸胁胀痛等病症。

方3:台乌药、茴香、吴茱萸、炒荔核仁各9克。每日1剂,水煎服。温肾散寒,行气止痛。适用于寒疝作痛,痛引小腹等病症。

方4:益智仁9克,台乌药12克,生山药15克。每日1剂,水煎服。温肾散寒。适用于肾阳不足,气化不利而致膀胱冷气,小便频数等病症。

川楝子

【别名异名】　金铃子、楝实、仁枣。

【采集加工】　产于四川、湖北、贵州。冬季用竿打落经霜变黄的果实,除去枝梗,晒干。用时打碎,多为清炒、麸炒或酒炒用(图8-10)。

【性味归经】　苦,寒;有小毒。归肝、胃、小肠、膀胱经。

【功效应用】　①行气止痛。适用于肝气郁滞或肝胃不和的胁肋作痛,脘腹疼痛,以及疝气疼痛等症。②杀虫。适用于虫积腹痛。③外用于头癣。

【用量用法】　3～10克,水煎服。外用适量,焙黄研末,香油调涂患处。

【使用宜忌】　本品苦寒,凡脾胃虚寒者不宜用。

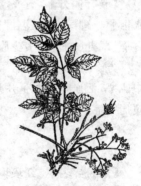

图8-10　川楝子

【验方偏方】　方1:川楝子15克,延胡索9克。每日1剂,水煎服。行气止痛。适用于湿热胃痛,心烦不安,渴不欲饮,舌苔黄腻等病症。

方2:川楝子12克,马蔺花、木通各9克。每日1剂,水煎服。

疏肝行气,除湿止痛。适用于肝经湿热下注,睾丸肿痛,小便赤黄等病症。

方3:川楝子12克,五灵脂9克。每日1剂,水煎服。疏肝行气,解郁止痛。适用于肝郁气滞而致胸胁胀满刺痛等病症。

荔 枝 核

【别名异名】 荔仁、枝核、大荔核。

【采集加工】 荔枝的干燥成熟种子。6～7月果实成熟时采摘,去净皮肉,取出种子,洗净,晒干。用时捣碎,或盐水炒用。

【性味归经】 甘、涩、温。归肝、胃经。

【功效应用】 理气止痛,祛寒散滞。适用于厥阴肝经寒凝气滞所致的疝痛,睾丸肿痛,或肝气郁滞,胃脘久痛,以及妇女气滞血瘀所致的经前腹痛,或产后腹痛等症。

【用量用法】 10～15克,水煎服。

【验方偏方】 方1:荔枝核、橘核、小茴香各15克,每日1剂,水煎服。理气止痛,温肝散寒。适用于肝经寒凝气滞所致的寒疝疼痛,睾丸肿痛,痛引少腹,手足发凉等病症。

方2:荔枝核、延胡索、艾叶各10克。每日1剂,水煎服。温中驱寒,活血止痛。适用于妇女气滞血瘀所致的经前腹痛,或产后腹痛等症。

玫 瑰 花

【别名异名】 红玫瑰、刺玫花、笔头花。

【采集加工】 玫瑰的干燥花蕾,春末夏初花将开放时分批采摘,及时低温干燥,生用。

【性味归经】 甘、微苦,温。归肝、脾经。

【功效应用】 ①行气解郁。适用于肝胃不和,胁痛脘闷,胃脘胀痛等症。②和血散瘀。适用于月经不调,经前乳房胀痛,以及损伤疼痛等症。

【用量用法】　3～6克,水煎服。

【验方偏方】　方1:玫瑰花、砂仁、厚朴(姜制)、苍术(麸炒)、陈皮、甘草(蜜制)。水泛为丸。口服,每次10克,每日3次。理气解郁,健脾和胃。适用于湿阻脾胃而致胸膈胀满,呕吐反胃,饮食减少,胸腹痞闷等病症。

方2:玫瑰花、香附、川芎、陈曲、栀子各9克。每日1剂,水煎服。行气解郁。适用于情志抑郁,肝胃气痛而致精神不快,消化不良,胸膈痞闷,呕吐吐酸,腹痛胁痛等。

方3:玫瑰花、川楝子、当归各9克,小茴香、艾叶各6克。每日1剂,水煎服。行气解郁。适用于肝胃不和,气滞血凝而致女子月经不调,带下增多,少腹刺痛等病症。

梅　花

【别名异名】　白梅花、绿萼梅、绿梅花。

【采集加工】　梅的干燥花蕾,1～2月间采集含苞待放的花蕾,晒干或烘干。

【性味归经】　酸、涩,平。归肝、肺经。

【功效应用】　舒肝,和胃,化痰。适用于梅核气,肝胃气痛,食欲缺乏,头晕,瘰疬等症。

【用量用法】　3～5克,煎服、泡水或为丸剂。外用适量,捣烂敷贴。

【验方偏方】　方1:梅花、玫瑰花、茉莉花各适量。每日泡水服用。行气解郁。适用于情志抑郁,肝气犯胃而致梅核气,胸胁胀满,呕吐反胃,饮食减少等病症。

方2:枳壳、莱菔子(炒)各适量。共为蜜丸,每丸9克。口服,每次1丸,每日2～3次。开郁顺气,宽胸利膈,行气解郁。消食除胀。适用于气郁不舒,胸膈痞闷,宿食不化,呕恶嗳气,腹部疼痛等。

代代花

【别名异名】 玳玳花。

【采集加工】 5～6月花未开放时分批采摘,及时干燥。

【性味归经】 气香、甘、微苦,平。

【功效应用】 疏肝理气,宽胸开胃。适用于胸中痞闷,脘腹胀痛,恶心少食等症。

【用量用法】 1～3克,泡水或煎服。

【验方偏方】 方1:代代花、梅花各10克。每日1剂,水煎服。疏肝解郁,理气开胃。适用于肝郁气滞而致气短胸闷,善太息,脘腹胀痛,恶心少食等病症。

方2:代代花、胖大海各适量。泡水频服。宽胸解郁开胃。适用于气郁不舒而致梅核气,咽部不适,呕恶嗳气,腹部疼痛等病症。

素馨花

【别名异名】 玉芙蓉、素馨针。

【采集加工】 夏、秋季未开放时于清晨采摘,除去花梗、花萼及杂质,蒸软,晒干。

【性味归经】 微苦,平。归肝、胃经。

【功效应用】 疏肝解郁。适用于肝气郁滞,胸脘胁痛疼痛。

【用量用法】 6～10克,泡水或水煎服。

【验方偏方】 方1:素馨花、玫瑰花各10克。每日1剂,水煎服。疏肝解郁,理气开胃。适用于肝郁气滞而致善太息,脘腹胀痛,纳呆恶心等病症。

方2:素馨花适量,泡水服用,每日1～2次。行气解郁。适用于情志抑郁,肝胃气痛而致精神不快,胸膈痞闷,呕吐吐酸,腹痛胁痛等。

第九章　消食药

　　临床上凡以开胃消食,导行积滞为主要功效的药物,称为消食药。又称消导药、消食导滞药。主要具有消食导滞,促进消化,增强肠胃蠕动的功效。此外,部分药还有健脾益胃的作用。适用于宿食不消所致的脘腹胀闷,不思饮食,嗳气吞酸,恶心呕吐,大便失常,以及脾胃虚弱所致的消化不良,脘腹胀满等。

　　应用本类药物时,须根据不同的病情做适当的选择,并相应地配伍其他药物,不能单靠本类药物取效。如宿食停滞化热者,配清热药;大便秘结者,配泻下药;积滞中阻,气机不畅者,配行气药;湿浊阻滞而饮食不消者,配芳香化湿药;脾胃有寒者,配温中散寒药;脾胃虚弱,饮食不消者,则应以补气健脾为主,适当辅以消食药物。

山　楂

　　【别名异名】　北山楂、大山楂、红果、赤瓜实、山里红果。

　　【采集加工】　南山楂产于长江流域,以安徽、浙江、江苏的山地较多;北山楂产于 辽宁、吉林、黑龙江、山东、河南、河北、山西等地。秋后成熟采集,切片晒干,生用或炒焦用(图9-1)。

　　【性味归经】　酸、甘,微温。归脾、胃、肝经。

　　【功效应用】　①消食化积。适用于食滞不化,肉积不消,脘腹胀满,腹痛泄泻等症。②活血散瘀。适用于产后瘀阻腹痛,恶露不尽及血滞经期腹痛等症。

　　近年临床常以生山楂用于治疗高血压、冠心病及高脂血症。

　　【用量用法】　10～15克,水煎服;大剂量可至30克。

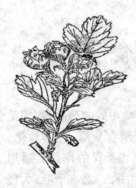

图 9-1 山楂

【使用宜忌】 脾胃虚弱者慎用。

【验方偏方】 方 1：山楂 30 克，水煎服，每日 2～3 次。活血化瘀，降低血压，降低血脂，扩张冠状动脉，改善心肌营养。适用于高血压、动脉硬化，高脂血症，冠心病，心律失常等。

方 2：山楂（炒）、麦芽（炒）、六神曲（炒）各 30 克，每日 1 剂，水煎服。降低血清胆固醇，防止动脉粥样硬化等病症。适用于高胆固醇、高三酰甘油和高 β-脂蛋白血症。

麦 芽

【别名异名】 大麦芽。

【采集加工】 全国各地均产。将大麦洗净，放缸内或盆内，加水少许，保持湿润，待发芽至 1 厘米左右，蒸后晒干，生用或炒用。

【性味归经】 甘，平。归脾、胃、肝经。

【功效应用】 ①消食和中。适用于食积不化，不思饮食，脘闷腹胀等症。②回乳。适用于妇女断乳，或乳汁郁积所致的乳房胀痛等症。

【用量用法】 10～15 克，水煎服；回乳可用至 120 克。生麦芽健脾和胃通乳，适用于脾虚食少，乳汁淤积；炒麦芽行气消食回乳，适用于食积不消，妇女断乳；焦麦芽消食化滞，脘腹胀痛。

【使用宜忌】 妇女授乳期不宜用。

【验方偏方】 方 1：炒麦芽，生山楂、六神曲各适量。每日 1 剂，水煎服。消食开胃。适用于食积停滞而致脘腹胀满，消化不良，嗳气吞酸，不思饮食等病症。

方 2：炒麦芽 120 克。每日 1 剂，水煎服，每日 2～3 次，温热服下。行气消食回乳,适用于产妇断乳,或乳汁郁积所致的乳房胀痛等症。

谷　芽

【别名异名】　栗芽、谷蘖。

【采集加工】　我国各地均产,以南方为多。将谷淘洗干净,浸清水内 2 天,滤出,倒入淘篓内,上盖湿蒲包,待发芽 1 厘米左右时,淘洗晒干,生用或炒焦。

【性味归经】　甘,温。归脾、胃经。

【功效应用】　消食和中,健脾开胃。适用于食积停滞,腹胀口臭,或脾胃虚弱,不饥食少等症。

【用量用法】　10～15 克,水煎服。炒谷芽消食;焦谷芽善化积滞。

【验方偏方】　方 1:炒谷芽、炒麦芽各 30 克。每日 1 剂,水煎服。开胃消食。适用于小儿饮食停滞,消化不良而致脘腹胀满,嗳气吞酸,不思饮食,大便不畅,头发焦枯,面色不华等病症。

方 2:焦谷芽、炒山楂、炒六神曲各 30 克。每日 1 剂,水煎服。消食和中,健脾开胃。适用于食积停滞而致腹胀腹痛,口苦口臭,面黄肌瘦等病症。

方 3:炒谷芽、山楂(炒)、神曲、薏苡仁各 30 克,厚朴、鸡内金(炒)、陈皮各 10 克。水煎服,每日 1 剂。燥湿健脾,消食除满。适用于湿阻中焦,脾胃失调而致胃脘胀满,不思饮食,恶心呕吐,嗳气吞酸,身困乏力,精神倦怠,大便溏泻等病症。

稻　芽

【别名异名】　稻蘖。

【采集加工】　我国各地均产,以南方为多。将谷淘洗干净,浸清水内两天,滤出,倒入淘篓内,上盖湿蒲包,待发芽 1 厘米左右时,淘洗晒干,生用或炒焦。

【性味归经】 甘,温。归脾、胃经。

【功效应用】 消食和中,健脾开胃。适用于食积停滞,腹胀口臭;脾胃虚弱,不饥食少等症。

【用量用法】 10~15克,水煎服。炒稻芽消食;焦稻芽善化积滞。

【验方偏方】 方1:炒稻芽、炒谷芽、炒山楂、焦神曲、炒麦芽各适量。上药共研末,为蜜丸,每丸9克。开胃消食。适用于食积停滞而致脘腹胀满,消化不良,嗳气吞酸,不思饮食等病症。口服每次1~2丸。

方2:炒稻芽、山楂(炒)各30克。每日1剂,水煎服。健脾消食。适用于脾胃虚弱而致腹胀口臭,纳少食呆,面色萎黄,倦怠乏力等症。

方3:炒稻芽、山楂(炒)、生薏苡仁各30克,苍术、厚朴、鸡内金(炒)、陈皮、甘草(制)各10克,水煎服,每日1剂。燥湿健脾,消食除满。适用于脾虚湿阻,中焦失和而致头重如裹,精神倦怠,脘腹胀满,不思饮食,恶心呕吐,嗳气吞酸,大便溏泻等病症。

莱 菔 子

【别名异名】 萝卜子。

【采集加工】 各省均产,以河南产者为佳。夏季采收,打下种子,晒干。用时,炒至微焦,碾碎用。

【性味归经】 辛、甘,平。归脾、胃、肺经。

【功效应用】 ①消食除胀。适用于食积不化,中焦气滞,脘腹胀满,嗳腐吞酸,或腹痛泄泻,泻而不畅等症。②下气化痰。适用于痰涎壅盛,气喘咳嗽痰多属于实证者。

【用量用法】 6~10克,水煎服。

【使用宜忌】 本品能耗气,气虚及无食积痰滞者慎用。

【验方偏方】　方1:莱菔子、山楂(炒)、六神曲(焦)、麦芽(炒)各30克。每日1剂,水煎服。健胃消食,化积通便。适用于食积停滞胃肠,消化不良而致脘腹胀满,嗳气呃逆,烧心吐酸,纳少乏力等病症。

方2:莱菔子、山楂(炒)、菊花。炼蜜丸,每丸9克。每次1~2丸,每日2~3次,温开水送下。降压降脂,通便开胃。适用于痰浊上蒙而致高血压病,高脂血症,冠心病等,症见头痛头晕,头重如裹,面红目赤,心烦耳鸣,大便干结等病症。

方3:莱菔子、山楂(炒)、麦芽(炒)、六神曲(炒)各30克。每日1剂,水煎服。消食除满,通便开胃。适用于消化不良,疳积食积,饮食减少,身倦乏力,面黄肌瘦等。

鸡 内 金

【别名异名】　鸡肫胫、鸡肫皮、鸡黄皮。

【采集加工】　全国各地均产,于宰鸡时剥取,洗净,晒干,置干燥处,生用或炒用。

【性味归经】　甘,平。归脾、胃、小肠、膀胱经。

【功效应用】　①运脾消食。适用于消化不良,食积不化,以及小儿疳积等症。②固精止遗。适用于遗尿,遗精等症。

【用量用法】　3~10克,水煎服。研末服,每次1.5~3克,效果比煎剂好。

【验方偏方】　方1:鸡内金适量。为散剂。口服,每次5~10克,每日3次,1岁以内小儿酌减,温开水调服。消食化积,健脾开胃。适用于脾胃虚弱,消化不良,疳积食积,饮食减少,身倦乏力,面黄肌瘦。

方2:鸡内金、枳实、生山楂、六神曲(焦)、麦芽(炒)各适量。炼蜜为丸,每丸9克。口服1次1~2丸,小儿酌减。开胃消食。适用于食积停滞,脘腹胀满,消化不良,嗳气吞酸,不思饮食等病症。

方 3：鸡内金、益智仁各 10 克。每日 1 剂，水煎服，每日 2～3 次。适用于小儿遗尿，男子遗精，女子带下症等。

方 4：鸡内金(炒)、薏苡仁、六神曲(炒)各 30 克，苍术(炒)、厚朴、陈皮各 10 克。水煎服，每日 1 剂，每日 2～3 次。燥湿健脾，消食除满。适用于湿阻中焦，脾胃不和，脘腹胀满，不思饮食，恶心呕吐，嗳气吞酸，大便溏泻等病症。

白萝卜

【别名异名】 莱菔、萝蔔。

【性味归经】 辛、甘、凉。入肺、胃经。

【功效应用】 ①健脾运食。适用于脾运失健，食积内停，脘腹胀满。②养胃生津。用于肺胃热盛而致消渴口干，烦躁等。③润肺止咳。用于肺燥咳嗽，声嘶音哑等。

【用量用法】 30～60 克，水煎服。

【使用宜忌】 ①服人参时，不宜同时服食萝卜。②素有脾胃虚寒者，不可过量服食。

【验方偏方】 方 1：白萝卜 100 克，桔梗 10 克，水煎，吃萝卜喝汤。适用于肺燥音哑。

方 2：白萝卜 125 克，橄榄 6 克，洗净，切碎水煎服，每日 2 次，连服数日或鲜白萝卜洗净，剥去外皮，频频嚼食。适用于燥热咽痛。

方 3：白萝卜(切片)500 克，加冰糖 60 克，水煎，吃萝卜喝汤，每日 3 次，连服数日。或白萝卜 1 000 克，鸭梨(去核)1 000 克，洗净，切碎，分别以洁净的纱布绞榨取汁。将梨汁、萝卜汁放入锅中，先以文火煮沸，后以文火煎熬浓缩如膏状时，加入蜂蜜 250 克搅匀，继续加热至沸，停火，待冷装瓶备用。每次 1 汤匙，以沸水冲化。适用于肺燥咳嗽。

第十章　驱虫药

　　临床上凡以驱除或杀灭寄生虫为主要功效的药物,称为驱虫药。驱虫药主要用于肠道寄生虫病,如蛔虫、蛲虫、绦虫、钩虫等。肠道寄生虫病患者,每见腹痛腹胀,呕吐涎沫,不思饮食,或善饥多食,嗜食异物,肛门、耳、鼻瘙痒,面色萎黄,形体消瘦。小儿则虫积成疳。如寄生虫感染较轻,则上述症状不明显,只有大便检查时才能发现。服用驱虫药,能从根本上得到治疗。此外,应用本类药物时,须根据寄生虫的种类,患者体质的强弱、证情的缓急等不同,分别选用和配伍适当的药物。如大便秘结者,配泻下药;饮食积滞者,配消导药;脾胃虚弱者,配健脾和胃;体质虚弱者,可先补后攻,或攻补兼施;虫证腹痛较剧时,通常以安虫为主,在疼痛缓解之后,再行驱虫。

　　中药驱虫药的特点:①药力不及西药驱虫药强,但毒性和不良反应较小。②药效不及西药快,但药效较持久。③部分驱虫药兼有健胃作用,作用较全面。

　　驱虫药应用过程中应注意:①每日可服1次或2～3次。宜于早晚空腹时服,使药力较易作用于虫体,能充分发挥驱虫作用。②部分药物具有毒性,必须时时注意剂量。体质虚弱者,应当慎用。

使君子

　　【别名异名】　君子仁、史君子、留求子、索子果、冬君子。

　　【采集加工】　产于四川、福建、广东、广西等地,四川产量最多,福建质量最佳。10月采果,晒干。用时去壳取仁,生用或炒用

（图 10-1）。

【性味归经】 甘,温。归脾、胃经。

【功效应用】 杀虫消积。适用于蛔虫病,及小儿疳积。

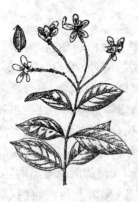

图 10-1 使君子

【用量用法】 6～10 克,水煎服。炒香嚼服,小儿每岁每日 1～1 粒半,总量不超过 20 粒。

【使用宜忌】 大量服用能引起呃逆、眩晕、呕吐等反应;与茶同服,亦能引起呃逆。一般在停药后即可缓解,必要时可对症用药。

【验方偏方】 方 1:使君子仁(炒)、鸡内金(炒)、槟榔、雷丸、芡实、甘草(制)各适量。共为散剂。口服,1 次 3 克,1 日 1 次。消积杀虫,健脾开胃。适用于小儿疳积虫积,不思饮食等病症。

方 2:使君子仁(炒)、枳实各 10 克,鸡内金 30 克。水煎服,每日 1 剂。杀虫消积。适用于饮食不洁而致蛔虫病,及小儿疳积等病症。

苦 楝 皮

【别名异名】 楝皮、楝根木皮、双白皮。

【采集加工】 全国大部分地区均产,全年可以采收,但以春末夏初采收最宜,剥取根皮,去粗皮,晒干,生用。

【性味归经】 苦,寒;有毒。归脾、胃、肝经。

【功效应用】 ①杀虫。适用于蛔虫病、钩虫病、蛲虫病等。②疗癣。外用于头癣,疥疮。

【用量用法】 6～15 克(鲜品加倍),水煎服。外用适量,研末醋调涂患处,适用于疥癣。

【使用宜忌】　本品有一定毒性,不宜持续和过量服用。体虚者慎用;肝病患者忌用。

【验方偏方】　方1:苦楝皮、槟榔各15克。水煎服,每日1剂。清肝杀虫通便。适用于蛔虫病、钩虫病、蛲虫病等。

方2:苦楝皮适量,研末,醋调涂患处,每日1～2次。清热除湿疗癣。适用于湿润上攻、湿热内蕴肌肤而致头癣,疥疮等病症。

槟　榔

【别名异名】　大腹子、海南子、槟榔子、大白、榔玉、青仔、大腹槟榔。

【采集加工】　原产于热带地区,我国以广东、海南等地为多。农历10～11月采摘其黄熟果实,用沸水潦过,去其果壳,太阳曝晒至干。将原药用清水浸泡,切片或碾碎用(图10-2)。

【性味归经】　辛、苦,温。归胃、大肠经。

【功效应用】　①驱虫。适用于绦虫病及姜片虫、钩虫、蛔虫、蛲虫等多种肠寄生虫病。②行气消积。适用于食积气滞,腹胀便秘,以及泻痢后重等症。③利水化湿。适用于水肿,脚气肿痛等症。

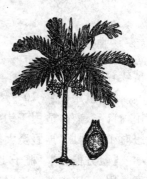

图10-2　槟榔

【用量用法】　6～15克,水煎服;单用杀绦虫、姜片虫时,可用60～120克。焦槟榔长于消食导滞。

【使用宜忌】　脾虚便溏者不宜服用。

【验方偏方】　方1:槟榔、使君子仁(炒)、鸡内金(炒)、雷丸、枳实各适量。共为散剂。口服,每次3克,每日1次。健脾和胃,消积杀虫。适用于小儿疳积、虫积,消化不良,腹痛腹胀,不思饮食等。

方 2：槟榔、大腹皮、玉米须各 30 克。水煎服，每日 1 剂。利水化湿。适用于湿热内盛而致水肿，腹胀腹水，脚气水肿等症。

榧　子

【别名异名】　彼子、榧实、玉榧、木榧。

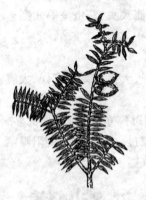

图 10-3　榧子

【采集加工】　野生或栽培，主产于浙江、湖南、湖北等地。农历 11 月左右，采摘成熟的果子，趁鲜时剥去种皮或堆积一处，盖上废草，使外部种皮腐烂后，再冲洗干净，晒干。用时去壳，取种子生用或炒用（图 10-3）。

【性味归经】　甘，平。归肺、大肠经。

【功效应用】　杀虫。适用于钩虫、绦虫、蛔虫等多种肠寄生虫病。此外，本品尚能润肺止咳，可适用于肺燥咳嗽证情较轻者。

【用量用法】　10～15 克，炒熟去壳，取种仁嚼服；亦可连壳生用，打碎入煎。适用于钩虫病，每日用 30～40 个，炒熟去壳，在空腹时 1 次嚼服，连服至大便虫卵消失。

【验方偏方】　榧子 10～15 克，炒熟去壳，取种仁嚼服；亦可连壳生用，打碎入煎。连服至大便虫卵消失。润肺止咳杀虫。适用于钩虫病，绦虫病、蛔虫病等多种肠寄生虫病。

南 瓜 子

【别名异名】　南瓜仁、白瓜子、金瓜米。

【采集加工】　我国各地均产。使用南瓜时，收集种子，晒干，临用时去壳，捣碎，生用或炒熟用。

【性味归经】　甘,平。归胃、大肠经。

【功效应用】　杀虫。适用于绦虫病,蛔虫病等。此外,本品尚可用于血吸虫病。

【用量用法】　60～120克,连壳或去壳研细粉,用凉开水调服。

【验方偏方】　南瓜子60～120克。连壳或去壳后研细粉用凉开水调服。通便杀虫。适用于湿热内蕴肠道而致绦虫病,蛔虫病等。

芜　荑

【别名异名】　臭芜荑、芜荑仁、山榆子、大果榆糊。

【采集加工】　山西太原、河北及东北各地均产。春末夏初,将果实及花叶采后,加工制成糊状,又是混入少部分泥土,经数日,则果实与花叶腐烂并发酵,制块,晒干生用。

【性味归经】　辛,苦,温。归脾、胃经。

【功效应用】　杀虫消疳。适用于虫积腹痛,以及小儿疳积泄泻等症。

【用量用法】　3～10克,水煎服。

【验方偏方】　芜荑、槟榔各10克。水煎服,每日1剂。除湿杀虫,通便消疳。适用于湿热内蕴而致虫积腹痛,以及小儿疳积泄泻等症。

贯　众

【别名异名】　管仲、贯仲、凤尾草、蕨微菜根。

【采集加工】　多生长在阴坡林下或山沟中,全国各地皆产。春秋采挖削去叶柄、须根,晒干即得。生用或炒炭用(图10-4)。

【性味归经】　苦,微寒。归肝、脾经。

【功效应用】　①杀虫。适用于多种肠寄生虫病。②清热解毒。适用于风热感冒,温热斑疹,以及疟腮等病症。③止血。适用于吐血、衄血、便血,以及崩漏下血等症。

【用量用法】 10～15克,水煎服。用以驱虫及清热解毒,宜生用;用以止血,宜炒炭用。

【使用宜忌】 孕妇慎用。

【验方偏方】 方1:贯众15克,防风10克。水煎服,每日1剂。清热解毒。适用于风邪上受而致伤风,感冒及流行性感冒。

方2:贯众15克,黄皮、三叉苦、大青叶各10克。水煎服,每日1剂。清热解毒,散寒止咳,抗过敏。适用于各类型感冒。

方3:贯众9克,金银花6克,甘草3克。水煎服(或代茶饮)。每日1剂,连服7日,清热解毒防病,可预防流行性感冒。

方4:贯众、大青、板蓝根各9克。水煎,徐徐服。每日1剂,连服7日,清热解毒防病,可预防治疗流行型脑膜炎等病症。

方5:贯众炭15克,小蓟9克。每日1剂,水煎服。清热止血。适用于女子功能性子宫出血,或崩漏、或月经不调等病症。

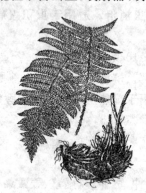

图10-4 贯众

第十一章　止血药

　　临床上凡以制止机体出血为主要功效的药物,称为止血药。止血药有促进血液凝固,制止出血的功效。适用于各种出血病证,如咯血、衄血、吐血、便血、尿血、月经过多、崩漏、紫癜,以及外伤出血等。根据止血药的特点,有凉血止血,收敛止血,化瘀止血,温经止血等不同作用。有的药物习惯炮制炭用,因炭性收敛,故有止血的作用。古有"红见黑则止"之说。但不应一概而论。

　　应用本类药物时,须根据不同病情,从整体出发,选择适宜的药物,并作相应的配伍。止血不能单靠止血药,还要针对出血原因进行治疗。如血热妄行的出血,应选用凉血止血药并配伍清热凉血药;阳虚不能温经,应与温阳益气药合用;阴虚阳亢,宜与养阴潜阳药合用;气虚不能摄血,当与补气药合用。

　　在使用凉血止血和收敛止血药时,必须注意有无瘀血,若有瘀血未尽者,可酌加活血祛瘀药同用,以免留瘀之弊。

大　蓟

　　【别名异名】　大蓟草、千针草、刺蓟、马刺草、大刺儿菜。

　　【采集加工】　生于山坡、荒地、田间、路旁。全国各地均产。夏秋间当花开放时采割,去杂,切段晒干,生用或炒炭用(图 11-1)。

　　【性味归经】　甘、苦,凉。归心、肝经。

　　【功效应用】　①凉血止血。适用于血热所致的咯血、衄血、崩漏、尿血等止血。②散瘀消痈。适用于疮痈肿毒。

　　【用量用法】　10～15 克(鲜品 30～60 克),水煎服。外用适

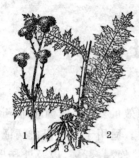

图 11-1 大蓟

1. 花枝　2. 茎叶　3. 根

量,捣敷患处。

【使用宜忌】 脾胃虚寒而无瘀滞者忌服。

【验方偏方】 方1:大蓟10克,槐花15克,每日1剂,水煎服。清热凉血,活血止血。适用于血热旺行所致的咯血、衄血、崩漏、尿血等病症。

方2:鲜大蓟适量。捣敷患处,每日1～2次。解毒消痈,活血散瘀。适用于热毒内盛而致皮肤疮痈肿毒、痤疮湿疹等病症。

小 蓟

【别名异名】 刺儿菜、青刺蓟、干针草、刺蓟菜、青青菜。

【采集加工】 生于田间、山野、路旁,各地均产。夏秋季当花开放前采收,切段晒干,生用或炒炭用(图11-2)。

【性味归经】 甘,凉。归心、肝经。

【功效应用】 ①凉血止血。适用于血热妄行所致的咯血、衄血、吐血、尿血及崩漏等症。②解毒消痈。适用于热毒疮痈。

【用量用法】 10～15克(鲜品30～60克),水煎服。外用适量。

【验方偏方】 方1:小蓟15克,地黄9克,赤芍、黑蒲黄各6克,淡竹叶3克,滑石12克,生甘草3克,木通3克。每日1剂,水煎服。利湿清热止血。适用于湿热内盛,血热妄行而致吐血,咯血,

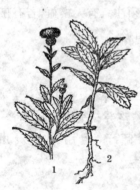

图 11-2 小蓟

1. 植株上部　2. 植株下部

尿血等病症。

方2：小蓟30克。每日1剂，水煎服。清肝除湿。适用于传染性肝炎等病症。

地　榆

【别名异名】　黄瓜香、玉札、紫地榆。

【采集加工】　生于山野阴坡，各省均有分布。春、秋季采挖，去净秧苗、芦头、枯朽老根及泥土，洗净，切片晒干，生用或炒炭用（图11-3）。

【性味归经】　苦、酸，微寒。归肝、胃、大肠经。

【功效应用】　①凉血止血。适用于咯血、衄血、吐血、尿血、便血、痔血及崩漏等症。尤适宜于下焦血热所致的便血、痔血等。②解毒敛疮。外用于烫伤，湿疹，皮肤溃烂等症。

【用量用法】　10～15克，水煎服。外用适量。

【使用宜忌】　对于大面积烧伤，不宜使用地榆制剂外涂，以防本品所含水解性鞣质被身体大量吸收而引起中毒性肝炎。

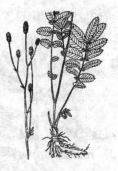

图11-3　地榆

【验方偏方】　方1：地榆15克，牡丹皮、槐花、枳壳各10克，水煎服，每日1剂。清热止血。适用于内外痔疾，肛门坠痛，大便下血等病症。

方2：地榆（炭）、黄白、大黄、海蛤壳（煅）、生石膏、冰片各适量，为散剂。外用，以香油调敷患处，每日2次。清解火毒，消炎止痛。适用于水火烫伤，皮肤红肿疼痛，起疱流水等病症。

方3：地榆15克。每日1剂，水煎服。清热凉血止血。适用于十二指肠溃疡出血等病症。

方4:生地榆适量。焙焦为末,香油或花生油调敷伤处,每日1～2次。清热解毒。适用于烧伤,烫伤。

方5:地榆、生大黄等量。共为末,油调敷,每日1次。适用于烧伤,烫伤等。

紫　珠

【别名异名】　紫珠草、紫荆、止血草。

【采集加工】　多生于山沟、河旁、林边等湿润处,黄河流域及长江流域均有出产。春夏采叶及嫩枝,晒干备用。用时洗净,切段晒干,生用(图11-4)。

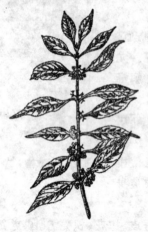

图11-4　紫珠

【性味归经】　苦、涩,凉。归肝、肺、胃经。

【功效应用】　①收敛止血。适用于衄血、咯血、吐血、尿血、便血、崩漏及牙龈出血、外伤出血等症。尤宜于胃出血之症。②解毒疗疮。适用于烧伤及疮痈中毒等症。

【用量用法】　10～15克,水煎服;研末服,每次1.5～3克。外用适量。

【验方偏方】　方1:鲜紫珠叶适量。捣烂,敷伤处;或紫珠叶(焙干)研面,撒伤处包扎。收敛止血。适用于外伤出血等病症。

方2:紫珠叶9克(鲜品15克),鸡蛋清2个。每日1剂,前味水煎,取汁,冲鸡蛋清服。收敛清热止血。适用于肺胃蕴热而致咳嗽咯血,大便下血,妇女血崩等病症。

方3:紫珠叶适量。研细面,每次1.5～6克,开水冲服,每4小时1次。适用于血热旺行而致胃肠出血,呕血,下血,溃疡出血,食管静脉曲张破裂大出血,鼻出血,牙龈出血等病症。

方4:紫珠叶或嫩茎适量。煎水,洗患处,每日1~2次。解毒疗疮,收敛止血。适用于痈疽肿毒等病症。

白茅根

【别名异名】　茅根、茅草根、白花茅根、丝毛草根。

【采集加工】　自生于山坡及路旁,全国均产。春、秋季均可采挖,出土后除去地上部分及叶,洗净,晒干。用时水略洗,切段晒干,生用、炒炭用,或采用鲜品(图11-5)。

【性味归经】　甘,寒。归肺、胃、膀胱经。

【功效应用】　①凉血止血。适用于血热妄行所致的衄血、咯血、吐血、尿血等症。②清热利尿。适用于热淋,小便不利,水肿及湿热黄疸等症。

【用量用法】　15~30克(鲜品30~60克),水煎服。以鲜品为佳。

【验方偏方】　方1:白茅根适量。每日1剂,水煎服。清热利尿,凉血止血。适用于热证吐血、衄血、尿血证,或急性传染性肝炎等病症。

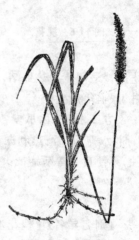

图 11-5　白茅根

方2:白茅根、西瓜皮各30克,玉米须9克,赤小豆12克。每日1剂,水煎服。清热利尿。适用于急性肾炎,水肿,小便黄少等病症。

槐　花

【别名异名】　槐蕊。

【采集加工】　野生或栽培,全国各地均产。秋初槐树开花时采收,拣净枝、叶,晒干(图 11-6)。

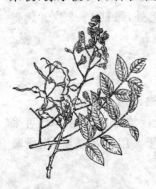

图 11-6　槐花

【性味归经】　苦,微寒。归肝、大肠经。

【功效应用】　凉血止血。适用于血热所致的各种出血症。尤宜于大肠火胜,湿热郁结引起的便血、痔血等下部出血症。此外,本品生用能降血压及改善毛细血管的脆性,故近年临床又常适用于高血压病。

【用量用法】　5～10 克,水煎服。

【验方偏方】　方 1:槐花、白茅根适量。每日 1 剂,水煎服。清热利湿,凉血止血。适用于湿热郁结,血热妄行所致便血、吐血、咯血、衄血、血淋、尿血等病症。

方 2:槐花、西瓜皮各 30 克,玉米须 9 克,赤小豆 12 克。每日 1 剂,水煎服。清热利尿。适用于慢性高血压,眼底出血,腰痛水肿,小便黄少等病症。

槐　米

【别名异名】　槐花米。

【采集加工】　野生或栽培,全国各地均产。夏季槐花蕾形成时采收,及时干燥,除去枝、梗及杂质,生用、炒黄或炒炭用。

【性味归经】　苦,微寒。归肝、大肠经。

【功效应用】　凉血止血。适用于血热所致的各种出血证。尤适宜于大肠火胜,湿热郁结引起的便血、痔血等下部出血证。

【用量用法】　5～10 克,水煎服。

【验方偏方】　槐米、地榆、当归、防风各 10 克。每日 1 剂,水煎服。清热凉血止血。适用于湿热下注而致肠风下血、血痢、痔疮出血等病症。

槐　角

【别名异名】 槐实、槐子、槐豆、槐连豆。

【采集加工】 野生或栽培,全国各地均产。冬季果实成熟时采收,去掉果柄及杂质,晒干,多为蜜制用。

【性味归经】 苦,寒。归肝、胆、大肠经。

【功效应用】 凉血止血。适用于血热所致的痔血、便血、血痢、崩漏等症。

【用量用法】 5~10 克,水煎服。

【验方偏方】 方1:槐角、地榆、当归、防风、枳壳各适量。每日 1 剂,水煎服。疏风凉血。适用于肠风下血、血痢、痔疮出血。

方2:槐角15 克,栀子、龙胆草、黄连各 6 克。每日 1 剂,水煎服。清肝泻火明目。适用于肝火上攻而致头昏头痛,两目红赤,迎风流泪等病症。

侧 柏 叶

【别名异名】 柏叶、丛柏叶。

【采集加工】 全国各地均有栽培或野生。随时均可采收,将嫩枝叶剪下,晒干。用时切段,生用或炒炭用(图 11-7)。

【性味归经】 苦、涩,微寒。归肺、肝、大肠经。

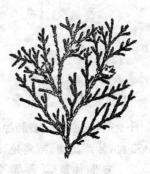

图 11-7 侧柏叶

【功效应用】 ①凉血止血。适用于血热妄行所致咯血、吐血、衄血、尿血、崩漏等症。②祛痰止咳。适用于咳嗽痰多之症。以肺热者为宜。③生发乌发。适用于血热脱发,须发早白之症。

【用量用法】　5～15 克,水煎服。外用适量。

【验方偏方】　方1:侧柏叶、白茅根各30克。每日1剂,水煎服。清肺凉血止血。适用于肺经血热妄行所致咯血、吐血、衄血、尿血、崩漏等症。

方2:侧柏叶、何首乌各适量。每日1剂,水煎服。补肝养肾,养发乌发。适用于肝肾阴虚,或血热内盛而致脱发,须发早白等。

仙 鹤 草

【别名异名】　龙牙草、脱力草、狼牙草、瓜香草、黄龙尾。

【采集加工】　生于山坡荒地,全国皆产。夏季枝叶茂盛,开花时采割,去净杂草及老根,晒干。用时水淋,闷润,切段,晒干,生用(图11-8)。

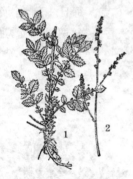

图 11-8　仙鹤草
1. 植株下部　2. 植株上部

【性味归经】　苦、涩,平。归肺、肝、脾经。

【功效应用】　①收敛止血。适用于咯血、吐血、衄血、尿血、便血及崩漏等症。②止痢。适用于腹泻,痢疾。

此外,近年适用于滴虫阴道炎所致的阴部时痒之症。可煎浓汁冲洗阴道,有杀滴虫之功效。

【用量用法】　5～15 克,大剂量30～60 克,水煎服。外用适量。

【验方偏方】　方1:仙鹤草适量。每日1剂,水煎服。清肺凉血。适用于肺热内蕴而致咳嗽痰中带血,咯血,牙龈出血,或痔疮出血等病症。

方2:仙鹤草、茜草、藕节各适量。每日1剂,水煎服。清热凉血。适用于血热妄行所致吐血、咯血、尿血、便血、血崩等病症。

方3:仙鹤草适量。研细面,撒患处。每日2～3次。收敛止血。适用于止外伤出血。

白　及

【别名异名】　甘根、白根、白给、白及子、羊角七。

【采集加工】　生于山野草丛潮湿处,主产于贵州、四川、湖南、河南、浙江、陕西等省。秋末冬初采挖,除去地上茎叶及须根,洗净,用水煮至透心,撞去外皮,晒干或烘干,或趁鲜切片干燥,生用、磨粉或炒炭用(图 11-9)。

【性味归经】　苦、甘、涩、微寒。归肺、肝、胃经。

【功效应用】　①收敛止血。适用于肺胃损伤所致咯血、吐血,以及外伤出血等症。

②消肿生肌。适用于疮痈肿毒,手足皲裂等症。

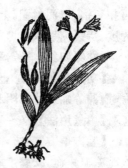

图 11-9　白及

【用量用法】　3～10 克,水煎服;研末服,每次 1.5～3 克。外用适量。

【使用宜忌】　反乌头,忌同用。

【验方偏方】　方 1:白及、何首乌(制)、土鳖虫,水蜜丸。口服,每次 9 克,每日 3 次。养阴补肺止血。适用于肺结核空洞,肺出血等病症。

方 2:白及适量。为散剂。口服,每次 10 克,每日 3 次。润肺止咳,化瘀止血。适用于肺经血热妄行所致肺结核,慢性气管炎,肺气肿,支气管哮喘等引起的咳嗽,咯血等病症。

方 3:白及 60 克,核桃仁 9 克,猪肺 1 具。前 2 味研面,同猪肺一起煮熟,吃猪肺,每日 1 次。清热解毒消痈。适用于风热蕴肺而致肺痈等病症。

方 4:白及 9 克,豆腐 250 克。共炖熟,去白及,吃豆腐,每日 1

次。清热解毒,化痰止咳。适用于肺结核、矽肺等病症。

方5:白及、煅石膏各等量。研细面,撒伤处,或白及适量研细面,对入黄酒服,每服3～6克,每日1～2次。收敛止血,消肿生肌。适用于跌仆损伤而致皮肤、肌肉、筋腱创伤等病症。

血余炭

【别名异名】 血余、乱发、人发灰。

【采集加工】 收集健康人之头发,洗净晒干,装入锅内,上面再扣一锅,以泥封固,上锅底贴一白纸条,用大煅至白纸呈焦黄色为度,待锅凉后取出即得。原药研碎入丸、散及汤剂。

【性味归经】 苦,平。归肝、胃经。

【功效应用】 ①止血散瘀。适用于衄血、吐血、咯血、血淋、便血、崩漏等症。②补阴利尿。适用于小便不利等症。

【用量用法】 6～10克,水煎服;研末服,每次1.5～3克。

【验方偏方】 方1:血余炭适量。研为末,每服3克,每日3次。凉血止血,祛腐生肌。适用于血热妄行所致溃疡病少量出血,或内痔出血等病症。

方2:血余炭适量。研为末,每次3克,米汤送服,每日2次。养阴润肺止血。适用于肺胃阴虚而致慢性声带炎,声音嘶哑等病症。

三 七

【别名异名】 田三七、金不换、旱三七、参三七、山漆、田七。

【采集加工】 多为栽培,主产于云南、广西等地。秋末冬初,选择3～5年的植株,挖出根部,除去须根及地上部分,洗净晒干备用。制成粉剂或磨汁冲服(图11-10)。

【性味归经】 甘、微苦,温。归肝、胃经。

【功效应用】 ①化瘀止血。适用于人体内外各种出血。对创

伤出血,可研末外敷。②活血定痛。适
用于跌打损伤,瘀滞肿痛。

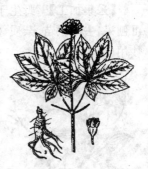

图 11-10　三七

此外,近年本品用于冠心病心绞痛,
有一定疗效。

【用量用法】　3～10克,水煎服;研
粉吞服,每次1～1.5克。外用适量。

【使用宜忌】　血虚无瘀者忌服;孕
妇慎用。

【验方偏方】　方1:三七5克,黄芪
30克,郁金、桂枝各10克。每日1剂,水
煎服。活血消栓,温经通络。适用于痰
瘀气滞而致血脂增高,脑血栓形成,脑动脉硬化,精神呆滞,言语迟
涩等。

方2:三七、乌鸡、当归各适量,炼蜜为丸,每丸9克。口服,每
次1丸,每日2～3次。补益气血。适用于气血虚弱而致心悸气
短,神疲乏力,腰膝酸软等病症。

方3:三七5克,红花30克,川芎10克。每日1剂,水煎服。
活血祛瘀,舒胸止痛。适用于气滞血瘀,血脉失养而致冠心病、心
绞痛,心律失常等病症。

方4:三七、延胡索、香附(制)、丹参、牡丹皮各适量。制成胶
囊剂,每粒0.34克。口服,每次3～4粒,每日3次,温开水送下。
活血化瘀,理气止痛。适用于急性扭伤,挫伤,气滞瘀血而致皮肤、
软组织肿痛,活动不便等病症。

方5:三七、白芷、姜黄各等量。研末,每服6克。每日2～3
次。活血化瘀,解毒止痛。适用于疗毒痈肿,瘀胀作痛等病症。

茜　草

【别名异名】　茜草根、血见愁、红茜根、活血草。

【采集加工】 野生于山坡,土埂,全国各地均产。春、秋季均可刨采,去净秧苗、杂质、泥土,晒干。用时洗净,切段晒干,生用或炒用(图 11-11)。

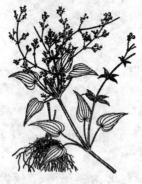

图 11-11 茜草

【性味归经】 苦,寒。归肝经。

【功效应用】 ①凉血止血。适用于血热所致的吐血、衄血、便血、血痢及崩漏等症。②活血祛瘀。适用于血滞经闭,跌打损伤,瘀滞作痛及痹证关节疼痛等症。

【用量用法】 5～10 克,水煎服。行血生用;止血炒炭用。

【使用宜忌】 脾胃虚寒及无瘀滞者忌用。

【验方偏方】 方1:茜草 120 克,乌梅肉 60 克。共研细末,炼蜜为丸,每服 9 克,白开水送下,每日 2 次。清热润肺,凉血止血。适用于咳嗽痰中带血等病症。

方2:茜草、白茅根、大蓟、小蓟各 9 克。每日 1 剂,水煎服。凉血止血解毒。适用于血热妄行所致吐血,衄血,小便淋痛带血等病症。

方3:茜草 9 克,地榆炭 12 克,椿根白皮 15 克,苦参 9 克。每日 1 剂,水煎服。散瘀除湿,凉血止血。适用于气血阻滞,湿热下注而致血痢,肠风下血,痔漏出血等病症。

方4:茜草 12 克,艾叶炭 6 克,血余炭 3 克。每日 1 剂,水煎服。凉血止血。适用于血热妄行所致子宫出血等病症。

蒲 黄

【别名异名】 蒲棒粉、蒲厘花粉、蒲草黄。

【采集加工】 生于池沼及河畔。我国除新疆外,各省区均产。

芒种至小暑时,剪下蒲棒顶端的雄花序晒干,碾碎,除去花序轴及杂质,筛取黄色细粉,生用或炒炭用(图 11-12)。

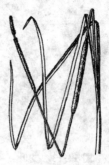

【性味归经】　甘,平。归肝、心包经。

【功效应用】　①收涩止血。适用于咯血、衄血、吐血、尿血、便血、崩漏及创伤出血等症。②行血祛瘀。适用于心腹疼痛,产后瘀痛,痛经等症。

此外,本品生用还有利尿作用,适用于血淋涩痛之症。

【用量用法】　3～10 克,包煎。外用适量。

图 11-12　蒲黄

【使用宜忌】　生蒲黄有收缩子宫作用,故孕妇忌服。但可适用于产后子宫收缩不良的出血。

【验方偏方】　方 1:蒲黄(炭)、当归(炭)、大黄(炭)、槐花(炭)、阿胶(炒)。共为蜜丸,每丸 9 克。口服,每次 1 丸,每日 2次。清热凉血,收涩止血。适用于血热妄行所致吐血、衄血、便血、尿血、妇女崩漏下血等病症。

方 2:生蒲黄为散剂。每次 10 克,每日 3 次,开水冲服。活血化瘀,通络止痛。适用于气血瘀阻而致冠心病、高血压病、高脂血症。有改善冠状动脉血流量,增强心肌营养,降低血脂等作用。

艾　叶

【别名异名】　蕲艾、艾蒿、香艾、灸草、黄草。

【采集加工】　多为野生,我国各地均产。夏秋季花未开,叶盛时采收。一般将叶摘下晒干或阴干即可。亦有连枝割下,扎成小把,晒干后再捆成大捆。生用,炒炭或捣绒用(图 11-13)。

【性味归经】　苦、辛,温。归肝、脾、肾经。

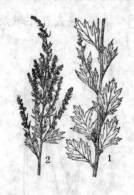

图 11-13 艾叶
1. 植株中下部一段
2. 植株上部(示花序)

【功效应用】 ①温经止血。适用于下焦虚寒,月经过多,妊娠下血,崩漏等症。②散寒止痛。适用于妇女经寒不调,少腹冷痛,宫寒不孕等症。

此外,本品煎汤外洗,可适用于皮肤湿疹瘙痒。本品捣绒制成艾条,又适用于穴位熏灸。

【用量用法】 3~10 克,水煎服。外用适量。止血宜炒炭用。

【使用宜忌】 阴虚血热者慎用。

【验方偏方】 方 1:艾叶 15 克,桂枝、当归各 10 克,温经止血。水煎服,每日 1 剂。适用于女子下焦虚寒,瘀血阻滞而致月经过多,妊娠下血,崩漏等症。

方 2:艾叶 15 克,小茴香、赤芍各 10 克,益母草 30 克。水煎服,每日 1 剂。散寒止痛,活血祛瘀。适用于妇女经寒不调,少腹冷痛,宫寒不孕等症。

方 3:艾叶适量,捣绒制成艾条,适用于穴位熏灸,每日 1~2 次。散寒温经止痛。适用于妇女下焦虚寒,风冷外袭而致月经不调,少腹冷痛,喜得温按,宫寒不孕等病症。

伏 龙 肝

【别名异名】 灶心土、灶中黄土、釜下土。

【采集加工】 为烧柴草的土灶灶内底部中心的焦黄土块。在拆修柴火灶时,将烧结的土块取下,削去焦黑部分及杂质即得。

【性味归经】 辛,微温。归脾、胃经。

【功效应用】 ①温中止血。适用于脾气虚寒,不能统血所致的吐血、衄血、便血及崩漏等,症见血色黯淡,面色萎黄,四肢不温,舌淡脉细者。②降逆止呕。适用于中焦虚寒,胃失和降所致的呕吐,以及妊娠恶阻等症。③涩肠止泻。适用于脾虚久泻。

【用量用法】　15～30克,水煎服,布袋包,先煎;或用60～120克,煎汤代水。

【验方偏方】　方1:伏龙肝30克。每日1剂,水煎服。温中和胃。适用于脾胃虚寒,胃失和降所致的呕吐,吐出清水,以及妊娠恶阻等病症。

方2:伏龙肝、生蒲黄共为散剂。口服,每次10克,每日3次。温中止血活血。适用于脾气虚寒,不能统血所致的吐血、衄血、便血及崩漏等,症见血色黯淡,面色萎黄,四肢不温,舌淡脉细等。

方3:伏龙肝、薏苡仁各30克,每日1剂,水煎服。健脾和胃,涩肠止泻。适用于脾胃两虚而致腹痛腹泻,久泻不止,或慢性结肠炎、溃疡性结肠炎等病症。

藕　节

【别名异名】　光藕节、藕节疤。

【采集加工】　秋后挖藕,在藕节两端各留5分处切下,洗净,晒八成干时装框撞去须毛,晒干后供药。

【性味归经】　甘、涩,平。归肝、肺、胃经。

【功效应用】　收涩止血。适用于衄血、吐血、咯血、尿血、便血及崩漏下血等多种出血症。

【用量用法】　10～15克,水煎服。生用止血化瘀;炒炭收涩止血。

【验方偏方】　方1:生藕节适量,水煎服,每日1剂。凉血止血化瘀。适用于肺胃蕴热而致咯血、吐血等内脏出血等病症。

方2:藕节炭、生蒲黄共为散剂。口服,每次10克,每日3次。清热凉血。适用于血热妄行,瘀血阻滞所致咳血、咯血、便血、吐血,或胃、十二指肠消化道出血,呼吸道出血等病症。

鸡冠花

【别名异名】 鸡髻花、鸡公花、鸡角枪。

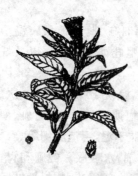

图 11-14　鸡冠花

【采集加工】 秋季花盛开时采收，除去杂质及残茎，剪成小块，晒干生用或炒炭用(图 11-14)。

【性味归经】 甘，凉。归肝、肾经。

【功效应用】 凉血止血。适用于崩漏下血，赤白带下，吐血咯血，湿热痢疾，痔疮出血等症。

【用量用法】 5～10 克，水煎服。

【验方偏方】 鸡冠花 10 克，益母草 20 克。水煎服，每日 1 剂。凉血止血化瘀。适用于女子下焦瘀血阻滞而致月经过多，妊娠下血，崩漏等病症。

百 草 霜

【别名异名】 灶突墨、灶突中尘。

【采集加工】 全国各地均产。自锅底或烟囱中轻轻扫下，拣去杂质，筛之备用。

【性味归经】 辛，温。归肝、肺、胃经。

【功效应用】 止血，消积。适用于吐血，衄血，便血，血崩，带下，泻痢，食积，咽喉口舌诸疮等。

【用量用法】 1～5 克，入丸、散剂。外用适量，研末撒或调敷。

【验方偏方】 方 1：百草霜、藕节炭、花蕊石各适量。共为细粉。口服，每次 5～10 克，每日 3 次。活血止血。适用于瘀血阻滞而致吐血、衄血、便血、崩漏等病症。

方 2：百草霜为散剂，适量外用，研末撒或调敷患处，每日 2～3 次。祛瘀活血止血。适用于外伤出血等。

第十二章　活血祛瘀药

临床上凡以通利血脉,促进血行,消散瘀血为主要功效的药物,称为活血祛瘀药,或活血化瘀药。此类药物可按其作用强弱分为和血、行血、破血3类。

活血祛瘀药味多辛,善走散,具有行血、散瘀、通经、消肿及定痛等功效。主要适用于血行失畅,瘀血阻滞瘀血证。所谓"瘀血",就是由于各种病理因素而致的血脉瘀阻,以及由此而产生的一系列证候。如血滞经闭、痛经、产后血瘀腹痛、心腹刺痛、癥瘕痞块、跌打损伤、骨折,以及痹证、痈肿疮疡等。出血而有瘀滞者,亦可用以祛瘀止血。某些活血药尚有活血通脉的作用,故现代又用于冠心病、心绞痛、血栓闭塞性脉管炎等。

形成瘀血证的原因很多,临床上较少单独使用,应作适当的配伍。如气滞导致血瘀,或因血瘀引起气滞者,常与行气药同用;因寒凝血瘀,常配伍温里药以温通经脉,消除寒证;对于有剧烈疼痛者,可选用活血行气(或止痛)双重作用的药物;至于痹证、痈肿疮疡,则应与祛风湿或清热解毒药同用;出血而有瘀血者,应恰当地处理好瘀血与止血的关系,不可一味追求活血或止血。

此外,在应用活血祛瘀药的同时,应注意人体正气的强弱。凡正气不足者,可酌情配入补虚药同用。

本类药物不宜用于妇女月经过多、血虚经闭等症。由于某些药物能催产下胎,故孕妇尤当慎用或忌用。

川　芎

【别名异名】　抚芎、西芎、京芎、贯芎、台芎。

【采集加工】 主产于四川、江西、贵州等地。二伏末至三伏初刨采,去净秧苗、泥土,晒干或烘干后,撞去须根(图 12-1)。用时浸泡闷透,切片晒干,生用或酒炙用(川芎 500 克,黄酒 150 毫升)。

【性味归经】 辛,温。归肝、胆、心包经。

【功效应用】 ①活血行气。适用于血瘀气滞,月经不调,痛经,闭经,产后瘀阻腹痛,胁肋作痛,肢体麻木,以及跌打损伤、疮痈肿痛等症。②祛风止痛。适用于头痛,风湿痹痛等症。

此外,近年又用本品治疗冠心病心绞痛及缺血性脑血管病。

【用量用法】 3～10 克,水煎服;研末吞服,每次 1～1.5 克。

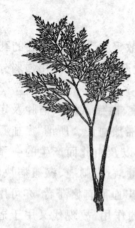

图 12-1 川芎

【使用宜忌】 本品辛温升散,凡阴虚火旺,舌红口干者不宜使用;对妇女月经过多及出血性疾病,亦不宜使用。

【验方偏方】 方 1:川芎、白芷、薄荷、荆芥穗、石膏各适量。炼蜜为丸,每丸 9 克。口服,每次 1～2 丸,每日 2 次。疏风清热,通窍止痛。适用于风热上攻而致头晕目眩,偏正头痛,鼻塞牙痛等病症。

方 2:川芎、当归、白芍、熟地黄各 9 克,桂心 6 克,莪术 9 克。每日 1 剂,水煎服。活血通络。适用于经行不畅,腹中结块作痛等病症。

方 3:川芎、当归各 10 克,艾叶、榆白皮、生蒲黄各 6 克。每日 1 剂,水煎服,黄酒为引。祛瘀活血通下。适用于胎衣不下,或胎死腹中等病症。

方 4:川芎、白芷各 9 克,细辛 3 克,羌活、防风各 9 克。每日 1

剂,水煎服。祛风胜湿止痛。适用于风寒感冒,偏正头痛等病症。

方5:川芎、苍术、天麻各9克。每日1剂,水煎服。祛风止痛。适用于风湿上蒙,阻滞脉络而致头痛头晕,天旋地转,如坐舟车,耳鸣耳聋等病症。

延 胡 索

【别名异名】　玄胡索、元胡索、延胡、元胡。

【采集加工】　喜生于沟谷、河岸、林边湿地或疏林下,主产浙江、河北、河南及内蒙古自治区等地。春季结果后,茎变黄时采挖,去秧苗泥土,将大小分开,水煮3～4分钟,至内无白心,捞出晒干。用时打碎(图12-2)。

【性味归经】　辛、苦,温。归心、肝、脾经。

【功效应用】　活血行气止痛。适用于气血凝滞所致的心腹及肢体疼痛;亦适用于疝气疼痛,行经腹痛;胸胁作痛,跌打伤痛等症。此外,治疗冠心病,有缓解心绞痛之效。

【用量用法】　3～10克,水煎服;研末服,每次1.5～3克。醋炙可加强止痛之效。

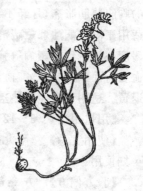

图 12-2　延胡索

【使用宜忌】　血虚无瘀及孕妇忌服。

【验方偏方】　方1:延胡索、当归、白芍、三棱、莪术、厚朴各9克,木香6克。每日1剂,水煎服。祛瘀活血,调经止痛。适用于血滞经闭,腹痛,痛经,胃痛等。

方2:延胡索、小茴香各等量。共为末,每次6克,每日2～3次,温酒送服。温肝散寒止痛。适用于肝经寒邪内聚而致疝气疼痛,少腹引痛,小腹等病症。

方3:延胡索、桂心各等量。研为末,每次6克,每日2次,水、酒送服。祛风散寒,化瘀活血。适用于气滞血凝,寒滞血脉而致遍身关节作痛,腰膝无力等病症。

郁 金

【别名异名】 玉金、马莲、黄郁。

【采集加工】 主产于四川、浙江。11月采收,撞去须根,晒干,打碎备用。

【性味归经】 辛、苦,寒。归心、肝、胆经。

【功效应用】 ①活血行气。适用于肝气郁滞、血瘀内阻所致的胸腹胁肋胀痛,月经不调,痛经及癥瘕痞块等症。②清心解郁。适用于湿温病浊邪蒙蔽清窍,胸脘痞闷,神志不清,以及痰气壅阻,闭塞心窍所致的癫痫等病症。③凉血止血。适用于肝郁化热,迫血妄行而致的吐血、衄血、尿血及妇女倒经等兼有瘀滞者。④利胆退黄。适用于肝胆湿热蕴蒸,黄疸尿赤等症。现又适用于胆石症。

【用量用法】 6～12克,水煎服。

【使用宜忌】 《十九畏歌》说:"丁香莫与郁金见",用当注意。孕妇慎用。

【验方偏方】 方1:郁金9克,柴胡6克,白芍、当归、牡丹皮、香附、黄芩各9克,栀子6克,白芥子9克。每日1剂,水煎服。疏肝理气,开郁止痛。适用于肝气郁滞,血气不畅,经前腹痛,胸胁胀痛,亦适用于肝胃气痛等病症。

方2:郁金9克,降香6克,豆豉、栀子、枳壳、桔梗各9克。每日1剂,水煎服。清肝利湿活血。适用于湿温困脾而致胸痞不舒,口苦口干,善太息,失眠健忘,神志不清等病症。

方3:郁金、大黄各9克,生地黄12克,赤芍、牡丹皮各9克,栀子6克,生蒲黄9克,怀牛膝18克。每日1剂,水煎服。清热泻火,凉血活血。适用于血热妄行所致月经不调,或吐血、衄血等病症。

方4:郁金、白矾各等量。共为水丸,每服6克,每日3次。化瘀祛痰,开窍醒脑。适用于痰热上攻而致癫痫,惊狂,健忘,失眠等病症。

姜　黄

【别名异名】　宝鼎香、黄姜。

【采集加工】　主产于四川、福建、台湾、广东、广西、云南、江西、湖北等地。冬至前后采挖,洗净,煮或蒸至透心,晒干后撞去须根,用时润软,切片备用(图12-3)。

【性味归经】　辛、苦,温。归肝、脾经。

【功效应用】　破血行气,通经止痛。适用于气滞血瘀所致的胸胁疼痛,经闭腹痛,以及风湿痹痛等症。

【用量用法】　5~10克,水煎服。

【使用宜忌】　孕妇慎用。

【验方偏方】　方1:姜黄、川楝子、青皮各9克,醋白芍12克,柴胡、香附各9克,甘草3克。每日1剂,水煎服。活血行气,通经止痛。适用于气血瘀滞而致慢性肝炎、慢性胆囊炎、慢性胰腺炎等,

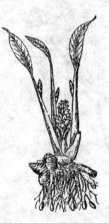

图12-3　姜黄

症见胸胁疼痛,肝区刺痛,口苦口干,嗳气呃逆等病症。

方2:姜黄9克,肉桂6克,莪术、酒白芍各9克。每日1剂,水煎服。破血行气,通经止痛。适用于血瘀气滞,血脉不通而致经闭痛经,少腹冷痛,喜得温按等病症。

方3:姜黄、桂枝各9克,老鹳草15克。每日1剂,水煎服,白酒30克为引。破血行气,通经止痛。适用于风寒湿邪外袭而致关

节痹痛,手足麻木冰凉等病症。

莪 术

【别名异名】 蓬莪术、蓬莪茂、蓬莪迷、广茂、文术、迷药。

【采集加工】 主产于广西、浙江、广东、四川、云南等地。冬至后至雨水节前采挖,洗净晒干。或每 500 克用醋 200 毫升,加水同煮至干后,取出,晒到八成干撞去须根,闷软切成顶头片,晒干备用(图 12-4)。

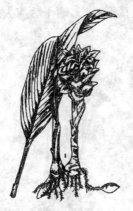

图 12-4 莪术

【性味归经】 辛、苦,温。归肝、脾经。

【功效应用】 ①破血行气。适用于气滞血瘀,经闭腹痛及癥瘕积聚等症。②消积止痛。适用于饮食不节,脾运失常,食积不化,脘腹胀满疼痛之症。

【用量用法】 3～10 克,水煎服。醋制则加强其止痛之功效。

【使用宜忌】 月经量过多及孕妇忌用。

【验方偏方】 方 1:莪术 10 克,红花 30 克。每日 1 剂,水煎服。破血行气,通经止痛。适用于血瘀气滞,血脉不通而致癥瘕积聚,经闭痛经等。

方 2:莪术 10 克,槟榔 15 克。每日 1 剂,水煎服。消积止痛。适用于饮食不节,脾运失常而致食积不化,恶心呕吐,脘腹胀满,大便干结等病症。

三 棱

【别名异名】 荆三棱、京三棱。

【采集加工】 多生于沼泽湿地,主产于江苏、浙江、河南、安徽、江西等地。秋季挖出,用刀削去外皮及须根、残茎,晒干。用时醋炒或麸皮炒用(图12-5)。

【性味归经】　苦,平。归肝、脾经。

【功效应用】　①破血行气。适用于血瘀气结,经闭腹痛,癥瘕积聚等症。②消积止痛。适用于食积气滞,脘腹胀痛。

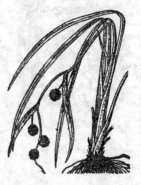

【用量用法】　3～10克,水煎服。醋炒则加强止痛之功效。

【使用宜忌】　月经量过多者及孕妇慎用。

图 12-5　三棱

【验方偏方】　方1:三棱、莪术、牡丹皮、川牛膝、大黄、延胡索各9克。每日1剂,水煎服。活血化瘀。适用于血瘀经闭,癥瘕腹痛等病症。

方2:三棱、莪术各9克,青皮、半夏各6克,麦芽9克。每日1剂,水煎服。消积活血止痛。适用于食积痰滞及癥瘕作痛等病症。

丹　参

【别名异名】　紫丹参、赤参、红根、大红袍。

【采集加工】　生于山坡及路旁、坝界等处。分布于辽宁、河北、山西、陕西、河南、浙江及长江流域各省。春、秋季刨采,去掉秧苗、杂草、须根及泥土,晒干。用时淋水,闷润切片,晒干生用(图12-6)。

【性味归经】　苦,微寒。归心、心包、肝经。

【功效应用】　①活血祛瘀。适用于血热瘀滞,月经不调,痛经经闭,产后瘀滞腹痛,心腹疼痛,癥瘕积聚,以及肢体疼痛等症。②凉血消痈。适用于疮痈肿痛。③清心除烦,养血安神。适用于热病伤营,心烦不寐,以及心悸怔忡等症。

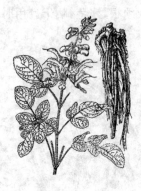

图 12-6　丹参

此外,用于治疗肝脾大及冠心病,在缩小肝脾及缓解心绞痛发作方面,皆有一定疗效。

【用量用法】　5～15 克,水煎服。酒炒可增强活血之力。

【使用宜忌】　反藜芦。

【验方偏方】　方 1:丹参适量。研为末,每次 9 克,每日 2 次,温酒冲服。活血祛瘀。适用于月经不调,产后恶露不下,腹中硬痛等病症。

方 2:丹参 24 克,当归、乳香、没药各 9 克。每日 1 剂,水煎服。活血祛瘀。适用于气血瘀滞脉络不通而致肢体疼痛,心腹刺痛等病症。近代用以治疗骨髓炎有一定疗效。

方 3:丹参 24 克,玄参 15 克,生石膏 30 克,牡丹皮 9 克,板蓝根 24 克。每日 1 剂,水煎服。清热活血,凉血祛瘀。适用于血热妄行所致血热发斑,神昏谵语,发热等病症。

方 4:丹参 12 克,紫花地丁 30 克,漏芦 12 克,全瓜蒌 30 克。每日 1 剂,水煎服。清热解毒,活血祛瘀。适用于肺胃蕴热而致乳痈肿痛,发热口渴,大便秘结等病症。

虎　杖

【别名异名】　阴阳莲、大叶蛇总管、苦杖。

【采集加工】　多生于阴湿的路旁、山沟、田边等处,长江南北各省山区、丘陵地区均有分布。秋末冬初采根洗净,切片,晒干保存。茎及叶夏季采集,一般生用(图 12-7)。

【性味归经】　苦,寒。归肝、胆、肺经。

【功效应用】　①活血通经。适用于瘀阻经闭,跌打损伤等症。

②清热利湿。适用于湿热黄疸,淋浊带下等症。③清热解毒。适用于疮痈肿毒,水火烫伤等症。④祛风止痛。适用于风湿筋骨疼痛。⑤化痰止咳。适用于肺热咳嗽。

【用量用法】　10～30克,水煎服。外用适量。

【使用宜忌】　孕妇忌服。

【验方偏方】　方1:虎杖30克。水煎服,每日1剂。清热解毒,活血散瘀,解毒。适用于肝炎,肠炎,咽喉炎,支气

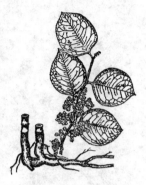

图12-7　虎杖

管炎,肺炎,急性肾炎,尿路感染等。因有降低血胆固醇作用,也可用于治疗高脂血症。

方2:虎杖、茵陈各30克,生大黄10克。水煎服,每日1剂。清热利湿。适用于湿热内蕴肝胆而致黄疸,口苦口干,淋浊带下,大便不畅等病症。

益 母 草

【别名异名】　茺蔚草、坤草、益母蒿、四棱草、月母草。

【采集加工】　生于原野、河滩草丛中与湿润处。分布于我国各地。夏秋间半花半子时,割下全草,阴干。用时闷润切段,晒干生用。果实秋季成熟时采收晒干,去净杂质,生用(图12-8)。

【性味归经】　辛、苦,微寒。归心、肝、膀胱经。

【功效应用】　①活血祛瘀。适用于血脉阻滞,月经不调,经行不畅,小腹胀痛,以及跌打损伤,瘀血作痛等症。②利尿消肿。适用于小便不利,水肿等症。

此外。本品又能清热解毒,适用于疮痈肿毒、皮肤痒疹等症。内服、外用均可。

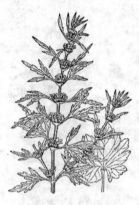

图 12-8　益母草

【用量用法】　10～15 克，水煎服；大剂量可用至 30 克。外用适量，取鲜品洗净，捣烂外敷患处。

【使用宜忌】　血虚无瘀者不宜服。

【验方偏方】　方 1：益母草、丹参各适量。共为水丸如绿豆大小。口服，每次 6 克，每日 2 次，温黄酒或温开水送下。养血调经。适用于月经不调、痛经等病症。

方 2：益母草、当归、川芎各适量。共为蜜丸，每丸 9 克。口服，每次 1 丸，每日 2 次，温黄酒或温开水送下。活血化瘀，逐瘀生新。适用于妇女经血不调，癥瘕痞块，产后血晕，恶露不尽等病症。

方 3：益母草适量。加水熬煮，去渣后，加糖浓缩成膏，每次 1 汤匙，黄酒或开水送下，每日 2～3 次。活血祛瘀。适用于胎前、产后诸疾，亦适用于跌打瘀血，月经不调等病症。

方 4：当归、赤芍各 30 克，木香、砂仁各 6 克。共为细末，益母草膏为丸。口服，每次 5 克，每日 2 次。活血祛瘀。适用于产后血滞少腹而致腹胀腹痛，月经不调，少腹硬痛等病症。

鸡血藤

【别名异名】　血风藤、三叶鸡血藤、猪血藤。

【采集加工】　野生于山岩间或原始森林中，主产于云南、广西等地，河南、四川等省亦产。秋季采收，用水洗净，浸透，放蒸笼内蒸熟切片，晒干生用。以新鲜藤取汁熬胶，切成块，名"鸡血藤胶"（图 12-9）。

【性味归经】　苦、微甘，温。归肝经。

【功效应用】　①行血补血。适用于血虚经闭,月经不调,经行不畅,痛经等症。②舒筋活络。适用于关节酸痛,手足麻木,肢体瘫痪,风湿痹痛等症。

【用量用法】　10～30克,水煎服。

【验方偏方】　方1:鸡血藤、白芷各50克,加入白酒500毫升,浸泡10日。口服,每次20毫升,早晚各服1次。活血祛瘀,舒筋。适用于气血虚弱,风湿骨痛,四肢麻木,半身不遂等病症。

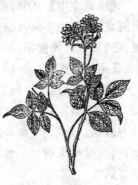

图12-9　鸡血藤

方2:鸡血藤60克,红糖30克。每日1剂,水煎分3次服。活血祛瘀。适用于女子血虚失濡而致月经错后,或经闭,腰痛酸软等病症。

方3:黄芪、鸡血藤各30克,桂枝、白芍各9克,嫩桑枝30克,炙甘草4.5克。每日1剂,水煎服。疏风活血,祛瘀止痛。适用于气血不足,营卫不调而致肢体麻木头痛,筋骨酸软无力,怕风恶冷等病症。

方4:鸡血藤30克,苏木、红花各9克。每日1剂,水煎服。活血祛瘀。适用于月经不调,行经腹痛,跌仆瘀血,红肿作痛等病症。适用于风湿痹痛,也往往与祛风湿药同用,是根据"祛风先活血"的道理,而增强疗效。

桃　仁

【别名异名】　桃核仁。

【采集加工】　我国东北、华北、华东均有出产,以湖南、湖北、山东、河南产者为佳。桃果实成熟收种仁,晒干。用时沸水过一下,去皮尖,晒干,炒黄捣烂用。

【性味归经】　苦,平。归心、肝、肺、大肠经。

【功效应用】 ①活血祛瘀。适用于瘀血阻滞,痛经经闭,产后瘀滞腹痛,癥瘕痞块,跌打损伤瘀痛,以及肺痈等病症。②润肠通便。适用于肠燥便秘。

【用量用法】 6～10克,水煎服。捣碎,入煎剂。

【使用宜忌】 孕妇忌服。

【验方偏方】 方1:桃仁、栀子、红花、白芥子、苦杏仁各适量,共为散剂。外用,以高粱酒、麦粉、鸡蛋清调匀,敷于患处,每日1次,用纱布或清洁布条包扎。散瘀活血。适用于跌打伤筋,红肿疼痛等病症。

方2:桃仁12克,归尾、红花、怀牛膝各9克。每日1剂,水煎服。活血祛瘀止痛。适用于血瘀经闭、腹痛,产后恶露不尽等。

方3:桃仁12克,大黄9克,桂枝6克,甘草4.5克。每日1剂,水煎服。清热活血,泻火祛瘀。适用于下焦热结蓄血而致少腹胀满,谵语烦渴,其人如狂等病症。

方4:桃仁、红花、乳香、归尾各9克。每日1剂,水煎服。活血祛瘀。适用于跌打损伤、瘀血作痛等病症。

方5:桃仁12克,火麻仁、杏仁、当归各9克,生地黄12克,枳壳6克。每日1剂,水煎服。养血润燥,通便祛瘀。适用于津枯血虚,大肠失濡而致大便秘结,腹胀腹痛,口苦口干,手足心热等病症。

红 花

【别名异名】 红蓝花、草红花、刺红花。

【采集加工】 河南、云南、浙江、河北、四川均有栽培。待开的花由黄变红时,早晨趁露水湿润时采摘,放席上晾干,拣去杂质,生用(图12-10)。

【性味归经】 辛,温。归心、肝经。

【功效应用】 ①活血通经。适用于瘀血阻滞,痛经经闭,产后瘀阻腹痛,以及癥瘕积聚等症。②消肿止痛。适用于跌打损伤,瘀血肿痛,以及关节肿痛等症。

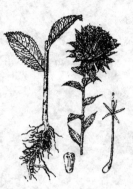

图 12-10　红花

此外,近年还适用于冠心病心绞痛、血栓闭塞性脉管炎等病的治疗。

【用量用法】　3～10 克,水煎服。

【使用宜忌】　孕妇及月经过多者忌用。

【验方偏方】　方 1:红花、肉桂、熟地黄、当归各适量。共为散剂。口服,每次 10 克,每日 2 次,温开水送下。活血化瘀。适用于产后气血阻滞,瘀血不尽而致胸腹胀闷,腰腹疼痛,关节酸痛等。

方 2:红花 30 克。每日 1 剂,水煎去渣后,加白酒 30 毫升,温服。止痛活血祛瘀。适用于妇女瘀血停滞,腹中刺痛等病症。

方 3:红花、牡丹皮、当归、炒蒲黄、荷叶各 9 克。每日 1 剂,水煎去渣后,加黄酒 30 毫升温服。活血止痛祛瘀。适用于产后血晕,儿枕作痛等病症。

方 4:红花 9 克,川乌、草乌、肉桂各 6 克。每日 1 剂,水煎去渣后,加白酒 30 毫升温服,活血祛瘀。适用于跌打损伤,瘀血作痛等病症。

五 灵 脂

【别名异名】　灵脂、寒号虫粪、寒雀粪。

【采集加工】　复齿鼯鼠之干燥粪便,以河北、河南、辽宁、陕西、甘肃等省产量为多。春季者多为溏灵脂,秋采者多为散灵脂。拣净杂质,晒干即可。入药宜用酒炒或醋炒(图 12-11)。

【性味归经】　苦、甘,温。归肝经。

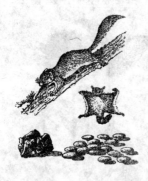

图 12-11　五灵脂

【功效应用】　①活血止痛。适用于瘀血阻滞,痛经经闭,产后瘀阻腹痛,以及胸痛、脘腹疼痛等症。②化瘀止血。适用于出血而内有瘀滞的病症,如妇女崩漏经多,色紫多块,少腹刺痛者。

【用量用法】　3～10克,水煎服,包煎。活血生用;止血炒用。

【使用宜忌】　血虚无瘀者及孕妇忌服。《十九畏歌》说:"人参最怕五灵脂",故用时当慎。

【验方偏方】　方1:五灵脂、炒蒲黄各等量。共为末,每服9克,每日2～3次。活血祛瘀。适用于瘀血诸症,产后恶露不下,少腹刺痛等病症。

方2:五灵脂、炮姜各等量。共为末,每服6～9克,每日2次。活血祛瘀,和胃止痛。适用于寒瘀并阻而致胃脘疼痛,喜得温按,口淡不渴等病症。

方3:五灵脂、延胡索各9克,归心6克,桃仁9克,红花6克,酒白芍12克。每日1剂,水煎服。活血祛瘀止痛。适用于血瘀经闭,腰腹疼痛等病症。

牛　膝

【别名异名】　百倍、鸡胶骨。

【采集加工】　河南产者为怀牛膝;四川产者为川牛膝。冬至后至次年萌芽前采挖根,去净泥土、茎秆、须根,晒干。用时洗润切片,晒干生用,或酒炒用、盐水炒用(图12-12)。

【性味归经】　苦、酸,平。归肝、肾经。

【功效应用】　①活血祛瘀。适用于瘀血阻滞,月经不调,痛经,经闭,产后瘀阻腹痛,以及跌打损伤等症。②补肝肾,强筋骨。

适用于肝肾不足,腰膝酸痛,下肢筋骨无力等症。③利尿通淋。适用于尿血,小便不利,尿道涩痛等症。④引火(血)下行。适用于吐血、衄血、齿痛、口舌生疮,以及头痛眩晕等症。

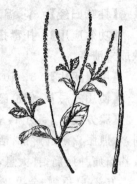

图 12-12　牛膝

【用量用法】　6～15 克,水煎服。补肝肾以怀牛膝为佳;活血祛瘀以川牛膝为好。

【使用宜忌】　孕妇及月经量过多者忌用。

【验方偏方】　方 1:怀牛膝 60 克,干漆 30 克。共为末,生地黄汁为丸,每服 6 克,每日 2～3 次。补肝强筋,活血祛瘀。适用于湿热、瘀血阻滞而致淋闭不通,月经不行,腹痛腹胀,癥瘕积聚等病症。

方 2:怀牛膝 18 克,冬葵子、生蒲黄各 9 克。每日 1 剂,水煎服。通脉泄下,活血祛瘀。适用于妇女产后胎衣不下,恶露不尽,腹痛腹胀等病症。

方 3:川牛膝、木瓜各 12 克,薏苡仁 15 克,防己 12 克。每日 1 剂,水煎服。补肝强筋,活血祛风。适用于风湿瘀血阻滞而致关节疼痛,腰膝无力等病症。

方 4:牛膝 18 克,石膏 30 克,知母 12 克,麦门冬 9 克,熟地黄 12 克。每日 1 剂,水煎服。平肝活血,养阴止痛。适用于阴虚阳亢,虚热上攻而致头痛,牙痛,吐衄出血等病症。

皂 角 刺

【别名异名】　皂刺、皂针、天丁、皂荚刺。

【采集加工】　全国各地均产。随时均可采收,晒干。用时切碎生用。

【性味归经】 辛,温。归肝、胃经。

【功效应用】 托毒排脓,活血消痈。适用于痈疽疮毒初起或脓成未溃者。

【用量用法】 3～10克,水煎服。外用适量,醋煎涂患处。

【使用宜忌】 痈疽已溃及孕妇均当忌服。

【验方偏方】 方1:皂角刺、王不留行、橘叶各10克。每日1剂,水煎服。疏肝解郁,活血化瘀。适用于肝气不畅,气滞血瘀而致乳腺痈肿疼痛,善太息,两胁胀痛等病症。

方2:皂角刺、金银花各30克。醋煎外涂患处,每日1～2次。托毒排脓,解毒消痈。适用于痈疽疮毒初起或脓成未溃者。

王不留行

【别名异名】 留行子、王不留、麦篮子。

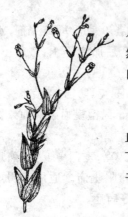

图12-13 王不留行

【采集加工】 我国各省均产。6～7月间种子成熟时割取全草,晒干,果壳自然开裂,收集种子,除去杂质,炒至爆裂白花,放凉备用(图12-13)。

【性味归经】 苦,平。归肝、胃经。

【功效应用】 ①痛经下乳。适用于血滞经闭,经行腹痛,以及产后乳汁不下,乳痈肿痛等症。②利尿通淋。适用于小便淋漓涩痛。

【用量用法】 10～30克,水煎服。

【使用宜忌】 孕妇慎用。

【验方偏方】 方1:王不留行30克,川楝子、橘叶、皂刺各10克。每日1剂,水煎服。疏肝理气,活血化瘀,消散肿块。适用于肝气不畅,气滞血瘀而致乳腺增生病及乳腺疼痛,善太息,两胁胀痛等病症。

方2:王不留行15克,当归、川芎、桃仁、红花各9克。每日1剂,水煎服。活血祛瘀。适用于血瘀腹痛,月经不通等病症。

方3:王不留行15克,穿山甲、通草各9克,全瓜蒌30克。每日1剂,水煎服。活血祛瘀,解毒通乳。适用于乳汁不通,乳房胀痛等病症。

土 鳖 虫

【别名异名】　䗪虫、土元、簸箕虫、地乌龟、盖子虫。

【采集加工】　我国各地均有出产。夏季以炒香的麸皮放于土鳖虫经常活动的场所,引诱其出寻食,捕后入沸水中烫死,晒干生用(图12-14)。

【性味归经】　咸,寒;有小毒。归肝经。

【功效应用】　①破血逐瘀。适用于妇女干血成痨,经闭腹满,产后瘀阻,癥瘕痞块等症。②连筋接骨。适用于骨折损伤,瘀滞疼痛,以及腰部扭伤等症。

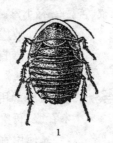

图 12-14　地鳖虫
1. 冀土鳖　2. 土鳖

【用量用法】　3～10克,水煎服;研末吞服,每次1.5克。

【使用宜忌】　孕妇忌服。

【验方偏方】　方1:土鳖虫(酒制)、三七、川芎、白芷各10克,红花30克。水煎服,每日1剂。活血止痛,祛瘀生新。适用于跌打损伤,筋骨肿痛,风湿麻木等病症。

方2:土鳖虫9克,水蛭6克,大黄、桃仁、红花各9克。每日1剂,水煎服。通便活血祛瘀。适用于血瘀经闭,癥瘕积聚,少腹硬痛等病症。

方3：土鳖虫9克，自然铜（醋淬）6克。共为末，每服3克，温酒冲服，每日2次。活血祛瘀。适用于跌打损伤，瘀血作痛等病症。

方4：土鳖虫6克，食盐3克。共为细末，分2次冲服。活血祛瘀，通脉活络。适用于气血阻滞脑窍而致木舌肿强，运动失灵，手足麻木等病症。

水 蛭

【别名异名】 蚂蝗、蚂蟥、蛭、马蛭、红蛭、黄蟆。

【采集加工】 我国各地皆有，以温暖之沼泽、水田为多。5～6月捕取，晒干，为末或微火炙黄用。

【性味归经】 咸、苦，平；有小毒。归肝经（图12-15）。

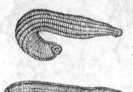

图 12-15 水蛭

【功效应用】 破血逐瘀。适用于血滞经闭，癥瘕积聚，以及跌打损伤等瘀血阻滞之症。

【用量用法】 3～6克，水煎服；研末吞服，每次0.3～0.5克。

【使用宜忌】 孕妇忌服。

【验方偏方】 水蛭适量。研末吞服，或装胶囊，每次0.3～0.5克，每日2～3次，破血逐瘀。适用于瘀血阻滞而致女子经闭，癥瘕积聚，以及跌打损伤等瘀血阻滞之症。

虻 虫

【别名异名】 蜚虻、牛虻、瞎蠓、牛绳子。

【采集加工】 我国各省均产，以畜牧区为多。5～6月捕取，沸烫泡洗,晒干。去翅足,炒熟用。

【性味归经】　苦,微寒;有小毒。归肝经。

【功效应用】　破血逐瘀。适用于血滞经闭,癥瘕积聚,以及跌打损伤等症。

【用量用法】　1～1.5克,水煎服;焙干研末吞服,每次0.3克。去足、翅用。

【使用宜忌】　孕妇忌服。

【验方偏方】　方1:蛀虫1～1.5克,水煎服;去足、翅炒熟用。焙干研末吞服,或装胶囊,每次0.3克。活血逐瘀。适用于气血阻滞而致女子痛经,经闭,癥瘕积聚,以及跌打损伤等症。

方2:蛀虫、泽兰、赤芍各9克,桂心6克。每日1剂,水煎服。活血祛瘀,散寒止痛。适用于寒滞少腹,气血阻滞而致产后恶露不行,胸腹胀满等病症。

泽　兰

【别名异名】　泽兰叶、地瓜儿苗、虎兰、虎蒲、地环秧、甘露秧。

【采集加工】　生于山野低洼地,溪流沿岸草丛中,广泛分布于我国黑龙江、吉林、辽宁、安徽、江苏、浙江、湖北、河南、四川、山西等省。夏季茎叶生长茂盛时采收,割取全草,去泥土,晒干。用时喷水润软切段,晒干生用(图12-16)。

【性味归经】　苦,辛,微温。归肝、脾经。

【功效应用】　①活血祛瘀。适用于血滞经闭,经行腹痛,月经不调,腹中包块,产后瘀滞腹痛,以及跌打伤痛,痈肿等症。②利水消肿。适用于产后小便不利,身面水肿等症。

【用量用法】　10～15克,水煎服。

【使用宜忌】　无瘀血者慎服。

【验方偏方】　方1:泽兰、当归、芍药各9克,甘草3克。每日1剂,水煎服。活血祛瘀。适用于症瘕,产后腹痛等。

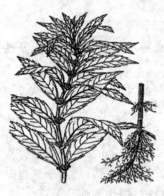

图 12-16　泽兰

方 2：泽兰、生地黄、当归、赤芍各 9 克，桂心 6 克，甘草、生姜各 3 克，大枣 3 枚。每日 1 剂，水煎服。活血祛瘀。适用于产后恶露不行，胸腹胀满等病症。

方 3：泽兰、防己各等份。共为末，每服 6 克，每日 2～3 次。活血祛瘀，利湿消肿。适用于产后小便淋漓腹痛，身面水肿等病症。

方 4：泽兰、归尾、牡赤芍、牡丹皮、桃仁、红花各 9 克，木香 6 克。每日 1 剂，水煎服。活血祛瘀。适用于外伤瘀血作痛等病症。

月季花

【别名异名】　月月红、四季花、长春花、月季红。

【采集加工】　以江苏之苏州产量最多。花初开时采集，阴干或晒干，密封保存，以免颜色褪败，香气散失，影响疗效。拣去杂质，生用（图 12-17）。

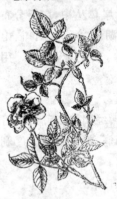

图 12-17　月季花

【性味归经】　甘，温。归肝经。

【功效应用】　活血调经。适用于肝郁不舒，经脉阻滞，妇女运行不畅，胸腹胀痛，以及闭经等症。此外，本品还能活血消肿，可用于瘰疬肿痛未溃者。

【用量用法】　3～6 克，水煎服。外用适量捣敷。

【使用宜忌】　本品多用久服，可能引起便溏腹泻，故对脾胃虚弱者宜慎用；孕妇亦不宜服用。

【验方偏方】　方 1：月季花 10 克，青皮 10 克，香附 15 克。每日 1 剂，水煎服。疏肝理气，活血化瘀，消散肿块。适用于肝气不畅，气滞血瘀而致血瘀腹痛，月经不通等病症。

方 2：月季花适量，捣烂外用，每日 1～2 次。活血消肿。适用于气血阻滞，痰湿内阻而致痰核瘰疬、肿痛未溃者。

刘寄奴

【别名异名】　南刘寄奴、金寄奴、阴行草、六月雪、九里光、一枝梅、九牛草。

【采集加工】　生于旷野、丘陵、山坡、草丛中，我国大部分地区均产，以河北、河南、山东产量为多。秋季采割晒干，切段生用(图 12-18)。

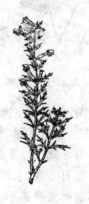

【性味归经】　苦，温。归心、脾经。

【功效应用】　破血痛经，散瘀止痛。适用于血滞经闭，产后瘀阻腹痛，跌打损伤，以及创伤出血等症。

【用量用法】　3～10 克，水煎服。外用适量。

【使用宜忌】　孕妇忌服。

图 12-18　刘寄奴

【验方偏方】　方 1：刘寄奴、骨碎补、延胡索各 9 克。每日 1 剂，水煎服。活血祛瘀。适用于碰伤，跌伤疼痛等病症。

方 2：刘寄奴适量。焙干，共研细末，外敷患处，每日 1～2 次。活血祛瘀。适用于治疗刀伤出血、跌倒损伤、出血等病症。

苏　木

【别名异名】　苏方木、苏枋、红柴。

【采集加工】 产于四川、广西等地;国外产于西印度群岛、泰国等地。夏季砍伐,剥去外皮及边材,截段晒干,刨片生用(图12-19)。

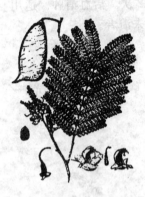

图12-19 苏木

【性味归经】 甘、咸、微辛,平。归心、肝、脾经。

【功效应用】 活血通经,祛瘀止痛。适用于血滞经闭,产后瘀阻腹痛,以及跌打损伤等症。

【用量用法】 3~10克,水煎服。

【使用宜忌】 孕妇忌用。

【验方偏方】 方1:苏木、木瓜、米醋各适量。共为蜜丸,每丸9克。口服,每次1丸,每日2次,温黄酒或温开水送服。通经化瘀,理气止痛。适用于气虚血亏,瘀血凝滞,经期不准,经闭,癥瘕血块,腹部痞胀,身体消瘦,四肢困倦,产后恶露不尽等病症。

方2:苏木、泽兰、当归、赤芍各克,桂枝各10克,益母草30克。每日1剂,水煎服。活血祛瘀。适用于妇女产后瘀血阻滞,脉络不通而致恶露不行,小腹疼痛,按之则舒,胸腹胀满,大便秘结等病症。

卷 柏

【别名异名】 还阳草、石莲花、不死草、万年松、长生草、还魂草、岩松、山拳柏。

【采集加工】 卷柏的干燥全草,全年均可采收,除去须根及泥沙,晒干切段,生用或炒炭用。

【性味归经】 辛,平。归肝、肾经。

【功效应用】 ①生用破血。适用于血瘀经闭,癥瘕积聚,跌打损伤,以及哮喘等症。②炒炭止血。适用于吐血,便血,尿血及脱肛等症。

【用量用法】　2～10克,水煎服。外用适量,捣敷或研末敷。

【使用宜忌】　孕妇忌服。

【验方偏方】　方1:生卷柏30克,捣烂外敷或研末外敷。活血破血。适用于血瘀气滞而致经闭,癥瘕积聚,跌打损伤,以及哮喘等症。

方2:卷柏适量炒炭。口服,每次5～10克,每日2～3次。活血止血。适用于吐血,便血,尿血及脱肛等症。

丝 瓜 络

【别名异名】　丝瓜筋、丝瓜瓤。

【采集加工】　丝瓜的干燥熟果实的网状筋络。秋季摘取成熟果实,搓去外皮或果肉,剪去两端,去掉种子,切碎,晒干入药。

【性味归经】　甘,平。归肺、胃、肝经。

【功效应用】　①通经活络。适用于风湿痹痛,筋脉拘挛,或胸胁疼痛,以及乳汁不通等症。②活血消肿。适用于痈疽疮肿。③清热化痰。适用于肺热痰咳。

【用量用法】　10～15克,水煎服。外用适量。

【验方偏方】　方1:丝瓜络15克,青皮、白芥子各9克。每日1剂,水煎服。疏肝理气化痰。适用于痰湿郁滞肝脉而致胸胁满痛,乳房胀痛,或乳房结节等病症。

方2:鲜丝瓜络30～60克,捣烂外敷,每日1～2次。活血消肿。适用于痈疽疮肿。

第十三章 止咳化痰平喘药

临床上凡具有祛痰或消痰，以及能减轻或制止咳嗽和喘息为主要功效的药物，称为止咳化痰平喘药。根据化痰、止咳平喘药的不同特点，一般分为止咳化痰、止咳平喘、止咳化痰利咽、祛风化痰止痉、化痰软坚散结、止咳降逆和胃 6 类。

临床上化痰药与止咳平喘药常相互配伍使用，并且化痰药大都有止咳平喘之功效，止咳平喘药又多兼有化痰之功效，因而在应用时，除根据各药的特点加以选择外，还须根据致病原因和证型作适当配伍。如兼有表证者，配解表药；兼有里热证者，配清热药；兼里寒者，配温里药；虚劳咳喘者，配补虚药。此外，如癫痫惊厥者，配安神药和平肝熄风药；瘰瘤瘰疬者，配软坚散结药；阴疽流注者，配散寒通滞药。

咳嗽兼咯血者，不宜用强烈有刺激性的化痰药，否则有促进出血之虞。麻疹初起，虽有咳嗽，但不宜止咳，应清宣肺气为主，收敛性的止咳药应忌用，以免遏伏疹毒而使疹出不畅。

第一节 止咳化痰药

临床上凡以宣肺止咳，降逆化痰为主要功效的药物，称为止咳化痰药。此类药物多辛温，或甘寒，入肺、脾、胃经。适用于肺失宣降而致咳嗽咳痰，痰黏不化，或痰多壅肺，气短胸闷，大便不畅等病症。

半　夏

【别名异名】　羊眼半夏、和姑、蝎子草、地珠半夏、麻芋果、三步跳、野芋头。

【采集加工】　野生或栽培，主产于四川、河南、云南、安徽、浙江、江苏等省。农历5月前后采挖，出土后先用水淘去泥土，放入缸中，每250 000克半夏加明矾250克，脚穿草鞋在缸内踩去粗皮，然后放入竹篓中以水冲之再踩，去净外皮，取出晒干（图13-1）。

【性味归经】　辛，温；有毒。归脾、胃、肺经。

【功效应用】　①燥湿化痰。适用于脾不化湿，痰涎壅滞所致的痰多、咳嗽、气逆等症。②降逆止呕。适用于胃气上逆，恶心呕吐。③消痞散结。适用于胸脘痞闷，梅核气，以及瘰瘤痰核，痈疽肿毒等症。

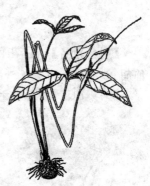

图 13-1　半夏

【用量用法】　3～10克，水煎服。内服用制半夏。

【使用宜忌】　反乌头。其性温燥，对阴亏燥咳、血证、热痰等当忌用或慎用。

【验方偏方】　方1：半夏（制）、川贝母、生姜。共为水丸如绿豆大小。口服，每次3～6克，每日1～2次，温开水送下。化痰，止咳，燥湿。适用于痰湿内生而致咳嗽痰多，气喘胸闷，纳少腹胀等病症。

方2：半夏（制）、硫黄（制）、生姜。共为糊丸。口服，每次3～6克，每日1～2次。燥湿温肾通便。适用于老年阳虚湿盛而致大便秘结，腹胀腹痛，手足不温等病症。

方3：半夏（姜制）10克，生姜3片。水煎服，每日1剂。燥湿降逆止呕。适用于水停中脘，胃气上逆而致呕吐恶心，口淡不渴，头晕目眩等病症。

方4：半夏（姜制）、陈皮、茯苓、甘草各10克。水煎服，每日1剂。燥湿化痰，理气和胃。适用于湿痰内生而致咳嗽痰多，恶心呕吐，脘腹胀满，头眩心悸等病症。

方5：生姜9克，半夏15克。水煎服，每日1剂。燥湿健胃，降逆止呕。适用于胃中湿饮阻滞而致呕吐恶逆，口淡不渴，耳鸣眩晕等病症。

前 胡

【别名异名】 白花前胡又称鸡脚前胡；紫花前胡又称鸭脚前胡。

【采集加工】 野生于山坡、旷野，主产于浙江、安徽、湖南、湖北、云南、河南、四川等省。春初、秋末均可采收，挖出根，洗净，晒干。用时将原药洗净润透，切片晒干，生用或蜜炙（图13-2）。

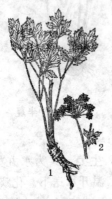

图13-2 前胡
1. 植株部分 2. 果枝

【性味归经】 苦、辛，微寒。归肺经。

【功效应用】 ①降气祛痰。适用于肺热咳嗽，痰黄黏稠，胸闷不舒等症。②宣散风热。适用于外感风热，咳嗽痰多，气急咽痛等症。

【用量用法】 6～10克，水煎服。

【使用宜忌】 阴虚火炽及寒饮咳嗽均不宜应用。

【验方偏方】 方1：前胡、葛根、牛子、桔梗、桑叶各6克。每日1剂,水煎服。疏风清热,透疹解毒。适用于表证发热,头痛,咽喉咳嗽,麻疹初期咳嗽等病症。

方2:前胡、桔梗、地骨皮、玄参、沙参各9克,甘草3克。每日1剂,水煎服。宣散风热,解毒透疹。适用于疹后肺热未清,咳嗽气喘,低热不退等病症。

方3:前胡、桔梗、枳壳、大黄、赤茯苓各9克,当归6克。每日1剂,水煎服。降气祛痰通便。适用于痰实胸满,咳嗽喘息,身热汗出,大便秘结等病症。

瓜 蒌

【别名异名】 栝楼、糖瓜蒌、地楼、泽姑、天圆子。

【采集加工】 多为栽培,亦有野生,主产于河南、江苏、山东、安徽、四川、贵州、广西等地。根在春、秋季均可采挖,取根洗净,刮去粗皮,切成适当块形晒干。用时洗净润透,切片晒干,生用。果实9～10月摘下,挂通风处晾干备用;或用刀切开晒软,挖去果肉和种子,壳单晒干,果肉和种子用水煮半小时左右,洗去肉质,将种子晒干。用时将壳洗润,切丝晒干,生用、清炒或麸炒、蜜炙用;种子炒黄,打碎取仁或制霜用(图 13-3)。

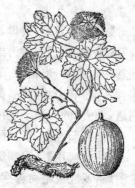

图 13-3 瓜蒌

【性味归经】 甘,寒。归肺、胃、大肠经。

【功效应用】 ①清肺润燥化痰。适用于肺热咳嗽,咳吐黄痰,或痰稠不易咳出等症。②理气宽胸。适用于胸痹,结胸,胸膈痞闷或作痛等症。③润肠通便。适用于肠燥便秘。

【用量用法】 水煎服。全瓜蒌15～30克;瓜蒌皮5～15克;

瓜蒌仁 10～15 克。瓜蒌皮善清肺化痰,利气宽胸;瓜蒌仁善润肺化痰,润肠通便;全瓜蒌兼有以上功效。

【使用宜忌】 反乌头。

【验方偏方】 方1:瓜蒌30克,香附、淫羊藿各10克。每日1剂,水煎服。口服,每次200毫升,每日3次。宽胸理气,通脉止痛。适用于冠心病,胸闷,心绞痛等病症。

方2:全瓜蒌15克,杏仁、桔梗、黄芩各9克,贝母6克。每日1剂,水煎服。清热化痰,降气止咳。适用于热痰壅肺,胸满咳逆,气喘,咳痰不利等病症。

方3:全瓜蒌、紫花地丁、蒲公英各30克。每日1剂,水煎服。口服,每次200毫升,每日3次。清热化痰,解毒消痈。适用于乳痈初起等病症。

川 贝 母

【别名异名】 贝母、空草、贝父、药实、勤母。

【采集加工】 多为野生,主产于四川、甘肃、云南、浙江、江苏等省。川贝母,出苗时采挖,挖出鳞茎,去净泥土及幼苗,及时干燥,装入布袋中加麸皮,撞去外皮,或用硫黄熏之。用时原药洗净润透,剥去细芯,晒干生用。

【性味归经】 苦、甘,微寒。归肺、心经。

【功效应用】 ①润肺化痰。适用于阴虚火肺燥,虚劳久咳,痰少咽燥,或吐痰咯血等症。②清热散结。适用于痰火凝结,瘰疬瘿瘤,疮痈肿毒,以及乳痈,肺痈等症。

【用量用法】 3～10克,水煎服;研末冲服,每次1～1.5克。

【使用宜忌】 反乌头。

【验方偏方】 方1:川贝母6克,生地黄、阿胶各9克,墨旱莲15克,白及粉6克,炙紫菀12克。每日1剂,水煎服。清热化痰,润肺止血。适用于肺胃阴虚而致肺痨咳嗽,咯血,音哑咽干,口苦便干等病症。

方 2：川贝母、天门冬、麦门冬、蜂蜜，共为膏剂。口服，每次 10 克，每日 3 次。养阴润肺止咳。适用于阴虚肺燥，咳嗽咽干等病症。

浙 贝 母

【别名异名】　象贝、浙贝、元宝贝、大贝。

【采集加工】　多为野生，主产于四川、甘肃、云南、浙江、江苏等省。立夏后采收，挖取鳞茎，装竹制罗内洗净，撞去粗皮，浆液深处，然后每 50 000 克加石灰 1 750 克，撞拌均匀，倒入篮内放置一夜，暴晒近干，放一两天，再晒至全干。用时洗净，润软切片，晒干生用(图 13-4)。

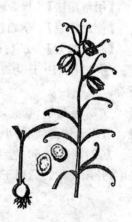

【性味归经】　苦，寒。归肺、心经。

【功效应用】　①清化热痰。适用于外感风热或痰水郁结所致的咳嗽痰黄而稠之症。②清热散结。适用于痰火凝结，瘰疬瘿瘤，疮痈肿毒，以及乳痈、肺痈等症。

图 13-4　浙贝母

【用量用法】　3～10 克，水煎服；研粉重复，每次 1～1.5 克。

【使用宜忌】　反乌头。

【验方偏方】　方 1：浙贝母、前胡、杏仁、桑白皮各 9 克，甘草 3 克。每日 1 剂，水煎服。燥湿化痰。适用于痰热咳嗽，痰稠不利等病症。

方 2：浙贝母、天花粉各 9 克，蒲公英 30 克，白芷 9 克，甘草 3 克。每日 1 剂，水煎服。清热解毒。适用于热毒痈肿等病症。

棉花根

【别名异名】 草棉根皮、蜜根。

【采集加工】 全国各地普遍种植。秋季(10～11月)棉花采摘后刨根,去掉地上部分、泥土、须根,切片晒干。

【性味归经】 甘,温。归肺、脾经。

【功效应用】 止咳平喘,补虚调经。适用于咳嗽痰喘,体虚崩带,子宫脱垂等症。

【用量用法】 根30～60克,根皮10～30克,水煎服。

【使用宜忌】 孕妇忌服。

【验方偏方】 方1:棉花根60～120克。水煎2小时以上,分2～3次口服,10日为1个疗程。止咳平喘。适用于慢性气管炎等。

方2:棉花根30克,大枣10枚。每日1剂,水煎服。补虚养血。适用于体虚气弱,小儿营养不良等病症。

方3:棉花根60克,生枳壳120克。每日1剂,水煎服。补虚温中,升阳托举。适用于子宫脱垂、胃下垂等病症。

百 部

【别名异名】 百条根、山百根。

【采集加工】 直立百部,主产于江苏、安徽、山东、浙江等省;蔓生百部,主产于浙江、江苏、安徽等省;对生百部,主产于四川、湖北、广东、福建、台湾等省。春、秋季均可采收,将挖得的块根洗净,放沸水锅中烫后捞出晒干。用时洗净、润软切片,晒干生用,蒸熟或蜜炙用(图13-5)。

【性味归经】 甘、苦,平。归肺经。

【功效应用】 ①润肺止咳。适用于新旧咳嗽,百日咳,肺痨咳嗽等。②杀虫灭虫。适用于蛲虫病及头虱、体虱等。

【用量用法】　5～10 克,水煎服。外用适量。

【验方偏方】　方1:百部 9 克,麻黄 6 克,杏仁 9 克。每日 1 剂,水煎服。散寒燥湿化痰。适用于肺寒咳嗽,气喘等病症。

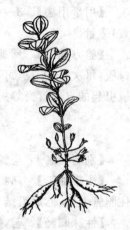

图 13-5　百部

方2:百部 9 克,紫菀、贝母、葛根各 6 克,石膏 6 克,竹叶 6 克。每日 1 剂,水煎服。清热化痰,利咽止痛。适用于肺热咳嗽,肌肤发热,口渴咽喉疼痛等病症。

方3:百部、党参、阿胶、五味子各 9 克,鳖甲 18 克。每日 1 剂,水煎服。清热润肺,化痰止血。适用于肺阴亏虚而致肺痨咳嗽,骨蒸咯血,五心烦热,低热盗汗等病症。

方4:百部、天门冬各 9 克,玄参、桑白皮各 6 克。每日 1 剂,水煎服。适用于百日咳等。

方5:百部 30 克。加水煎成 100 毫升,保留灌肠,每日 1 次。杀虱灭虫。适用于蛲虫引起肛门奇痒等病症。

方6:百部、狼毒、黄柏、白鲜皮各 9 克。共为末,大麻子 60 克去壳,共捣如膏外用,每日 1～2 次。燥湿化痰,杀虱灭虫。适用于皮肤疥癣等病症。

猪 胆 汁

【采集加工】　猪的新鲜胆汁。

【性味归经】　苦,寒。归肺、肝、胆经。

【功效应用】　①清肺化痰。适用于肺热咳嗽,痰多不爽,以及百日咳等症。②清热解毒。适用于目赤肿痛,喉痹,黄疸,痢疾,疮疡肿痛等。

【用量用法】 3～6克,冲服;或入丸、散剂。外用(点眼或涂敷)适量。

【验方偏方】 猪胆汁、地龙、甘草制成胶囊剂,每粒0.6克。口服,每次4～6粒,每日2次。镇咳,平喘,消炎。适用于伤风、过敏引起的支气管炎等病症。

蛇 胆

【别名异名】 乌蛇胆。

【采集加工】 乌梢蛇的胆。将蛇剖开腹部,找出胆囊,用线扎住胆管上端,然后沿结扎处上方剪短,取出晾干。

【性味归经】 苦,寒。归肺、肝、胆经。

【功效应用】 ①清肺化痰。适用于肺热咳嗽,痰多不爽,以及百日咳等症。②清热解毒。适用于目赤肿痛,喉痹,疮痈肿毒,痔疮红肿等症。

【用法】 多入丸、散剂使用。

【验方偏方】 方1:蛇胆汁、川贝母各适量,共为散剂。口服,每次0.3～0.6克,每日2～3次。清肺止咳,化痰。适用于肺热咳嗽,痰多而黄等病症。

方2:蛇胆汁、半夏(制),共为散剂。口服,每次3克,每日2次。化痰止咳,和胃止呕。适用于肺胃蕴热,痰液阻滞而致咳嗽咳痰,胸满气喘,呕吐嗳气等病症。

方3:蛇胆汁、川贝母、桔梗、枇杷叶(蜜制)各适量,熬膏剂。口服,每次10克,每日2～3次。润肺止咳,祛痰定喘。适用于风热蕴肺而致咳嗽痰多,胸闷气喘,口干口渴,咽喉疼痛,大便干结等。

第二节　祛风化痰止痉药

临床上凡以祛风清肺,化痰止痉为主要功效的药物,称为祛风化痰止痉药。此类药物多甘寒,入肝、肺经。适用于肺热壅肺,风痰上扰而致适用于眩晕昏仆,中风舌强,痰涎壅盛,口眼㖞斜,癫痫痉病,气喘胸闷,惊风抽搐,以及破伤风等病症。

天 南 星

【别名异名】　虎掌、南星、虎掌南星、蛇芋、蛇包谷、药狗丹、野芋头、山苞米。

【采集加工】　生于山野阴湿处,主产于河南、陕西、安徽、浙江、四川、云南、甘肃、江苏等省。秋冬季采收,挖出块茎,除去残茎及须根,去皮,晒干,用竹刀刮去外皮,也可装麻袋或筐内撞去外皮;或堆放室内两三天,时时翻动,腐蚀后搓去外皮(图13-6)。

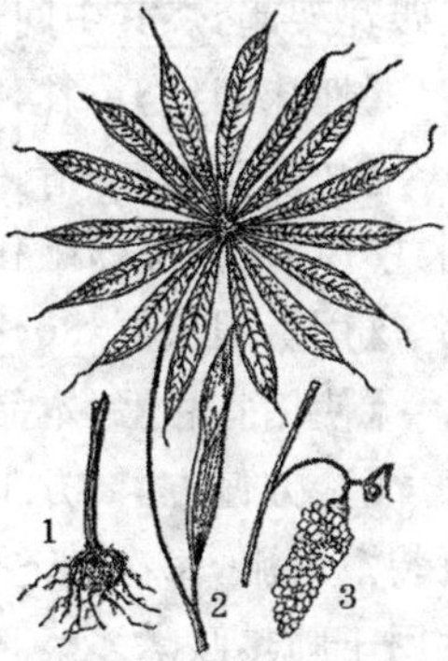

【性味归经】　苦、辛,温;有毒。归肺、肝、脾经。

【功效应用】　①燥湿化痰。适用于顽痰、湿痰咳嗽痰多,胸膈胀闷等症。②祛风止痉。适用于风痰眩晕,中风痰壅,口眼㖞斜,癫痫,以及破伤风等。③散结消肿。外用于痈疽痰核肿痛。

图13-6　天南星
1. 块茎　2. 花枝　3. 果序

【用量用法】　水煎服。一般炮制后用,3~10克。外用生品适量,研末以醋或酒调敷患处。

【使用宜忌】　孕妇慎用。生南星一般不作内服。

【验方偏方】 方1:制南星、半夏、天麻各9克,生姜6克。水煎服。燥湿化痰,祛风开窍。适用于风痰上扰而致头晕目眩,呕逆痉挛,耳鸣耳聋等病症。

方2:制南星、白附子、半夏各9克。每日1剂,水煎服。祛风通络,燥湿化痰。适用于湿痰壅盛,上蒙清窍而致口吐涎沫,口眼㖞斜,手足抽搐等病症。

竹 沥

【别名异名】 竹油、竹沥水、竹沥油、竹汁。

【采集加工】 野生沟旁或院边,亦有栽培。主产于浙江、安徽、江苏、湖北、河北等省。取鲜淡竹,切成60厘米长,劈开两半,以砖瓦架起,烧其中间部分,汁液自两端流出,以器皿盛之待用。

【性味归经】 甘,寒。归心、肺、胃经。

【功效应用】 清热化痰,定惊透络。适用于肺热痰壅,咳逆胸闷,中风痰迷,惊痫癫狂,壮热烦渴等症。

【用量用法】 30~60克,冲服。

【使用宜忌】 本品性寒质滑,对寒嗽及脾虚便溏者忌服。

【验方偏方】 方1:绿竹、净竹竿茎加热淋出的液体,配水剂,瓶装。口服,每次15~30毫升,也可作为制药的辅料。清热化痰。适用于肺热咳嗽多痰,气喘胸闷,中风舌强,痰涎壅盛,小儿痰热惊风等病症。

方2:竹茹、石斛、玉竹各10克,竹沥20毫升,每日1剂,水煎服。清胃止呕。适用于胃阴不足,胃络失养而致呕吐不止,嗳气恶逆,口渴口苦,咽干喉痛,心烦易怒等病症。

第三节 化痰软坚散结药

临床上凡以宣肺化痰,软坚通络为主要功效的药物,称为化痰软坚散结药。此类药物多辛温,入肝、肺、胃经。适用于肺失宣降,痰湿阻滞而致颈项、腋下、皮下痰核瘰疬,皮色不变,坚硬不痛,或按之微痛,咳嗽吐痰,胸膈痞闷,四肢麻痹等病症。

瓦楞子

【别名异名】　瓦垄子、毛蛤蜊。

【采集加工】　主产于江苏、山东、福建、浙江、广东、辽宁等沿海各省。春、秋季到海滩采收,去净泥土、内脏,晒干,刷去灰尘,煅后水飞用或煅后醋淬用(图 13-7)。

【性味归经】　咸,平。
归肺、胃、肝经。

【功效应用】　①消痰软坚。适用于顽痰积聚,稠黏难咳之症。②化瘀散结。适用于症瘕痞块,瘰疬瘿瘤等症。

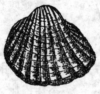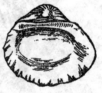

图 13-7　瓦楞子

此外,本品煅用可适用于胃痛吐酸,有制酸止痛之效。

【用量用法】　10～30 克,水煎服,宜久煎;研末服,每次 1～3 克。消痰散结宜生用;制酸止痛宜煅用。

【验方偏方】　方 1:瓦楞子(煅)、甘草、浙贝母、白及各适量,共为散剂。口服,每次 10 克,每日 2 次。抑酸止痛,生肌祛腐。适用于胃及十二指肠溃疡,消化不良,胃酸过多,慢性胃炎等。

方 2:瓦楞子、海浮石各 30 克,玄参、川贝各 10 克。每日 1 剂,水煎服。化瘀散结。适用于症瘕痞块,瘰疬瘿瘤等。

独角莲

【别名异名】　禹白附、白附子、牛奶白附。

【采集加工】 河南、陕西、四川、湖北、甘肃、陕西等地山区均有野生,河南禹县、长葛多为栽培。采集后去净泥土、茎、叶、须根,撞去外皮,晒干,即为生白附子。将生白附子清水浸泡数日,用生姜煮熟(至中心无白点为度),待干湿适中时切片,晒干,即为制白附子(图13-8)。

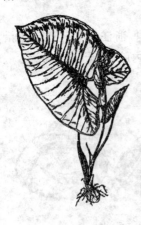

图13-8 独角莲

【性味归经】 辛、甘,温;有毒。归脾、胃经。

【功效应用】 ①燥湿化痰,祛风止痉。适用于风痰壅盛,口眼㖞斜,破伤风,以及偏头痛等。②解毒散结。适用于毒蛇咬伤及瘰疬痰核等症。

【用量用法】 3～5克,水煎服。外用适量,熬膏敷患处。

【使用宜忌】 孕妇忌服。生品一般不作内服。历代本草所用的白附子均为关白附,毒性很大,不应与禹白附混淆。

【验方偏方】 方1:生白附子、防风、生天南星、天麻、羌活各适量,共为散剂。口服,每次10克,水煎服,或遵医嘱,外用适量,敷于患处。祛风,解痉,止痛。适用于破伤风,外用于跌仆损伤等病症。

方2:生白附子、生天南星、生川乌、生草乌各适量。共为散剂。外用每次取药粉少许,用米醋或黄酒调敷患处。只供外用,切勿口服,每日1～2次。燥湿化痰,攻坚消散。适用于痈疽初起,跌打损伤及一切无名肿毒等病症。

方3:制天南星15克,制川乌9克,白附子15克,制草乌9克,天麻、川芎各15克,苍耳子9克,雄黄0.3克。共为末,制水丸,每次3克,每日服2次。祛风止痛,燥湿化痰。适用于风痰上攻而致偏正头痛,颈项强直,不能回顾,或四肢麻痹等病症。

芥 子

【别名异名】 芥菜子、青菜子、白芥子。

【采集加工】 多为栽培,全国各地皆产。5～6月采收,全株收回,晒干,打下种子,除去壳、枝等杂质。将原药打碎,生用、清炒或制霜用(图13-9)。

【性味归经】 辛,温。归肺经。

【功效应用】 ①温肺祛痰利气。适用于寒痰壅滞,咳嗽气喘,胸满胁痛等症。②散结通络止痛。适用于痰湿阻滞经络所致的肢体关节疼痛、麻木,以及阴疽流注等症。

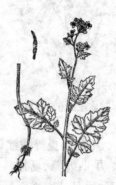

图13-9 芥子

【用量用法】 水煎服,3～10克。外用适量,研末醋调敷。

【使用宜忌】 外敷有发泡作用,皮肤过敏者忌用。

【验方偏方】 方1:芥子9克,甘遂、大戟各3克。每日1剂,水煎服。燥湿和胃化饮。适用于水饮内停而致喘满咳逆,水肿尿少等病症。

方2:芥子、桂枝、秦艽、白附子各9克。每日1剂,水煎服。燥湿化痰,通络止痛。适用于痰湿流注,关节疼痛等病症。

方3:芥子9克,麻黄4.5克,熟地黄30克,鹿角胶9克,肉桂4.5克,炮姜6克,甘草3克。每日1剂,水煎服。温阳解毒,燥湿化痰。适用于寒湿凝聚,阻滞肌肤而致阴疽漫肿无头等病症。

海 藻

【别名异名】 落首、海萝、乌菜、海带花,羊栖菜。

【采集加工】 生于咸水中,主产于辽宁等省。4～10月,从海中采集,除去杂质,淡水洗净,晒干。用时漂洗至无咸味,切段,晒干生用(图 13-10)。

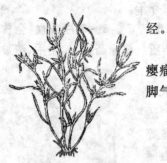

图 13-10 海藻

【性味归经】 咸,寒。归肝、胃、肾经。

【功效应用】 ①清痰软坚。适用于瘿瘤,瘰疬等症。②利水消肿。适用于脚气水肿及水肿。

【用量用法】 10～15 克,制丸服。

【使用宜忌】 反甘草。

【验方偏方】 方 1:海藻适量,共为水丸。口服,每次 3 克,每日 2 次。祛瘀化痰,软坚散结。适用于缺碘性甲状腺肿大、甲状腺炎等病症。

方 2:海藻、夏枯草各适量,共为蜜丸,每丸 10 克。口服,每次 10 克,每日 2 次。舒肝软坚,化痰散结。适用于痰瘀并阻而致颈部瘿瘤肿胀,瘰疬结核等病症。

昆 布

【别名异名】 纶布、海昆布、海带。

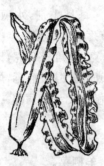

图 13-11 昆布

【采集加工】 生长于咸水中,主产于我国沿海各省。四季均可采收,采集后洗去砂粒,晒干即成。将原药清水洗去咸味,切丝片,晒干生用(图 13-11)。

【性味归经】 咸,寒。归肝、胃、肾经。

【功效应用】 ①消痰软坚。适用于瘿瘤、瘰疬等症。②利水消肿。适用于水肿或脚气水肿。

【用量用法】　10～15克,水煎服。

【使用宜忌】　不宜与甘草同用。

【验方偏方】　方1:昆布、白芥子、白附子各10克。每日1剂,水煎服。化痰通络,软坚止痛。适用于痰湿内阻而致瘿瘤、瘰疬、流注,关节疼痛等病症。

方2:昆布、薏苡仁各15克,玉米须30克。每日1剂,水煎服。利水消肿散结。适用于肾病综合征、慢性肾炎、慢性肾盂肾炎等而致水肿,或脚气水肿等病症。

第四节　止咳化痰利咽药

临床上凡以宣肺止咳,化痰利咽为主要功效的药物,称为止咳化痰利咽药。适用于肺失宣降,痰热内蕴而致咳嗽咳痰,痰多黏腻,咽喉肿痛,失声喉哑,咽干口渴,大便干结等病症。

胖 大 海

【别名异名】　安南子、大海子、通大海、大发。

【采集加工】　胖大海的干燥种子。于4～6月间,由开裂的果实上采取成熟的种子,晒干生用。

【性味归经】　甘,寒。归肺、大肠经。

【功效应用】　①清宣肺气。适用于肺气郁闭,痰热咳嗽,及肺热声哑,咽喉肿痛等症。②清肠通便。适用于热结便秘而致头痛、目赤、牙痛等症。

【用量用法】　2～5枚,沸水泡服或煎服;散剂用量减半。

【验方偏方】　方1:胖大海、牛蒡子、桔梗、桑叶各10克。每日1剂,水煎服。疏风清热,解毒利咽。适用于发热头痛,口苦口干,咽喉咳嗽,大便干结等病症。

方2:胖大海、前胡、桔梗、枳壳、大黄各10克,金银花30克。

每日 1 剂,水煎服。降气祛痰,清肠通便。适用于肺气郁闭而致肺热声哑,咽喉肿痛,目赤牙痛痰实胸满,咳嗽喘息,身热汗出,大便秘结等病症。

木 蝴 蝶

【别名异名】 千张纸、玉蝴蝶、云故纸。

【采集加工】 木蝴蝶的干燥成熟种子。10～12 月果实成熟时采摘,取出种子,晒干或烘干。

【性味归经】 苦,寒。归肺、肝经。

【功效应用】 清肺利咽,舒肝和胃。适用于肺热咳嗽,咽喉肿痛,声音嘶哑,及肝胃气痛等症。

【用量用法】 6～10 克,水煎服。

【验方偏方】 方 1:玉蝴蝶、牛蒡子、桔梗、桑叶各 10 克,生大黄 5 克。每日 1 剂,水煎服。清热解毒利咽。适用于肺胃蕴热而致咽喉肿痛,发热头痛,口苦口干,咳嗽声失,大便干结等病症。

方 2:玉蝴蝶、半夏、紫苏各 10 克。每日 1 剂,水煎服。清肺利咽,舒肝和胃。适用于肝胃气滞而致梅核气,咽中如有异物,咳之不畅,咽之不下,或慢性咽炎、慢性声带炎,咽喉异感等病症。

桔 梗

【别名异名】 苦桔梗。

【采集加工】 野生,主产于安徽、江苏、山东、河北、河南等省。春、秋季均可采收,挖出根,洗净,剪去茎及须根,以竹片、碎玻璃等刮去粗皮,晒软整直,再晒干。用时将原药洗净润软,去芦头,切片晒干,生用或蜜炙(图 13-12)。

【性味归经】 苦、辛,平。归肺经。

【功效应用】 ①宣肺祛痰。适用于咳嗽痰多,或咳痰不爽,胸膈痞闷,咽痛音哑等症。②排脓疗痈。适用于肺痈胸痛,咳吐浓痰,痰黄腥臭等症。

【用量用法】　3～10克,水煎服。

【使用宜忌】　阴虚久咳及咯血者不
宜服用。

【验方偏方】　方1:桔梗适量,共为
水丸。口服,每次5～10克,每日2～3
次。燥湿化痰,宣肺止咳。适用于咳嗽
痰多,胸闷气促等病症。

方2:桔梗、桑皮、黄芩各9克,浙贝
母6克,甘草3克。每日1剂,水煎服。
宣肺清热祛痰。适用于肺热咳嗽,痰多
气喘等病症。

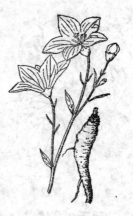

图 13-12　桔梗

方3:桔梗9克,甘草、薄荷、牛蒡子各6克。每日1剂,水煎
服。清肺利咽祛痰。适用于风热上攻而致咽喉疼痛,口干便秘等
病症。

方4:桔梗、白芥子各9克,芦根60克,鱼腥草30克,浙贝母9
克,甘草3克。每日1剂,水煎服。祛痰排脓,解毒疗痈。适用于
肺热蕴肺而致肺痈胸痛,咳吐脓血,逆气喘息,发热头痛,口苦口干
等病症。

罗 汉 果

【别名异名】　拉汗果、假苦瓜。

【采集加工】　罗汉果的干燥果实。9～10月间果熟时采摘,
烘干,刷毛生用(图13-13)。

【性味归经】　甘,凉。归肺、脾经。

【功效应用】　清肺润肠。适用于百日咳,痰火咳嗽,血燥便秘
等症。

【用量用法】　10～15克,泡水或水煎服。

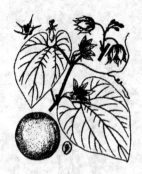

图 13-13　罗汉果

【验方偏方】　方 1：罗汉果，为散剂。开水冲服，每次 10 克，每日 2～3 次。清热润肺，止咳化痰，清解暑热。适用于肺热咳嗽，口渴，咽喉干痛等病症。

方 2：罗汉果、玉竹各 12 克，胖大海 10 克。水煎服，每日 1 剂。养阴润肺，止咳生津。适用于肺燥伤阴而致咳嗽少痰，咽喉干痛，大便不利等病症。

方 3：罗汉果、灵芝、茯苓各 10 克。水煎服，每日 1 剂。清热润肺，益智宁神。适用于久病体虚，心肺两虚而致神经衰弱，头晕头痛，健忘多梦等病症。

第五节　止咳平喘药

临床上凡以止咳祛痰，降气平喘为主要功效的药物，称为止咳平喘药。具有镇咳、祛痰、抗菌、利尿、通便等作用。适用于肺气不降而致咳喘证候。

紫　菀

【别名异名】　青菀、返魂草根、紫菀草、软紫菀、甜紫菀、紫蒨。

【采集加工】　野生或栽培。主产于河北、安徽等省。春、秋季均可采收，挖出洗净，去茎晒干（图 13-14）。

【性味归经】　苦、甘，微温。归肺经。

【功效应用】　润肺下气，消痰止咳。适用于咳嗽气逆，咳痰不爽，肺虚久咳，痰中带血等多种咳嗽。

【用量用法】　5～10 克，水煎服。

【使用宜忌】　有实热者忌服。

【验方偏方】　方1：炙紫菀9克，百部根6克，杏仁、干姜、茯苓各9克，炙甘草6克。每日1剂，水煎服。散寒燥湿，止咳化痰。适用于肺经虚寒而致咳嗽咳痰，久嗽不止或喘息不宁，坐卧不安等病症。

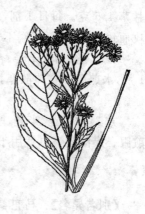

图13-14　紫菀

方2：紫菀9克，紫苏叶、生姜、桔梗各6克，细辛3克。每日1剂，水煎服。燥湿化痰。适用于风寒伤肺，肺湿宣降之咳嗽喘闷，胸满气逆等。

方3：炙紫菀、知母各9克，贝母、桔梗各6克，阿胶、党参、茯苓各9克，炙甘草6克。每日1剂，水煎服。清热化痰，养阴润肺。适用于肺胃阴虚，虚火上炎而致咳嗽，干咳无痰，咯血衄血，低热盗汗等。

款　冬　花

【别名异名】　冬花、款冬、九九花、艾冬花。

【采集加工】　阴湿背山及河边生长较多，主产于陕西、河南、河北、陕西、甘肃、四川、青海等省。冬季采其花蕾，拣去梗、叶、杂质，晒干生用或蜜炙用(图13-15)。

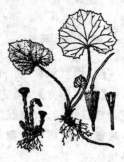

图13-15　款冬花

【性味归经】　辛，温。归肺经。

【功效应用】　润肺下气，止咳化痰。适用于多种咳嗽，尤宜于寒嗽。

【用量用法】　5～10克，水煎服。外感咳嗽宜生用；内伤咳嗽宜蜜炙用。

【验方偏方】　方1：款冬花、知母各9克，贝母6克，杏仁、桑皮、五味子各9克，甘草4.5克。每日1剂,水煎服。清热利湿化痰。适用于肺热上攻而致咳嗽咳痰,气喘不安,胸闷气短,口干口渴等病症。

方2:款冬花、干姜、杏仁、紫菀各9克,胡椒3克。捣碎,每日1剂,水煎服。宣肺散寒,燥湿化痰。适用于肺寒咳嗽,喘息等病症。

方3:款冬花、半夏、厚朴、紫苏子、枳壳各9克。每日1剂,水煎服。燥湿化痰。适用于痰湿咳嗽气喘,胸满作痛等病症。

马兜铃

【别名异名】 马兜零、马兜苓、马斗铃、兜铃、臭铃铛。

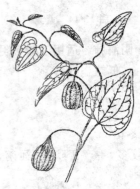

图13-16 马兜铃

【采集加工】 生于山坡荒野或路边,亦有栽培,主产于浙江、河南、江苏、湖北、安徽、福建、陕西等省。秋季采摘其成熟果实,去梗及叶柄、杂质,晒干,用手揉碎,生用或炙用(图13-16)。

【性味归经】 苦、微辛,寒。归肺、大肠经。

【功效应用】 清肺化痰,止咳平喘。适用于肺热咳嗽,痰壅气促,以及肺虚久咳等症。

【用量用法】 3～10克,水煎服。

【使用宜忌】 若剂量过大,易致呕吐。

【验方偏方】 马兜铃、桑白皮、地骨皮、知母、黄芩、桔梗各9克。每日1剂,水煎服。利湿清热,化痰止咳。适用于肺热内蕴而致咳嗽咳痰,痰色黄稠,咳吐不利,肌肤发热,口干口渴,大便不畅等病症。

紫 苏 子

【别名异名】　苏子、黑苏子、红苏子、香苏子。

【采集加工】　野生或栽培,全国各地均产。霜降后收集全草或花序,晒干脱粒,去杂质,取其种子晒干即得。用时将紫苏子入清水中淘洗并晒干,炒用或炒后制霜用。

【性味归经】　辛,温。归肺、大肠经。

【功效应用】　①下气消痰,止咳平喘。适用于痰壅气逆,咳嗽气喘。②润肠通便。适用于肠燥便秘。

【用量用法】　5～10克,水煎服。

【验方偏方】　方1:紫苏子、杏仁、桑皮各9克、甘草5克。每日1剂,水煎服。清热利湿,降气化痰。适用于肺气上壅而致咳嗽咳痰,气喘不安,胸闷气短,口干口渴等病症。

方2:紫苏子10克,瓜蒌30克。每日1剂,水煎服。降气化痰,润肠通便。适用于肺气不宣,大肠不利而致肠燥便秘,或肺气上壅而致咳嗽咳痰,胸闷气短,便秘不爽等病症。

白 果

【别名异名】　银杏、白果仁。

【采集加工】　为银杏的种子,产于广西、四川、河南、山东、湖北、辽宁等省。9～10月采收成熟果实,放地上或装缸内,先使外果皮腐烂,然后洗净晒干。用时去壳取仁,剥去仁膜,捣碎生用(图13-17)。

【性味归经】　甘、苦、涩,平;有毒。归肺经。

【功效应用】　①敛肺平喘。适用于喘嗽痰多之症。②收涩止带。适用于虚寒或湿热带下及小便白浊等症。

【用量用法】　6～10克,水煎服。入煎剂可生用;入散剂或嚼食者宜煨熟用。

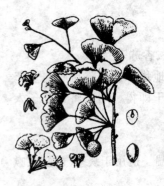

图 13-17 白果

【使用宜忌】 大量与生食易引起中毒,宜加注意;咳嗽痰稠不利者慎用。

【验方偏方】 方1:白果、炙麻黄、杏仁、紫苏子、款冬花、半夏各9克,桑皮、黄芩各6克。每日1剂,水煎服。疏风散寒,止咳化痰。适用于风寒外束,痰热内盛而致气喘胸闷,咳嗽痰多,发热头痛等病症。

方2:白果15克,胡椒3克,莲肉15克。每日1剂,水煎服。温阳补肾,收涩止带。适用于下元虚惫,赤白带下等病症。

方3:白果、黄柏各9克,椿白皮15克,茯苓9克,草薢15克。每日1剂,水煎服。利湿止带,清热化痰。适用于湿热带下等。

苦杏仁

【别名异名】 杏仁、杏子、杏核仁、杏梅仁。

【采集加工】 生于山坡野地,全国各地均有分布。夏季杏子成熟后,收核放于阴凉处数月,砸核取仁,晒干。用时将杏仁放开水中烫后去皮,晒干,炒用或制成霜用。

【性味归经】 苦,微温;有小毒。归肺、大肠经。

【功效应用】 ①止咳平喘。适用于咳嗽气喘。②润肠通便。适用于肠燥便秘。

【用量用法】 3～10克,水煎服或制丸。

【使用宜忌】 有小毒,勿过量;婴儿慎用。

【验方偏方】 方1:苦杏仁、桑白皮(制)、紫苏子、麻黄(制)、甘草各适量。共为水丸。口服,每次10克,每日3次。燥湿化痰,止咳平喘。适用于伤风感冒,鼻塞流涕,咳嗽,气喘,痰多等病症。

方2：苦杏仁10克,生地黄、火麻仁各30克。水煎服,每日1剂。润肠通便。适用于肺阴不足,大肠失濡而致肠燥便秘,腹胀腹痛,口干口渴,舌红而干等病症。

满 山 红

【别名异名】　映山红、迎山红、靠山红。

【采集加工】　东北黑龙江等省山区多产,喜生于石砬子上、荒山灌木丛间。秋冬季采叶,晒干或阴干备用(图13-18)。

【性味归经】　辛、苦,温。归肺经。

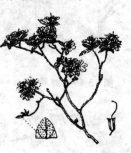

【功效应用】　祛痰止咳。适用于咳嗽痰喘之症。

【用量用法】　泡酒服,10～15克;鲜品15～30克。

【验方偏方】　满山红叶60克,白酒2000毫升。浸泡7日,过滤后服用,每服15～20毫升,每日3次。燥湿化痰止咳。适用于慢性气管炎等病症。

图13-18　满山红

第六节　止咳降逆和胃药

临床上凡以宣肺止咳,降逆和胃为主要功效的药物,称为止咳降逆和胃药。此类药物多辛温,入肺、胃经。适用于肺气不宣,胃气上逆而致咳嗽咳痰,痰浊不化,嗳气呃逆,吐出黏液,胸闷气短,胃脘胀满等病症。

旋 覆 花

【别名异名】　金沸花、金钱花、夏菊、小黄花、伏花。

【采集加工】　野生于山坡、路边、田野。全国各地均有分布。

夏秋季采摘初开之头状花序,压扁,晒干。用时筛去灰屑,拣去杂质,生用或蜜炙用(图 13-19)。

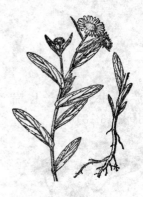

图 13-19 旋覆花

【性味归经】 苦、辛、咸,微温。归肺、脾、胃、大肠经。

【功效应用】 ①下气行水消痰。适用于痰涎壅肺,咳喘痰多,以及痰饮蓄结,胸膈痞闷等症。②降逆止呕除噫。适用于脾胃虚寒,痰湿内阻,噫气呕吐等症。

【用量用法】 3～10 克,水煎服。包煎。

【使用宜忌】 阴虚劳嗽、风热燥咳者,不宜使用。

【验方偏方】 方1:旋覆花、桔梗、桑皮各 9 克,柴胡 6 克,鳖甲、槟榔各 9 克,大黄 6 克。每日 1 剂,水煎服。燥湿祛痰,消痞化饮。适用于痰饮蓄结肺胃而致胸膈痞满,咳逆气促,眩晕耳鸣,大便秘结等病症。

方2:旋覆花 9 克,荆芥穗 6 克,前胡、半夏各 9 克,细辛 4.5克。每日 1 剂,水煎服。祛风散寒,燥湿化痰。适用于寒饮咳喘等病症。

方3:旋覆花 9 克,代赭石 12 克,半夏、党参各 9 克,甘草 3 克,生姜 4.5 克,大枣 3 枚。每日 1 剂,水煎服。利湿祛痰,消痞化饮。适用于痰饮内蕴,痰浊中阻而致心下痞满,噫气呕吐,纳少乏力,口淡不渴等病症。

枇杷叶

【别名异名】 杷叶、芦桔叶。

【采集加工】 生长于山坡、院边,野生或栽培,主产于四川、江苏、浙江、广东等省。全年均可采收,将叶采下晒干。用时将干叶剪去叶柄,刷去绒毛,洗净,切成丝片,晒干生用或蜜炙用(图13-20)。

【性味归经】　苦,微寒。归肺、胃经。

【功效应用】　①化痰止咳。适用于风热燥火等所致的咳喘痰稠之症。②和胃降逆。适用于胃热烦渴呕 之症。

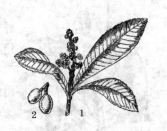

图13-20　枇杷叶
1. 花枝　2. 果

【用量用法】　5～15克,水煎服。止咳宜炙用;止呕宜生用。

【验方偏方】　方1:枇杷叶适量,煎为膏剂。口服,每次5克,开水冲服,每日2次。清肺润燥,止咳化痰。适用于肺热燥咳,痰少咽干等病症。

方2:枇杷叶(蜜制)、桔梗各10克。每日1剂,水煎服。止咳化痰。适用于肺热上攻而致咳嗽久喘,咳呛无痰等病症。

方3:枇杷叶(蜜制)、野菊花、桑叶各10克。每日1剂,水煎服。清热解毒,祛痰止咳。适用于伤风咳嗽,支气管炎等病症。

方4:枇杷叶(蜜制)、陈皮、芦根、桔梗、甘草(制)、紫菀(蜜制)。制成煎膏剂。口服,每次10～15克,每日2～3次,儿童酌减。燥湿化痰,镇咳祛痰。适用于风热外袭而致咳嗽咳痰,咽喉不利,支气管炎等病症。

方5:枇杷叶、马兜铃、煅青礞石各9克,大黄6克。每日1剂,水煎服。清热解毒,止咳化痰。适用于痰火实热,咳嗽痰涌,身热面赤,大便秘结等病症。

竹 茹

【别名异名】 竹皮、淡竹茹、竹二清、青竹茹。

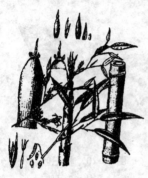

【采集加工】 采用淡竹或苦竹,去外皮后,刮下的细丝末,生用,或姜汁炙用(图13-21)。

【性味归经】 甘,微寒。归肺、胃、胆经。

【功效应用】 ①清化热痰。适用于肺热咳嗽,咳痰黄稠,以及痰火内扰,心烦不安等症。②清胃止呕。适用于胃热呕吐。

图13-21 竹茹

【用量用法】 5～10克,水煎服。除痰热多生用;止呕多姜汁炒用。

【验方偏方】 方1:竹茹9克,黄连、陈皮各6克,半夏9克。每日1剂,水煎服。清热和胃,降逆止呕。适用于湿热呕吐等。

方2:竹茹、石斛、白扁豆各9克,粳米15克。每日1剂,水煎服。清胃止呕。适用于胃阴大伤,胃络失养而致呕吐不止,口渴口苦,咽干心烦等病症。

方3:竹茹9克,陈皮6克,党参9克,甘草、生姜各4.5克,大枣3枚。每日1剂,水煎服。清胃止呕。适用于胃气虚弱,呕吐哕逆等病症。

第十四章　安神药

临床上凡以安神定志为其主要功效的药物,称为安神药。其主要作用是镇静而安定精神。安神药主要适用于心神不安,阳气躁动而出现的心悸怔忡,失眠多梦,烦躁易怒,以及惊风、癫痫、狂妄等症。

本类药物根据属性的不同,可分为重镇安神药和养心安神药两类。重镇安神药属于质重的矿物及介壳类药,其质较重,取其"重则能镇"、"重可去怯"的作用,故重镇安神药,多用于实证。养心安神药属于植物种子类药物,取其质润性补,养心滋肝的作用,故养心安神药,适用于虚证。

运用本类药物须根据不同的病因、病机选择适宜的药物,并作相应的配伍,如阴虚血少者,应与养血滋阴药配伍;肝阳上亢者,与平肝潜阳药配伍;心火炽盛者,当与清心火药配伍。至于惊风、癫痫、狂妄等症,多以平肝熄风或化痰开窍药为主,本类药只作辅助之品。

矿石类药物,如入丸散剂服,易耗伤胃气,须酌情配伍养胃健脾之品,只宜暂服,部分药物具有毒性,更须慎用。

酸 枣 仁

【别名异名】　枣仁、酸枣核、山枣仁。

【采集加工】　生于向阳山坡、路旁,主要产于河南、河北、陕西、辽宁、山西、山东、云南等地。秋季果实成熟时采收,去果肉及硬核,取种子,生用或微炒用。

【性味归经】　甘、酸,平。归心、肝经。

【功效应用】 ①养心安神。适用于虚烦不眠,惊悸多梦等症。②敛汗生津。适用于体虚多汗,津亏口渴等症。

【用量用法】 10~20克,水煎服,捣碎入煎;研末吞服,每次1.5~3克。

【验方偏方】 方1:酸枣仁(炒)30克,丹参、五味子各10克。每日1剂,水煎服。补心养肝,益智安神。适用于心肝血虚,神经衰弱,失眠健忘,头晕目眩等病症。

方2:酸枣仁18克,知母12克,茯苓9克,川芎4.5克,炙甘草6克。每日1剂,水煎服。补血养心,收涩安神。适用于血虚心神失养而致心烦不眠,心悸健忘,自汗盗汗等病症。

方3:酸枣仁18克,党参30克,茯苓15克。每日1剂,水煎服。敛汗生津。适用于阴血内虚,阳气外散,汗出不止,心烦不宁,惊悸怔忡等病症。

柏子仁

【别名异名】 柏实、柏子、柏仁、侧柏子。

【采集加工】 产于河南、山东、安徽等地。9月采收,碾去外皮(硬壳),晒净,晒干,生用或捶碎后放草纸内压去油用(柏子霜)。

【性味归经】 甘,平。归心、肾、大肠经。

【功效应用】 ①养心安神。适用于虚烦不眠,惊悸怔忡等症。②润肠通便。适用于肠燥便秘。

【用量用法】 10~20克,水煎服。

【使用宜忌】 便溏及痰多者慎用。

【验方偏方】 方1:蒸何首乌30克,柏子仁、茯神各15克。每日1剂,水煎服。养心安神。适用于心血不足,失眠惊悸等病症。

方2:柏子仁15克,肉苁蓉9克,火麻仁、当归各15克。每日1剂,水煎服。润肠通便。适用于阴血不足,大肠失润,大便秘结等。

远　志

【别名异名】　葽绕、棘菀、苦远志、小草根。

【采集加工】　生长于山坡、草地,产于河南、山西、山东、江苏、东北等地。春、秋季采挖,抽去木心,取根皮,晒干,炒用或蜜炙后用(图 14-1)。

【性味归经】　辛、苦,微温。归肺、心经。

【功效应用】　①宁心安神。适用于心神不安,惊悸,失眠,健忘等症。②祛痰开窍。适用于寒痰咳嗽,以及痰阻心窍所致的精神错乱,神志恍惚,惊痫等症。③消痈散肿。适用于痈疽肿毒。

【用量用法】　3～10 克,水煎服或研末服。

【使用宜忌】　有消化道溃疡病及胃炎者慎用。

【验方偏方】　方 1:远志肉、石菖蒲、茯神各 30 克,龙齿 15 克,党参 30 克,朱砂 6 克。共研细末,每服 6 克,每日 3

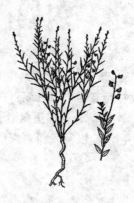

图 14-1　远志

次。化痰开窍,宁心安神。适用于痰阻心窍而致精神迷昏,惊痫健忘等病症。

方 2:远志、橘红、半夏、紫苏子、桔梗各 9 克。每日 1 剂,水煎服。能化痰止咳。适用于痰湿咳嗽伴气喘气急,喉中痰鸣,咯吐不利等。

合　欢　皮

【别名异名】　合昏皮、夜合皮、合欢木皮、夜合欢皮。

【采集加工】　产于江苏、河南、河北、湖北、福建等地。四季均可采收,锯下细枝,剥皮,切段,晒干备用(图 14-2)。

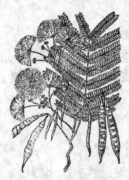

图 14-2 合欢皮

【性味归经】 甘,平。归心、肝经。

【功效应用】 ①安神解郁。适用于情志所伤的忿怒忧郁,虚烦不安,健忘失眠等症。②活血消肿。适用于跌打骨折,以及痈肿、内痈等症。

【用量用法】 10～15 克,水煎服。外用适量,研末调敷。

【验方偏方】 方 1:合欢皮 15 克,酸枣仁(炒)30 克。每日 1 剂,水煎服。补心养肝,益智安神。适用于心肝血虚而致神经衰弱,失眠健忘,头晕目眩等病症。

方 2:合欢皮适量,研末调敷患处。活血消肿。适用于跌打损失、骨折,以及气滞血瘀而致痈肿、内痈等病症。

合 欢 花

【别名异名】 夜合花、乌绒。

【采集加工】 产于江苏、河南、河北、湖北、福建等地。一般在夏季花半开时采收,干燥生用。

【性味归经】 甘,平。归心、脾经。

【功效应用】 解郁安神。适用于虚烦不安,易于不舒,胸闷食少,失眠健忘等症。

【用量用法】 5～10 克,泡水饮用。

【验方偏方】 合欢花、玫瑰花各适量,每日泡水频繁服用。疏肝解郁,安神助眠。适用于肝郁不畅而致失眠健忘,虚烦不安,胸闷食少,善太息等病症。

夜 交 藤

【别名异名】　首乌藤、棋藤。

【采集加工】　各地普遍野生,江苏、浙江、安徽、湖北、湖南、四川、河南等地为多。秋季叶落时采收,将割下的藤,除去细枝及残存的叶,捆成束,晒干。用时浸泡润透,切片晒干,生用。

【性味归经】　甘,平。归心、肝经。

【功效应用】　养心安神,通络祛风。适用于失眠,多汗,血虚肢体酸痛;并可煎汤外洗,适用于皮肤疮疹作痒。

【用量用法】　10～30克,水煎服。外用适量。

【验方偏方】　方1:夜交藤、合欢皮、女贞子大枣(去核)、甘草(制)各适量。共为散剂。开水冲服,每次10克,每日2次。养肝补血,安神补脑。适用于肝肾不足而致神经衰弱,头晕目眩,失眠多梦,心悸心烦等病症。

方2:夜交藤30克,丹参10克,大枣(去核)5枚。水煎服,每日1剂。宁心安眠,养心安神。适用于神经衰弱,失眠多梦等。

方3:夜交藤、生地黄各30克,焦栀子9克。每日1剂,水煎服。养心安神。适用于心阴不足,虚火内炽而致心烦不眠,惊悸多梦等病症。

方4:夜交藤30克,合欢花15克,炙甘草9克。每日1剂,水煎服。养心安神。适用于心脾两虚而致善悲易哭,彻夜不眠等。

灵 芝

【别名异名】　灵芝草、木灵芝、菌灵芝。

【采集加工】　紫芝或赤芝的全株。秋季采取(图14-3)。

【性味归经】　甘,平。归心、脾、胃经

【功效应用】　养心安神,健脾和胃。适用于失眠健忘,食欲缺乏,虚劳咳喘等症。

【用量用法】 1.5～3克,水煎服,或研末或浸酒服。

【验方偏方】 方1:灵芝、三七、山楂各10克。水煎服,每日1剂。化瘀通络,降低血脂。适用于冠心病、心绞痛、高脂血症。

方2:灵芝、丹参、何首乌(制)、黄精(制)各30克。每日1剂,水煎服。镇惊安神,活血化瘀,养心安神。适用于神经衰弱,失眠多梦等,亦可适用于慢性肝炎,支气管炎,冠心病的辅助治疗。

方3:灵芝、黄芪、刺五加各15克。每日1剂,水煎服。扶正固本,滋补强壮、镇静安神。适用于神经衰弱,病后恢复期身体虚弱,亦可适用于慢性支气管炎、冠心病等的辅助治疗。

方4:灵芝、五味子、柴胡、郁金各10克。每日1剂,水煎服;小儿减半。降低转氨酶,疏肝利胆退黄。适用于急性传染性黄疸型肝炎,迁延性肝炎,慢性肝炎,丙氨酸氨基转移酶升高等症。

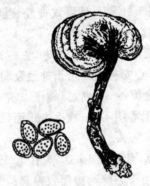

图14-3　灵芝

第十五章　平肝息风药

临床上凡是以平肝阳、息肝风为主要功效的药物,称为平肝息风药。本类药物分别具有平肝潜阳与平肝息风的功效。主要用于肝阳上亢而致头目眩晕及肝风内动而致惊痫抽搐等证。风,是一种导致人体致病的因素,分为内风、外风两种。本章所讲的风,是指内风而言。

应用本类药物时,要根据辨证论治的原则予以不同的配伍,如因热引起者,与清热泻火药同用,兼见痰阻神昏者,与化痰药同用;因阴虚引起者,与滋阴药同用;因血虚引起者,与养血药同用。

本类药物以动物类药为主,故有"介类潜阳,虫类搜风"之说。本类药物性能各有不同,应区别使用。如其中有些药物性寒凉,脾虚慢惊则非其所宜。而另一些药性偏温燥,血虚阴伤者宜慎用。

石 决 明

【别名异名】　鲍鱼壳、九孔螺、千里光、鳆鱼甲。

【采集加工】　生于海水较深的岩礁上。我国沿海地区均有分布。夏秋采集,去肉洗净,晒干生用或煅用(图15-1)。

【性味归经】　咸,寒。归肝经。

【功效应用】　①平肝潜阳。适用于肝阳上亢,头目眩晕之症。②清肝明目。适用于肝火上炎,目赤肿痛,以及翳膜遮睛,视物昏糊等症。

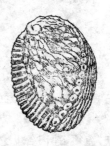

图 15-1　石决明

【用量用法】　15～30克,入煎剂宜先煎。

【验方偏方】 方1：石决明24克，鳖甲、龟版各18克，生龙骨、生牡蛎、钩藤、代赭石各25克。每日1剂，水煎服。平肝潜阳。适用于阴虚肝阳上亢所致眩晕头痛、耳鸣耳聋、脖颈痉挛、肢体痉厥等。

方2：石决明24克，女贞子、决明子、覆盆子、菊花、枸杞子各9克。每日1剂，水煎服。清肝明目，退翳祛障。适用于肝火上炎而致目赤肿痛，翳膜遮睛，视物昏糊，青盲内障，视物模糊等眼病。

牡　蛎

【别名异名】 蛎蛤、牡蛤、蠔壳、海蛎子壳、左壳。

【采集加工】 产于我国沿海地区。洗刷净，打碎，生用或煅用，宜先煎（图15-2）。

【性味归经】 咸，微寒。归肝、肾经。

【功效应用】 ①平肝潜阳。适用于阴虚阳亢所致的烦躁不安，心悸失眠，头晕目眩，及耳鸣等症。②软坚散结。适用于痰火郁结，瘰疬痰核，以及癥瘕痞块等症。③收敛固涩。适用于虚寒，遗精，打下，崩漏等症。

此外，本品有制酸作用，现又用于溃疡病胃酸过多之症，可研末吞服。

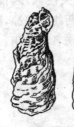
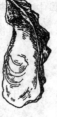

图15-2　牡蛎

【用量用法】 10～30克，水煎服，先煎。潜阳、软坚宜生用；收敛固涩宜煅用。

【验方偏方】 方1：牡蛎、龙骨各21克，沙苑子9克，芡实15克，莲须、莲肉各9克。每日1剂，水煎服。补肾收敛固涩。适用于遗精尿频等。

方2：黄芪15克，麻黄根9克，浮小麦30克，煅牡蛎24克。每日1剂,水煎服。补气养阴,收敛固涩。适用于气阴两虚而致盗汗、自汗,手足虚热等病症。

方3:煅牡蛎24克,玄参25克,海藻30克,红娘2个。每日1剂,水煎服。化痰软坚散结。适用于痰气交阻而致瘿气,瘰疬等病症。

珍 珠 母

【别名异名】　珠牡、珠母、明珠母、真珠母、大蚌壳。

【采集加工】　产于广东、台湾、福建等沿海地区及日本、南洋群岛,碾碎用(图15-3)。

【性味归经】　咸,寒。归肝、心经。

【功效应用】　①平肝潜阳。适用于肝阴不足,肝阳上亢所致的头痛、眩晕、耳鸣、烦躁、失眠等症。②清肝明目。适用于肝虚目昏,或肝热目赤羞明等症。

此外,本品研细末外用,有燥湿收敛之功,可适用于湿疮瘙痒等症。

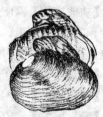

图 15-3　珍珠母

【用量用法】　15～30克,宜先煎。外用适量。

【验方偏方】　方1:珍珠母粉,散剂。口服,每次1～2克,每日3次。清解热毒,安神制酸。适用于咽喉肿痛,神经衰弱失眠,胃、十二指肠溃疡,胃脘疼痛,胃酸过多等病症。外用于口舌肿痛、糜烂、溃疡,久不收口等病症,也可用于子宫颈炎,用药粉适量涂敷患处,每日1～2次。

方2:珍珠母30克,生龙骨、生牡蛎各24克,白芍、知母、黄柏、麦门冬各9克。每日1剂,水煎服。养阴平肝潜阳。适用于肾阴不足,肝阳上亢所引起的头痛眩晕,耳鸣健忘,心烦失眠等病症。

方3：珍珠母30克,白芍9克,夜交藤30克,枣仁18克。每日1剂,水煎服。清心除热,平肝潜阳。适用于心阴不足,虚火内炽所引起的心烦不眠,惊悸多梦等病症。

方4：珍珠母15克,钩藤9克,全蝎3克,石决明6克。每日1剂,水煎服。清热止惊,平肝潜阳。适用于小儿惊风,高热神昏,惊厥抽搐等病症。

代 赭 石

【别名异名】 赤赭石、赭石、代赭、铁朱、钉头赭石、红石头等。

【采集加工】 为氧化物类刚玉族矿物赤铁矿矿石。产于山西、河北、河南、山东等地。一般埋藏浮浅,四季均宜采挖,掘出后去粘土,洗净生用或煅用。煅时,将原药用烈火煅红后取出,用米醋淬之(药5 000克用醋1 000克),淬好后打碎,用清水漂24小时(中间换水1次)取出,晒干,研成细粉备用。

【性味归经】 苦,寒。归肝、心经。

【功效应用】 ①平肝潜阳。适用于肝阳上亢所致的头痛眩晕等症。②重镇降逆。适用于嗳气,呃逆,呕吐,以及气喘等症。③凉血止血。适用于吐血,衄血,及崩漏等症。

【用量用法】 10～30克,水煎服,先煎。

【使用宜忌】 孕妇慎用。

【验方偏方】 方1：赭石(煅)20克,夏枯草、半夏(制)、车前草各10克。每日1剂,水煎服。口服,每次200毫升,每日3次。镇肝潜阳,化痰定眩。适用于内耳眩晕症,头晕目眩耳鸣,呕吐等病症。

方2：代赭石24克,生地黄15克,白茅根30克,小蓟15克。每日1剂,水煎服。清肝和胃,凉血止血。适用于肝胃热盛、火邪上炎而致吐血、衄血、咯血等症。

方3：旋覆花9克,代赭石15克,半夏、党参各9克,甘草、生姜各 3 克,大枣 3 个。每日 1 剂,水煎服。化痰和胃,重镇降逆。适用于胸中痞硬,噫气呕吐等病症。

　　方 4:代赭石、生龙骨、生牡蛎各 24 克,生龟版 18 克,生白芍 12 克,怀牛膝 18 克。每日 1 剂,水煎服。养阴清热,平肝潜阳。适用于肝阳上亢而致头晕目眩,耳聋耳鸣,心烦不寐,口干口苦等病症。

钩　藤

　　【别名异名】　钩藤钩、钩钩藤、嫩钩钩、挂钩藤、金钩藤。

　　【采集加工】　主产于广东及广西、湖南、江西,四川、福建、贵州等地也有分布。3 月采集,捡净梗及老的钩藤,单用嫩钩及带钩刺的嫩藤水润切段,晒干备用(图 15-4)。

　　【性味归经】　甘,微寒。归肝、心包经。

　　【功效应用】　①息风止痉。适用于肝热风动,惊痫抽搐等症。②清热平肝。适用于肝经有热,头胀头痛,或肝阳上亢,头晕目眩等症。

　　【用量用法】　10～15 克,不宜久煎。

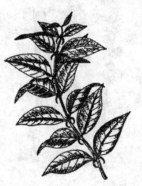

图 15-4　钩藤

　　【验方偏方】　方 1:钩藤 15 克,全蝎 3 克,蜈蚣 1 条,地龙 12 克,代赭石、板蓝根各 9 克。每日 1 剂,水煎服。清热平肝,息风止痉。适用于小儿肝经风热上攻而致急惊(乙脑)发热,痉挛抽搐等病症。

　　方 2:钩藤、夏枯草、代赭石各 30 克,龙胆草 15 克,菊花 9 克。每日 1 剂,水煎服。清热息风,泻火止痉。适用于肝火上攻而致头痛眩晕,两目红赤,急躁多怒,心烦不寐,小便黄赤等病症。

方3:钩藤60克,当归、川芎、白芍各9克,生地黄12克。每日1剂,水煎服,每次200毫升,每日3次。清热平肝,息风止痉。适用于妇女子痫等。

天 麻

【别名异名】 赤箭、明天麻、鬼督邮。

【采集加工】 产于云南、四川、陕西、河南等地,黑龙江、吉林(长白山区)、辽宁(南部山区)亦产。春、秋季采挖,洗净,及时除去粗皮,用清水或白矾水微浸,再放沸水中煮透,捞出,针刺放水时,捏实,晒干。用时洗净润透,切片晒干(图15-5)。

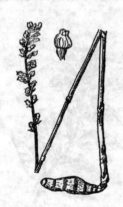

图15-5 天麻

【性味归经】 甘,平。归肝经。

【功效应用】 ①息风止痉。适用于肝风内动,惊痫抽搐等症。②平肝潜阳。适用于肝阳上亢,头痛眩晕等症。

此外,本品又能祛风湿,止痹痛,而适用于风湿痹痛,以及肢体麻木,手足不遂等症。

【用量用法】 3～10克,水煎服;研末吞服,每次1～1.5克。

【验方偏方】 方1:天麻、杜仲、牛膝各适量。共为水丸。口服,每次6～9克,每日2～3次。祛风除湿,舒筋活络。适用于风湿痹痛,肢体麻木,腰腿酸痛等病症。

方2:天麻、白芷、川芎、当归、乳香(制)各适量。每日1剂,水煎服。口服,每次200毫升,每日3次。祛风散寒,养血止痛。适用于内伤、外感引起的各种偏头痛等病症。

方3:天麻、何首乌各30克。每日1剂,水煎服,每次200毫升,每日3次。养血息风,定眩止痛,滋补肝肾,乌须黑发。适用于肝肾阴虚,肝阳上亢,头痛头晕,脱发白发,早期高血压,神经血管性头痛,脂溢性皮炎等病症。

方4:天麻、泽泻、茯苓各30克。每日1剂,水煎服,每次100毫升,每日3次。祛痰定眩,和胃止呕。适用于痰浊上扰,眩晕,呕吐,恶心等病症。

方5:天麻、人参、三七、杜仲、灯盏花、细辛各适量。白酒浸7日即可。口服,每次10～20毫升,每日1～2次。益气补肾,祛风活血。适用于肾气不足而致神经衰弱,身体虚弱,身倦乏力,头晕目眩等病症。

蒺 藜

【别名异名】 白蒺藜、刺蒺藜、硬蒺藜。

【采集加工】 生于路旁,沟岸,全国各地均产。8～10月间果实成熟后采收,将草连根拔起,或以镰刀割掉,晒干,用木棒打掉果实,除去杂质与不成熟的果实,然后放在石碾上将硬刺碾掉,簸净,生用或炒用(图15-6)。

【性味归经】 苦、辛,微温;有小毒。归肝经。

【功效应用】 ①平肝。适用于肝阳上亢所致的头痛眩晕等症。②疏肝解郁。适用于肝气郁结,胸胁不舒,乳闭不通等症。③祛风止痒。适用于风疹瘙痒。④祛风明目。适用于风热上袭,目赤多泪等症。

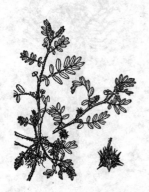

图 15-6 蒺藜

【用量用法】 6～10克,水煎服。

【验方偏方】 方1:刺蒺藜15克,菊花、蔓荆子、草决明、连翘各9克,甘草3克。每日1剂,水煎服。祛风清肝明目。适用于风邪挟热,上攻头目而致两目红赤,迎风多泪,头晕目眩,口苦口渴等病症。

方2:炒苍耳子9克,刺蒺藜15克,浮萍草9克。每日1剂,水煎服。祛风止痒。适用于皮肤风疹,瘙痒不已,亦适用于荨麻疹等。

方3:刺蒺藜12克,青皮、香附、白芍各9克,甘草3克。每日1剂,水煎服。疏肝解郁。适用于肝气郁结,胸胁不舒或疼痛,乳汁不通等病症。

全　蝎

【别名异名】　全虫、茯背虫。

【采集加工】　生于山坡石块下,以及石缝和墙缝的潮湿阴暗地方,产于河南、山东、江苏、安徽等地。春、夏、秋季均可捕捉,捕后放清水中,待其吐出泥土,捞出放在烧开的盐水锅内煮后,取出,晒干备用(图15-7)。

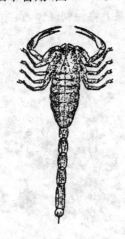

图15-7　全蝎

【性味归经】　辛,平;有毒。归肝经。

【功效应用】　①息风止痉。适用于惊痫抽搐,中风口㖞,破伤风等。②解毒散结。适用于疮疡肿毒,瘰疬结核等症。③通络止痛。适用于风湿痹痛,及偏正头痛久适用于不愈者。

【用量用法】　2~5克,水煎服;研末吞服,每次0.6~1克。外用适量。

【使用宜忌】　本品有毒,用量不可过大。血虚生风及孕妇慎用。

【验方偏方】　方1:全蝎9克,蜈蚣5条,天南星6克,朱砂3克。共研细末,每服1.5~6克,每日2次。清热平肝,息风止痉。适用于惊风,破伤风、痉挛抽搐等病症。

方2：全蝎、栀子各6克，紫草9克，香油60克，黄蜡适量。熬成油蜡膏，局部外用，每日1次。解毒散结。适用于恶疮肿毒、瘰疬结核等病症。

方3：全蝎、白附子各9克，僵蚕6克。每日1剂，水煎服。清热化痰，平肝息风，通络止痉。适用于痰瘀阻滞而致中风后遗症，手足麻木，口眼㖞斜等病症。

蜈　蚣

【别名异名】　吴公、天龙、百脚、百足虫。

【采集加工】　江苏、浙江、湖北等地出产。春季捕捉，用钉将虫体头尾钉于木板上或用竹条撑持，也有先用沸水烫死，晒干或烘干，生用或酒洗、研末入药(图15-8)。

【性味归经】　辛，温；有毒。归肝经。

【功效应用】　①息风止痉。适用于惊痫抽搐，以及破伤风等。②解毒散结。适用于疮疡肿毒，流脓溃烂等症。③通络止痛。适用于风湿痹痛，以及顽固性头部抽掣疼痛等症。

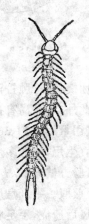

【用量用法】　1～3克，水煎服；研末吞服，每次0.6～1克。外用适量，研末或油浸涂敷患处。

【使用宜忌】　本品有毒，用量不可过大。孕妇忌用。

图15-8　蜈蚣

【验方偏方】　方1：蜈蚣3条，天南星6克，炒鱼鳔、防风各9克。每日1剂，水煎服。疏风化痰止惊。适用于破伤风，恶疮瘰疬等病症。

　　方2：蜈蚣 20 条，雄黄 30 克。共研细末，每服 3 克，温酒调服，每日 2～3 次，或调膏敷。适用于恶疮瘰疬，毒蛇咬伤等病症。

僵　蚕

　　【别名异名】　白僵蚕、天虫、僵虫。

　　【采集加工】　为蚕蛾的幼虫感染白僵菌而僵死的干燥全虫，以广东、江苏产者为佳。过去均为养蚕区自然病死者。近年多为在非养蚕区进行人工培养，转为药用生产(图 15-9)。

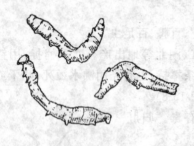

　　【性味归经】　咸、辛，平。归肝、肺经。

　　【功效应用】　①息风止痉。适用于肝风内动或痰热壅盛所致的惊痫抽搐之症。②祛风止痛。适用于风热或肝热所致的头痛目赤，咽喉肿痛，风虫牙痛等症。③解毒散结。适用

图 15-9　僵蚕

于瘰疬痰核，疔肿丹毒等症。

　　此外，本品尚有祛风止痒作用，可用于风疹瘙痒。

　　【用量用法】　3～10 克，水煎服；研末吞服，每次 1～2 克。散风热宜生用，一般多炒用。

　　【验方偏方】　方1：僵蚕 10 克，全蝎、白附子各 5 克。每日 1 剂，水煎服。平肝息风，通络止痉。适用于肝风内动，痰瘀阻滞而致中风后遗症，手足麻木，口眼㖞斜，或惊痫抽搐等病症。

　　方2：僵蚕 10 克，昆布、玄参各 15 克。每日 1 剂，水煎服。解毒化痰散结。适用于瘰疬痰核，疔肿丹毒等症。

地　龙

【别名异名】　蚯蚓、曲蟮、土龙。

【采集加工】　生于潮湿,疏松的泥土里,我国各地均有分布,以广东所产为佳。春、夏、秋季均可捕捉,用草木灰拌后晒干(或烘干);或剖开洗去内脏中泥土,晒干或烘干备用(图15-10)。

【性味归经】　咸、寒。归肝、脾、膀胱经。

【功效应用】　①清热息风。适用于壮热惊痫抽搐之症。②清肺平喘。适用于肺热痰鸣喘咳等症。③通利经络。适用于风湿

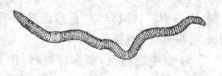

图 15-10　地龙

痹痛,以及半身不遂等症。④清热利尿。适用于热结膀胱,小便不利等症。

【用量用法】　5～10克,水煎服;研末吞服,每次1～2克。

【验方偏方】　方1:地龙9克,钩藤15克,琥珀3克,生石膏30克。每日1剂,水煎服。清热息风。适用于惊风痉挛,壮热烦躁等病症。

方2:黄芪60克,当归、川芎、赤芍、地龙、桃仁各9克,红花6克。每日1剂,水煎服。活血祛瘀,通利经络。适用于气血阻滞而致中风后遗症,肢节不利,半身不遂,关节疼痛,手足麻木等病症。

方3:地龙9克,白茅根、白糖各30克。每日1剂,水煎服。清热利尿止血。适用于热结膀胱而致尿闭尿痛,茎中痛热,或小便带血,口干口渴等病症。

蛇　蜕

【别名异名】　龙衣、蛇皮、龙皮、蛇蜕皮。

【采集加工】 蛇蜕下的干燥皮膜。全年皆可收集,但以3~4月间为最多。抖去泥沙,晒干,切段生用,或酒炙用。

【性味归经】 甘、咸,平。归肝、脾经。

【功效应用】 祛风,定惊,止痒,退翳。适用于小儿惊风,皮肤瘙痒,目翳等症。

【用量用法】 2~3克,水煎服;研末服0.3~0.6克。

【验方偏方】 方1:蛇蜕3克,全虫5克,防风10克。每日1剂,水煎服。祛风定惊,止痒退翳。适用于肝郁乘脾而致小儿惊风,皮肤瘙痒,目翳等症。

方2:蛇蜕适量,研末冲服,每次0.3~0.6克。祛风平肝定惊。适用于肝风内动而致小儿急惊风、慢惊风等病症。

罗布麻叶

【别名异名】 吉吉麻、泽漆麻、红花草、野茶。

【采集加工】 罗布麻的干燥叶。在夏季开花前摘叶,晒干或阴干,亦有蒸炒揉制后用的。

【性味归经】 甘、苦,微寒。归肝经。

【功效应用】 平肝清热。适用于肝阳上亢,头痛眩晕,烦躁失眠等症。

此外,本品尚有利尿作用,可用于小便不利、水肿等有热象者。因罗布麻叶具降血压作用,故现适用于治疗高血压病;罗布麻根有强心作用,故又有适用于治疗心力衰竭者。

【用量用法】 3~10克,水煎服或开水泡服。

【验方偏方】 方1:罗布麻、大黄、草决明各10克。每日1剂,水煎服,每次200毫升,每日2~3次。平肝清热,降低血压。适用于痰瘀阻滞而致高血压病、高脂血症、肥胖症、糖尿病等。

第十六章　芳香开窍药

　　临床上凡以通关开窍醒神为主要功效,主要用于闭证的药物,称为开窍药。因多具芳香之气,故又称芳香开窍药。开窍药味芳辛香,善于走窜,具有通关开窍,启闭醒神的功效。适用于中风、癫痫、痴呆,以及惊厥等并发的卒然昏厥,或热病引起的神志昏迷等内闭实证。症见口噤牙紧,手足抽搐,脉搏有力等。但闭症又有寒闭、热闭之分。寒闭多兼见面色青暗,身凉肢冷,苔白,脉迟,宜用温开法,须配辛温祛寒药;热闭多见面红耳赤,高热抽搐,烦躁谵语,苔黄,脉洪数或弦数,宜用凉开法,须配清热解毒药。

　　现代研究多以本类药物为主,配伍温中或活血、行气药组成芳香温通之剂,用于缓解冠心病、心绞痛,有较好疗效。

　　芳香开窍药应用时应该注意以下两点:

　　(1)此类药物其性偏于走窜发散,易泄元气,对虚脱证,症见神志昏迷,汗出而冷,肢体冰凉,脉微欲绝等病症,忌用本类药物。

　　(2)本类药物多含芳香挥发性成分,故宜作丸、散剂应用。开窍药是急救治标,而过用本类药又有耗伤元气之弊,故只宜暂用,不可久服。

冰　片

　　【别名异名】　龙脑、龙脑香、梅花脑、天然冰片。

　　【采集加工】　为龙脑香树树脂中析出的天然结晶化合物,我国广东、广西、南洋群岛等省区及印度出产。原药研粉用(图16-1)。

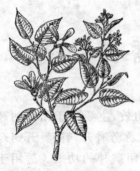

图 16-1　冰片

【性味归经】　辛、苦，微寒。归心、脾、肺经。

【功效应用】　①开窍醒神。适用于中风、痰厥、高热神昏等症。②清热止痛。适用于痈疽疮疡，咽喉肿痛，口舌生疮，目赤肿痛等症。

【用量用法】　0.03～0.1克，入丸、散剂，不宜入煎剂。外用适量。

【使用宜忌】　孕妇慎用。

【验方偏方】　冰片、寒水石（煅），共为散剂。清热敛疮，消炎止血。适用于烫伤，外伤。外用，将药粉少许撒于患处。每日1～2次。

石菖蒲

【别名异名】　菖蒲、昌阳、九节菖蒲、水剑草、苦菖蒲、粉菖、剑叶菖蒲、山菖蒲、香菖蒲。

【采集加工】　生长于山沟石砾多的地方，主产于四川、浙江，此外，江苏、福建、广东、广西、江西、湖南、湖北、贵州、云南、河南等地也产。夏季采挖，除去地上茎叶及须根，洗净切片，晒干生用（图 16-2）。

【性味归经】　辛，温。归心、胃经。

【功效应用】　①开窍宁神。适用于湿浊蒙蔽清窍所致的神志昏乱，并用于健忘、耳鸣等症。②化湿和胃。适用于湿阻气滞，胸腹气闷，苔腻不饥等症。

此外，本品还适用于治疗风寒湿痹、跌打损伤与痈疽疥癣等症，内服与外用均有效。

【用量用法】　5～10克，水煎服，鲜品加倍。外用适量，研末敷患处或煎汤洗。

【验方偏方】 方1:石菖蒲、远志、茯神、龙齿各9克,党参6克。每日1剂,水煎服。化痰开窍宁心安神。适用于湿浊内阻,清阳不升,清窍不利而致眩晕耳鸣,神志时昏,健忘多寐,耳聋不清等。

方2:石菖蒲、远志各9克,党参6克,茯神9克。每日1剂,水煎服。芳香化痰,开窍醒脑。适用于神志痴呆,健忘耳聋等病症。

方3:石菖蒲、茯苓、党参、石莲子各9克,黄连6克,白蔻仁4.5克。每日1剂,水煎服。芳香化湿,止惊醒脑。适用于湿热毒邪上攻而致中毒性痢疾、噤口痢等病症。

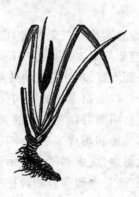

图 16-2 石菖蒲

第十七章　补益药

临床上凡以补益正气、消除虚弱证候为主要功效的药物,称为补益药,亦称补虚药。

补益药主要适用于虚证。虚证有气虚证、阳虚证、阴虚证、血虚证4种类型。根据补虚药的不同功能,一般分为补气药、补血药、补阴药、补阳药4类。

补益药用于正虚邪实或邪气未尽者,应处理好扶正与祛邪的关系,分清主次,恰当地与解表、清热、泻下等祛除(攻泻)邪气的药物配伍,以期达到补而不腻、攻补兼施的效果。

在临床应用时,可以根据虚证的不同类型而选用不同的补虚药。但是,人体的气血阴阳有相互依存的关系,阳虚多兼有气虚,而气虚易导致阳虚,气虚和阳虚表示机体功能的衰退。阴虚每兼血虚,而血虚易导致阴虚,血虚和阴虚表示体内精血津液的损耗。因此,补气药和补阳药,补血药和补阴药往往配伍应用,更有气血两亏,阴阳俱虚者,则须气血兼顾或阴阳双补。

补益药应用过程中应该注意以下个问题:

(1)不要迷信补药,更不可滥用补药。避免"见药不见人"的错误观点。

(2)要避免"虚不受补"。凡患者体质虚弱服用补药后,出现虚火上炎的症状,如口干心烦、急躁舌燥、夜不能寐、腹胀、消化不良等表现一般称之为"虚不受补"。

(3)要防止"闭门留寇"。"寇"指病邪。对于外邪尚未完全清除的病人,不宜过早应用补药,以免"留邪"。

(4)补益药多滋腻,在服补虚药时还当照顾脾胃,应适当与健脾开胃的药物同用,以免妨碍消化吸收影响疗效。补益药若须久服,宜多作丸、散,或膏剂。入汤剂则宜久煎。

第一节　补气药

临床上凡以补益气虚为主要功效,治疗气虚证的药物,称为补气药。所谓"气虚",是指人体各个系统器官的生理功能不足,尤其是脾胃(消化系统)和肺(呼吸系统)生理功能减退,出现脾气虚弱和肺气不足的症状。

补气药性味甘温,入肺、脾、肾经。主要具有补肺气,益脾气的功效。适用于脾气虚弱所致的神疲倦怠,大便溏泻,食欲缺乏,脘腹虚胀,甚至水肿、脱肛;肺气不足所致的少气懒言,动则喘乏、易出虚汗等症。

补气药应用时,应根据不同的气血证候,加以选择应用。气旺可以生血,故在补血方剂中也多配用补气药。

服用补气药的同时,可适当配伍少许理气药,以防气滞而出现胸闷、腹胀纳呆等虚不受补的现象。

党　参

【别名异名】　上党人参、狮头参、中灵草。

【采集加工】　喜生于林下、林边腐殖质深厚的土壤中,也有栽培,产于黑龙江、吉林、辽宁、山西等地。春、秋季采挖,将原药用清水洗净,浸片刻,润透,除去芦头,切片晒干,生用或同米炒用(图 17-1)。

【性味归经】　甘,平。归脾、肺经。

【功效应用】　①补中气。适用于中气不足,脾胃虚弱,食少便溏,四肢倦怠等。②宜肺气。适用于肺气亏虚,气短喘咳,言语无力,声音低弱等。③补气养血。适用于气血两虚,或血虚萎黄,头

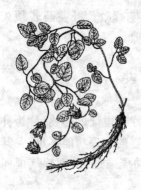

图 17-1　党参

晕心慌等。④益气生津。适用于热伤气津,气短口渴等。

【用量用法】　10～30 克,制丸或水煎服。

【使用宜忌】　反藜芦。

【验方偏方】　方 1:党参、鹿肉、枸杞子、菟丝子、淫羊藿、白术(炒),为蜜丸,每丸 9 克。口服,每次 1～2 丸,每日 2 次。益气培元,补肾固精。适用于脾肾气虚而致身体虚弱,精神不振,腰膝酸软,身倦乏力等病症。

方 2:党参、熟地黄各适量,煎膏剂。口服,每次 10～20 克,开水冲服,每日 2～3 次。补气益血。适用于气血两亏,病后体虚而致食少便溏,四肢倦怠,气短喘咳,言语无力,声音低弱等病症。

太子参

【别名异名】　孩儿参、童参、四叶参、米参。

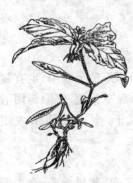

图 17-2　太子参

【采集加工】　产于江苏、山东、安徽等省。在大暑时节采挖,洗净,沸水烫,晒干,生用或炒用(图 17-2)。

【性味归经】　甘、微苦,平。归脾、肺经。

【功效应用】　补气生津。适用于脾虚食少,倦怠乏力,心悸自汗,肺虚咳嗽,津亏口渴等症。

【用量用法】　10～30 克,散剂冲服。

【验方偏方】　太子参、山楂(炒)各

适量,为散剂,加蜂乳。开水冲服,每次 0.5～1 袋,每日 2 次。健脾益气,消食开胃。适用于小儿脾胃虚弱,消化不良,身体消瘦,不思饮食,面色萎黄等病症。

黄　芪

【别名异名】　黄耆、戴糁、王孙、绵黄耆、箭耆、独根。

【采集加工】　产于甘肃、陕西、内蒙古等地。春秋季采挖。用时水浸润透,切片晒干,生用、麸炒或蜜炙用(图 17-3)。

【性味归经】　甘,温。归脾、肺经。

【功效应用】　①补气升阳。适用于脾、肺气虚,身倦乏力,食少便溏,气短懒言;中气下陷,久泻脱肛,子宫下垂;气不摄血,便血崩漏等症。②益卫固表。适用于卫气不足,表虚自汗。③托毒生肌。适用于痈疽疮疡由于气血不足,内陷不起,脓成不溃,或溃后脓出清稀,久不收口。④利水退肿。适用于气虚失运、水湿内停而致的肢体、面目水肿,小便不利之症。

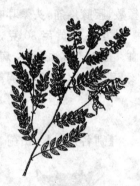

图 17-3　黄芪

【用量用法】　10～15 克,水煎服,大剂量可用 30～60 克。补气升阳宜炙用,其他多生用。

【使用宜忌】　本品补气升阳,易于助火,又能止汗,故凡表实邪盛、气滞湿阻、食积内停、阴虚阳亢、痈疽初起或溃后热毒尚盛等症,均不宜用。

【验方偏方】　方 1:黄芪(制)20 克,白术(麸炒)、防风、山药(炒)、阿胶、杜仲(焦)各 10 克,每日 1 剂,水煎服。每次 100 毫升,每日 2～3 次。益气养血,固表止汗。适用于卫气不固,自汗恶风,体虚易感风寒等病症。

方 2：黄芪、刺五加各 30 克。每日 1 剂，水煎服，每次 300 毫升，每日 3 次。益气健脾，补肾安神。适用于脾肾两虚，腰膝酸软，体虚乏力，食欲缺乏等病症。

方 3：黄芪、人参各适量。熬膏，口服，每次 10 克，每日 3 次。补气健脾升阳。适用于气虚诸症，症见身倦乏力，食少便溏，气短懒言，久泻脱肛，子宫下垂等病症。

方 4：黄芪、附子。熬膏，口服，每次 10 克，每日 3 次。补气壮阳。适用于阳虚诸证。症见畏寒肢冷，阳痿早泄，宫冷不孕，小便频数，腰膝疼痛，头晕耳鸣，精神疲乏等症。

方 5：炙黄芪 30 克，当归 15 克。每日 1 剂，水煎服。补气养血。适用于气血两亏，病后体虚而致食少便溏，四肢倦怠，气短喘咳，言语无力，声音低弱等病症。

白 术

【别名异名】 山蓟、术、山姜、乞立加、山连、冬白术。

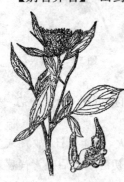

【采集加工】 野生或栽培，主产于浙江、湖南、江西、安徽等省。多在 10 月采收，从土中挖出，去苗洗净，晒干或烘干。用时洗净泡透或米泔水浸透，切片晒干，生用、土炒或麸炒用(图 17-4)。

【性味归经】 苦、甘，温。归脾、胃经。

【功效应用】 ①补气健胃。适用于脾气虚弱，运化失常，食少便溏，脘腹胀满，倦怠无力等症。②燥湿利水。适用于脾虚失运，水湿停留，而为痰饮水肿之

图 17-4 白术

症。③固表止汗。适用于脾虚气弱，肌表不固，而致自汗。④养胎安胎。适用于妊娠脾虚气弱，胎气不安。

【用量用法】 5～15克,水煎服。燥湿利水宜生用;补气健脾宜炒用;健脾止泻宜炒焦用。

【使用宜忌】 本品苦燥伤阴,若阴虚内热或津亏燥渴者,均不宜服。

【验方偏方】 方1:焦白术12克,茯苓皮、大腹皮各30克,干姜9克。每日1剂,水煎服。健脾除湿。适用于脾虚水肿,或四肢水肿,小便不利等病症。

方2:白术12克,麻黄、杏仁、桂枝各9克,甘草4.5克。每日1剂,水煎服。祛风除湿止痛。适用于风湿一身尽痛等病症。

山 药

【别名异名】 薯蓣、怀山药、山芋、山薯、淮山、山药薯。

【采集加工】 多为栽培,主产于河南、河北、山西、山东等省。秋后采收,挖出后去芦头及须根,洗净,用竹刀或铜刀刮去外皮,晒干或烘干。用时水浸,润软,切片,晒干,生用或炒用(图17-5)。

【性味归经】 甘,平。归脾、肺、肾经。

【功效应用】 ①补脾止泻。适用于脾虚气弱,食少便溏或泄泻。②补肺止咳。适用于肺虚久咳或虚喘。③补肾固精、缩尿、止带。适用于肾虚遗精、尿频、妇女白带过多等。

此外,本品补气养阴而止渴,适用于适用于消渴病有效。

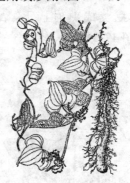

图17-5 山药

【用量用法】 10～30克,水煎服,大剂量60～250克;研末吞服,每次6～10克。补阴宜生用;健脾止泻宜炒用。

【使用宜忌】 本品养阴能助湿,故湿盛中满或有积滞者忌服。

【验方偏方】 方1：山药、白术、莲子、半夏曲各9克，陈皮6克。每日1剂，水煎服。补脾止泻。适用于脾虚食少，体虚倦怠，泄泻等病症。

方2：山药15克，茯苓12克，黄柏9克，墓头回12克。每日1剂，水煎服。健脾除湿。适用于脾虚湿热带下等病症。

方3：生山药15克，百合9克，沙参12克，阿胶、百部根各9克。每日1剂，水煎服。补肺止咳。适用于气阴两虚而致咳嗽气喘、咯血等病症。

方4：山药15克，芡实30克，枸杞子9克，菟丝子15克。每日1剂，水煎服。补肾固精、缩尿止带。适用于肾虚不固而致耳鸣目昏，遗精尿频，腰膝酸软，带下淋漓等病症。

白 扁 豆

【别名异名】 扁豆、南扁豆、峨眉豆。

【采集加工】 生长于肥沃沙质壤土，我国各地均有种植。秋季豆荚成熟时摘下，晒干取出种子，生用或炒用，捣碎入药（图17-6）。

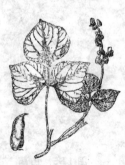

【性味归经】 甘，微温。归脾、胃经。

【功效应用】 ①健脾化湿。适用于脾虚有湿。适用于脾虚有湿，体倦乏力，食少便溏，以及妇女脾虚湿浊下注而致白带过多。②消暑和中。适用于夏伤暑湿，脾胃失和，呕吐泄泻，脘腹胀痛等症。

【用量用法】 10～20克，水煎服。健脾止泻宜炒用；消暑宜生用。

图17-6 白扁豆

【验方偏方】 方1：白扁豆12克，香薷、厚朴、藿香各9克。每日1剂，水煎服。健脾和胃，芳香化湿。

适用于暑湿内生而致头痛,身痛,吐泻,腹痛等病症。

方2:扁豆、山药、茯苓、党参、土白术各9克,炮姜、草果仁各6克。每日1剂,水煎服。健脾化湿。适用于脾胃虚寒而致消化不良,腹痛泄泻,口淡不渴等病症。

方3:扁豆15克,木槿花9克,芡实30克。每日1剂,水煎服。健脾化湿止带。适用于脾虚湿盛白带等病症。

甘　草

【别名异名】　国老、粉甘草、甜甘草、甜草根。

【采集加工】　生于草原、沙丘,产于黑龙江、吉林、辽宁的西部地区及内蒙古、甘肃等地。秋季采挖,除去地上部分和泥土,晒干。用时洗净润透,切片晒干,生用或蜜炙(图17-7)。

【性味归经】　甘,平。归心、肺、脾、胃经。

【功效应用】　①补脾益气。适用于脾胃虚弱,中气不足,气短乏力,食少便溏等症。②润肺止咳。适用于咳嗽气喘之症。③清热解毒。适用于痈疽疮毒,食物或药物中毒等症。④缓急止痛。适用于脘腹或四肢挛急。

此外,本品还有缓和药性、调和百药的功效。

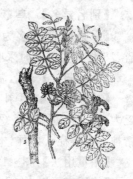

图17-7　甘草

【用量用法】　2～10克,水煎服。清火解毒宜生用;补中缓急宜炙用。

【使用宜忌】　本品味甘,能助湿壅气,令人中满,故湿盛而胸腹胀满及呕吐者忌服。反大戟、芫花、海藻、甘遂。久服较大剂量的甘草,每易引起水肿,使用时亦应注意。

【验方偏方】　方1:炙甘草、白术、莲子各10克,木香6克。

农家药采集加工与应用

每日1剂,水煎服。补脾益气。适用于脾虚气弱而致食少乏力,神疲体倦,腹痛泄泻等。

方2:炙甘草、茯苓12克,黄柏9克,墓头回12克。每日1剂,水煎服。健脾除湿。适用于脾虚湿热带下等病症。

方3:炙甘草、生山药15克,沙参12克,阿胶、百部根各9克。每日1剂,水煎服。养阴润肺,补气止咳。适用于肺气阴两虚而致咳嗽气喘、咯血、面红潮热等。

方4:炙甘草、山药15克,芡实30克,枸杞子9克,菟丝子15克。每日1剂,水煎服。补肾纳气。适用于肾阴亏虚而致两目昏花,头晕耳鸣,遗精尿频,腰膝酸软等。

大 枣

【别名异名】 乌枣、枣子、干枣、良枣。

【采集加工】 多为栽培,亦有野生,主产于河南、河北、山东等省。8月果实成熟时采收,晒干,筛去灰土、杂质,生用。

【性味归经】 甘,温。归脾、温经。

【功效应用】 ①补中益气。适用于中气不足,脾胃虚弱,体倦乏力,食少便溏等症。②养血安神。适用于血虚萎黄,妇女脏躁,精神不安等症。此外,本品又有缓和药性的作用。

【用量用法】 3～12枚,水煎服。为丸剂,当去皮、核并捣烂。

【使用宜忌】 本品助湿生热,令人中满,故湿盛脘腹胀满,食积、虫积、龋齿作痛,以及痰热咳嗽,均忌服。

【验方偏方】 方1:大枣、阿胶、枸杞子、熟地黄、黄芪各适量。共为煎膏剂。口服,每次10克,开水调服,每日2次。益气补血。适用于气血两虚而致心悸怔忡,失眠健忘,产后虚损,崩漏下血等病症。

方2:大枣、阿胶各10克。开水炖服,每日2～3次。滋阴润燥,补血止血。适用于气血虚弱而致胎动不安,贫血,咯血,吐血,

302

衄血,便血等病症。

方3:大枣20克,党参9克,杏仁9克,甘草3克。每日1剂,水煎服。补肺益气。适用于肺虚气弱而致虚劳咳嗽,气短乏力,咳嗽咯血,口燥咽干等病症。

方4:大枣、黄芪各12克,生地黄15克,侧柏炭9克。每日1剂,水煎服。补气养血。适用于气血两虚而致各种血证,如便血、尿血、衄血、崩漏下血等。

蜂　蜜

【别名异名】　白蜜、食蜜、蜂糖、蜜糖。

【采集加工】　我国大部地区均有,以江苏、浙江、安徽、河南、四川为主产。春、夏、秋季均可采收。在采收后的蜂蜜中往往含有水分、尘土、幼虫及蜡片等杂质,所以必须制过。其方法是将蜜放锅内,加等量水,加温搅拌,蜜溶解后去火,放置片刻,趁温时过滤,除去杂质,再加热蒸发其水分,即成纯品。

【性味归经】　甘,平。归脾、肺、大肠经。

【功效应用】　①补中缓急,补虚损,益五脏。适用于脾胃虚弱,倦怠食少,脘腹作痛;或用于多种慢性疾病的治疗。如神经衰弱、慢性肝炎、高血压、心脏病及贫血等。②润肺止咳。适用于肺虚久咳及肺燥干咳等。③滑肠通便。适用于肠燥便秘。④解毒止痛。适用于治疗烫伤、疮痒。⑤调和百药,可解乌头毒、附子毒。

【用量用法】　15～30克,冲服或入丸、膏剂。外用适量。

【使用宜忌】　因能助湿,令人中满,且可滑肠,故有湿热痰滞、胸闷不舒及大便溏泄者,均忌服。

①本品以稠如凝脂、味甜纯正、清洁无杂质、不发酸者为佳。

②注意各种花蜜在性状上的区别,枣花蜜为味甜、黏稠、金黄色;荆条花蜜与梨花蜜为透明、黏性大、白色;槐花蜜有槐花味、气清香、色白或黄;葵花蜜水分大、黏性小、无油性、色黄白;荞麦花蜜

具有臭味、棕红色。

③注意检查蜜中有无掺入水和杂质、杂物。

杂质：可用烧红的铁丝插入蜜中，纯蜜者则铁丝光滑，不附有杂质。

掺水：将蜜滴于白纸或草纸中，若有多余的水分，则纸上的蜜渐渐渗开，无水则不渗开。

掺淀粉：将蜂蜜放于杯中加水，煮沸，冷后，滴几滴碘酒，有淀粉变为蓝色。

掺麦芽糖：麦芽糖含水分，味淡不香，带酸味，冬不显沙性。用上述查掺水的方法检查。

④脾胃虚泄泻，以及湿邪所致的脘腹胀满，苔厚腻者忌用。

⑤不宜与生葱、莴苣同食，否则易引起腹泻；禁与鱼同食。

⑥以陶瓷容器，或铁桶盛装，密封备用。

【验方偏方】 方1：蜂蜜、怀山药、白术、茯苓、莲子各适量。炼蜜为丸，每丸10克。每次1丸，每日2～3次。补气健脾。适用于脾虚食少体弱，倦怠乏力，肠鸣泄泻等病症。

方2：蜂蜜、龙眼肉、党参、黄芪、当归各9克，白术6克，茯神、枣仁、远志各9克，木香6克，甘草3克。每日1剂，水煎服。养血补心，补气健脾。适用于思虑过度，劳伤心脾，健忘失眠，惊悸多梦等病症。

方3：蜂蜜、龙眼肉各120克。制成膏方，口服，每次15克，每日2～3次。适用于年老体衰，气血不足而致失眠耳鸣，心悸怔忡，脑力衰退及产后血虚等。

方4：蜂蜜、百合9克，沙参12克，阿胶、杏仁各9克。每日1剂，水煎服。补气养阴，润肺止咳。适用于气阴两虚而致咳嗽气喘、咯血等病症。

方5：蜂蜜、山药各15克，黄芪、枸杞子各9克，覆盆子20克。每日1剂，水煎服。补肾益气，固精止遗。适用于肾气亏虚而致眩晕耳鸣,精神疲惫,小便清长无力,遗精尿频,腰膝酸软等病症。

刺 五 加

【别名异名】　刺拐棒。

【采集加工】　药用刺五加的干燥根及根茎。春秋季采挖,洗净,干燥。

【性味归经】　辛、微苦,温。归脾、肾经。

【功效应用】　益气健脾,补肾安神。适用于脾肾气虚,体倦乏力,食欲缺乏,腰膝酸软,失眠多梦等症。

【用量用法】　10～15克,水煎服。

【验方偏方】　方1:刺五加、酸枣仁(炒)30克,丹参、五味子各10克。每日1剂,水煎服。补心养肝,益智安神。适用于心肝血虚而致神经衰弱,失眠健忘,头晕目眩等病症。

方2:灵芝、黄芪、刺五加各15克。每日1剂,水煎服,每次100毫升,每日3次。扶正固本,滋补强壮、镇静安神。适用于神经衰弱,病后恢复期身体虚弱,亦可用于慢性支气管炎、冠心病等的辅助治疗。

方3:刺五加、灵芝、五味子、柴胡、郁金各10克。每日1剂,水煎服,每次200毫升,每日2次,小儿减半。降酶疏肝,利胆退黄。适用于急、慢性传染性黄疸型肝炎,迁延性肝炎,丙氨酸氨基转移酶升高等症。

方4:刺五加、山药各15克,芡实30克,枸杞子9克,菟丝子15克。每日1剂,水煎服。益气健脾,补肾固摄。适用于脾肾两虚而致腰膝酸软无力,遗精遗尿,纳少腹胀,头晕目暗等病症。

土 党 参

【别名异名】　金钱豹。

【采集加工】　土党参的干燥根。秋、冬季采挖,除去须根,洗净,切片,晒干。

【性味归经】 甘,平。

【功效应用】 健脾补肺。适用于体倦乏力,肺虚咳嗽,脾虚泄泻,乳汁稀少等症。

【用量用法】 10~15克,水煎服。

【验方偏方】 方1:土党参、山药、白术各9克,砂仁6克。每日1剂,水煎服。健脾益气。适用于脾气虚弱而致纳少无力,体弱倦怠,肠鸣泄泻等。

方2:土党参、山药15克,茯苓12克,黄柏9克,墓头回12克。每日1剂,水煎服。健脾除湿止带。适用于脾虚湿盛而致女子带下淋漓,腰膝无力,或肠鸣腹痛,大便稀薄,小便清长等病症。

方3:土党参、沙参各15克,阿胶、杏仁、百部根各9克。每日1剂,水煎服。健脾补肺。适用于肺气虚弱而致气虚无力,咳嗽气喘,大便不爽等。

方4:土党参、山茱萸、山药各15克。每日1剂,水煎服。补肝益肾。适用于肝肾气阴亏虚而致眩晕,遗精尿频,腰膝酸软等。

猪 肉

【别名异名】 豮。

【营养成分】 含蛋白质、脂肪、糖类、维生素等。

【性味归经】 性平,味甘、咸。归脾、肺、肾经。

【功效应用】 ①益气补血。适用于平素体质虚弱,以及病后、产后、手术后气血亏损,疲乏无力,头目眩晕等病症。②滋阴润燥。用于阴津不足而致面色不华,肌肤不容,大便不爽等。③补虚损,增气力,为人类提供优质蛋白质和必需的脂肪酸。猪肉可提供血红素(有机铁)和促进铁吸收的半胱氨酸,能改善缺铁性贫血。

【用量用法】 100~200克,煮汤或做菜肴佐餐服食。

【使用宜忌】 服食量应该根据各人胃口而定,不要勉强多食。

据研究,一个成年人每天吃瘦肉、肥肉各50克就够了。产后妇女,要吃得淡些,少放食盐和酱油,以免影响乳汁的分泌。痰多咳嗽、湿重脘腹胀闷者,不宜服用。遇有高热、食积停滞、不思饮食时,需暂停服食。肥胖和血脂较高者不宜多食,烧焦的猪肉不要吃。

②猪肉经长时间炖煮后,脂肪会减少30%～50%,不饱和脂肪酸增加,而胆固醇含量会大大降低。高温烹炒猪肉时所散发出的化学物质,会与香烟里致癌的化学物质结合,提高致癌几率。女性吸烟者做饭时经常烹炒猪肉的话,那么患肺癌的可能性将是一般吸烟者的2.5倍。

③食用猪肉后不宜饮茶,因为茶叶的鞣酸会与蛋白质合成具有收敛性的鞣酸蛋白质,使肠蠕动减慢,延长粪便在肠道中的滞留时间,不但易造成便秘,而且还增加了有毒物质和致癌物质的吸收,影响健康。

【验方偏方】 方1:猪肉200～400克,洗净,放沙锅内,加水1 000～1 500毫升,煮沸后改用文火炖煮至肉烂后,加食盐少许,分数次当作菜肴,饮汤食肉。益气补血。适用于体虚乏力,头目眩晕等病症。

方2:猪肉50～100克,切成肉片或肉丝,洗净,拌少许菱粉,备用。先将锅中清水(500～600毫升)煮沸,将猪肉倾入,见水沸即止,加调味品适量,饮汤食用。滋阴润燥。用于阴津不足而致面色不华,肌肤不容,大便不爽等。

方3:猪肉100～200克,洗净,剁烂成糜,加少许菱粉和调味品拌和,做肉圆汤,或蒸肉饼,一次或分次服食。滋阴养血,通便润燥。适用于阴津不足而致面色不华,肌肤不容,皮肤干燥,大便不爽等病症。

方4:猪肉500克,加当归60克,或大枣30克,煮后食肉喝汤。补气养血。适用于血虚而致面色萎黄,眩晕耳鸣等病症。

鸡 蛋

【别名异名】 鸡子。

【性味归经】 性平,归心、脾、肾经。

【功效应用】 ①鸡蛋性平,蛋黄中的卵磷脂、三酰甘油、胆固醇和卵黄素,对神经系统和身体发育有很大的作用。卵磷脂被人体消化后,可释放出胆碱,改善记忆力。蛋白质对肝脏组织损伤有修复作用。蛋黄中的卵磷脂可促进肝细胞的再生,提高人体血浆蛋白量,增强机体的代谢功能和免疫功能。较多的维生素 B_2,可以分解和氧化人体内的致癌物质。微量元素硒、锌等也具有防癌作用。

②把一个新鲜鸡蛋加入高浓度的菊花茶中,充分搅拌均匀后抹在洗过的头发上,5 分钟后洗去。适用于染、烫过的头发养护。

【使用宜忌】 ①蛋黄中含有大量胆固醇,脂肪属饱和脂肪酸。吃鸡蛋过多,会使胆固醇的摄入量大大增加,血清胆固醇急剧上升,造成血胆固醇含量过高,引起动脉粥样硬化和心脑血管疾病的发生,并增加肝脏与肾脏的负担。每天吃 2～3 个鸡蛋最合适,老年人吃 1～2 个就可以了。②鸡蛋最好是煮熟再吃,经常吃生鸡蛋会抑制人体吸收生物素,缺乏这种营养素,可能出现皮肤湿疹、疲劳、食欲不佳、秃头等。

【附录说明】 在挑选鸡蛋时,要注意以下几点:①重量小的并非全是柴鸡蛋。蛋黄受遗传因素的影响较大,不同品种、品系的鸡,产蛋的重量不同,生理阶段也会影响蛋黄,营养因素和饲料管理对蛋重也有一定的影响。过去柴鸡蛋重量较小,但是重量小的并非全是柴鸡蛋,现代科技的发展,使得人们可以根据需要培育产蛋大小不同的鸡品种。②蛋黄为金黄色或红棕色不一定就是柴鸡蛋。过去,鸡蛋的蛋黄在冬天时是浅黄色,到了夏天则变成金黄色,但现在季节对于蛋黄的颜色再也起不了作用了。为了使蛋鸡多产蛋,通过饲料喂养,普通鸡蛋蛋黄为浅黄色,为了使得鸡蛋"红心",则必须向饲料中添加色素。为此,我们多花钱买回来的鸡蛋很有可能是添加过色素的。所以,在选购鸡蛋时要有的放矢,对蛋黄、蛋壳颜色不必考虑太多。但是,对蛋壳颜色是否均匀、蛋壳是否光滑、蛋的形状不能过长或者过圆等指标要注意。如果蛋壳颜色不均匀或者蛋壳比较粗糙,就有可能是不健康的鸡下的蛋。③蛋壳上沾满了水的鸡蛋不要买,这些鸡蛋外表上与普通鸡蛋没什么两样,只是手感明显要沉一些,仔细观察,这些鸡蛋的顶端会有一个小针眼,是注水留下的痕迹。④蛋壳的颜色主要是由一种叫"卵壳卟啉"的物质决定的,这种物质并无营养价值,也不能表明鸡蛋的营养高低。

第二节　补血药

　　临床上凡以滋补生血为主要功效,治疗血虚证的药物,称为补血药。补血药性味多甘寒,入心、肝、脾、肾经。主要具有补心脾,益肝肾的功效。适用于治疗血虚证。其症状多见面色萎黄,口唇、指甲苍白,眩晕耳鸣,心悸怔忡,失眠健忘,以及妇女月经延后,量少,色淡,甚至闭经等症。

　　本类药物运用时,单纯应用补血药疗效不佳,若血虚兼有阴虚者,常与补阴药同用。若气虚血少,常与补气药配用。以补气生血。在补血药中,有的补血药还兼有补阴的功效,可以作为补阴药使用。

　　补血药的药性多滋腻,有碍脾胃,故对于湿阻中焦,脘腹胀满,食少便溏者不宜应用。必要时可与健脾胃,助消化药相配伍。以免影响脾胃运动功能。

当 归

【别名异名】 干归、秦归、西归、云归。

【采集加工】 均为栽培，也有野生，主产于四川、甘肃、陕西、云南等地。秋季霜降后至冬至末降雪以前采挖，除净泥土，扎成小把，用微火慢慢熏干，注意翻动，使之干燥均匀。用时可分别加工切片为归头、归身、归尾，多生用，或油炒、酒炒用（图 17-8）。

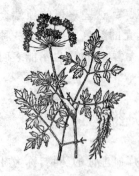

图 17-8 当归

【性味归经】 甘、辛，温。归肝、心、脾经。

【功效应用】 ①补血。适用于血虚面色萎黄，头晕眼花，心悸等症。②活血止痛。适用于妇女月经不调，痛经，跌打损伤，瘀血作痛，以及痈疽疮疡等症。③润肠通便。适用于血虚肠燥便秘。

【用量用法】 5～15 克，水煎服。补血用当归身，破血用当归尾，和血（即补血活血）用全当归。酒炒则加强其活血之力。

【使用宜忌】 湿盛中满、大便泄泻者忌服。

【验方偏方】 方 1：当归（酒制）、川芎、桃仁（去皮）、甘草（制）、炮姜各适量。共为蜜丸，每丸 9 克。口服，每次 1 丸，每日 2次。活血化瘀，温经止痛。适用于产后恶露不行，下腹疼痛等。

方 2：当归、川芎、白芍、地黄。制成煎膏剂。口服，每次 10～20 克，开水调服，每日 2～3 次。补血，调经，活血。适用于营血不足而致月经不调，崩漏下血等病症。

熟 地 黄

【别名异名】 熟地。

【采集加工】 将干地黄加酒,反复蒸晒,至内外皆成黑色、滋润光泽、柔软为度,用时切片。

【性味归经】 甘,微温。归肝、肾经。

【功效应用】 ①补血。适用于血虚萎黄,眩晕,心悸,失眠,月经不调,崩漏等症。②滋阴。适用于肾阴不足,潮热,盗汗,遗精,消渴等症。

【用量用法】 10～30克,水煎服。

【使用宜忌】 本品性质黏腻,有碍消化,故宜与健脾行气药,如陈皮、砂仁等同用;凡气滞痰多,脘腹胀满,食少便溏者忌用。

【验方偏方】 方1:熟地黄适量,煎为膏剂。口服,每次10克,每日2次,开水调服。滋阴补肾,养血生精。适用于肾水不足,阴血虚损而致低热潮热,五心烦热,眩晕耳鸣,须发早白,腰膝无力等病症。

方2:熟地黄15克,白芍9克,当归15克,川芎9克。每日1剂,水煎服。滋阴养血。适用于月经不调,胎产崩漏诸症。

方3:熟地黄、何首乌、鸡血藤各30克,黄芪15克。每日1剂,水煎服。滋阴养血。适用于血枯经闭,血虚诸症。

方4:熟地黄15克,芡实9克,菟丝子15克,地骨皮12克。每日1剂,水煎服。滋阴补阳。适用于肾阳不足,骨蒸盗汗,阳痿遗精等病症。

方5:熟地黄15克,山茱萸、山药各9克,牡丹皮、茯苓、泽泻各6克,五味子9克。每日1剂,水煎服。滋阴养血。适用于肾阴亏虚而致喘咳不宁,气不接续,消渴口苦,手足心热,腰膝疼痛等经闭、病症。

何 首 乌

【别名异名】 首乌、赤首乌、红内消、马肝石。

【采集加工】 全国大部分地区均有生产,主产于河南、湖北、湖南、江苏、安徽、广东及四川等地。秋后叶枯或次年未萌芽前,掘取块根,去茎叶洗净,切为厚片晒干,或微火烘干,是为生何首乌;加黑豆蒸晒成黑色,即为制何首乌。炮制时忌铁器(图 17-9)。

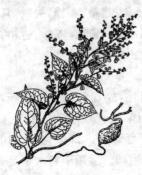

图 17-9 何首乌

【性味归经】 苦、甘、涩,微温。归肝、肾经。

【功效应用】 ①补肝肾,益精血。适用于肝肾经穴亏虚,头晕眼花,须发早白,腰膝脚软,遗精,崩带等。②截疟,解毒,润肠通便。适用于久疟,痈疽瘰疬,肠燥便秘等。

【用量用法】 10～30 克,水煎服。补益精血宜用制何首乌;截疟、解毒、润肠宜用生首乌;鲜何首乌解毒润肠的功效较生何首乌更佳。

【使用宜忌】 大便溏泻及湿痰较重者不宜服。

【验方偏方】 方1:何首乌(制)、墨旱莲、地黄、女贞子(制)。共为水丸。口服,每次 12～13 粒(3 克),每日 2 次。滋阴补肾,乌须黑发,壮筋骨。适用于腰膝酸软,头痛眩晕,须发早白等。

方2:何首乌(制)、金樱子、黄精(制)、黑豆(炒)各适量。共泡为酒剂。口服,每次 20 毫升,每日 2 次,早晚各服 1 次。补肝益肾,养血宁心。适用于心脏衰弱,贫血,面色萎黄,形体消瘦,须发早白等病症。

方3:蒸何首乌 15 克,赤茯苓 6 克,牛膝、当归、枸杞子、菟丝子、补骨脂各 9 克。每日 1 剂,水煎服。补肝肾,益精血。适用于肝肾精血不足而致须发早白,易于脱落,四肢酸软,二目昏花等病症。

方4:生何首乌 9 克,玄参 12 克,紫花地丁 15 克,天花粉 12 克。每日 1 剂,水煎服。解毒润便。适用于痈肿瘰疬,大便秘结等病症。

白　芍

【别名异名】　白芍药。

【采集加工】　栽培与野生均有,主产于浙江、四川、安徽、贵州、陕西、河南等地。7～8月挖出根,洗净泥土,截去头尾及须根,用竹刀刮去外皮,投入沸水中煮(水量以淹没为度。煮时经常加水,保持微沸,能上下翻动,务使热度均匀。发现白芍两端有气泡吐出,并由大而小时,即表示内部浆液吐尽,或用细竹针刺探,如不易穿刺,说明内部还生,如易穿刺即可捞出)之后,修拣晒干。用时水浸,切片晒干,生用、酒炒或醋炒(图17-10)。

【性味归经】　苦、酸,微寒。归肝、脾经。

【功效应用】　①养血调经。适用于妇女月经不调,经行腹痛等。②柔肝止痛。适用于肝气不和,胁肋脘腹疼痛,或四肢拘挛作痛。③平抑肝阳。适用于肝阳上亢,头痛眩晕等。④敛阴止汗。适用于自汗,盗汗等。

【用量用法】　5～10克,水煎服;大剂量可至15～30克。

【使用宜忌】　阳衰虚寒之证,不宜单独使用。反藜芦。

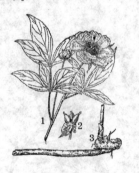

图 17-10　白芍
1. 花枝　2. 果实　3. 根

【验方偏方】　方1:白芍30克,甘草15克。每日1剂,水煎服。柔肝止痛。适用于肝气不疏而致胁肋脘腹疼痛,腹胀肠鸣,脚挛急等。

方2:白芍30克,酒蒲黄、五灵脂各9克。每日1剂,水煎服。疏肝解郁,养血调经。适用于肝郁血滞痛经等病症。

方3:白芍12克,当归、熟地黄各9克,川芎6克,阿胶9克,艾叶6克。每日1剂,水煎服。养血调经。适用于崩漏下血,胎动,胎漏等病症。

方4:白芍12克,龟版、鳖甲各18克,知母9克。每日1剂,水煎服。养阴止汗。适用于阴虚盗汗,骨蒸潮热等病症。

方5:白芍9克,生龙骨、生牡蛎、代赭石、石决明各12克,钩藤、熟地黄各9克。每日1剂,水煎服。平肝潜阳,清心明目。适用于肝阳上亢,心火上攻致头痛眩晕,两目干涩,心烦不眠等病症。

龙 眼 肉

【别名异名】 桂圆肉。

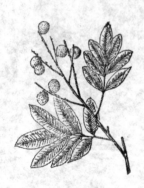

【采集加工】 多系栽培,性喜温暖,多生于亚热带,主产于福建、广西等地,广东、四川等省亦产。7~10月果实成熟,去壳核取肉,晒干生用(图17-11)。

【性味归经】 甘,温。归心、脾经。

【功效应用】 ①补心脾。适用于心脾两虚,惊悸,怔忡,失眠健忘等。②益气血。适用于气血两亏,虚劳羸廋等症。

【用量用法】 10~15克,水煎服;大剂量可至30克。

图 17-11 龙眼肉

【使用宜忌】 湿阻中满,或有停饮痰火者忌服。

【验方偏方】 方1:龙眼肉、党参、木香各适量。制成煎膏剂。口服,每次10~15克,每日2次,开水冲服。润肺生津,健脾安神。适用于久病体虚,失眠健忘,肺痨咳嗽,食欲缺乏,经血不调,产后虚弱等病症。

方2:龙眼肉、党参、黄芪、当归各9克,白术6克,茯神、枣仁、远志各 9 克,木香 6 克,甘草 3 克。每日 1 剂,水煎服。补心脾,益气血。适用于思虑过度,劳伤心脾,健忘失眠,惊悸多梦等病症。

方 3:龙眼肉、白砂糖各 120 克。制成膏,口服,每次 15 克,每日 2 次。补气养血。适用于年老体衰,气血不足,或产后血虚,脑力衰退等。

兔　肝

【性味归经】　性寒、味甘、苦、咸。入肝经。

【功效应用】　①补肝养血。适用于肝虚之两目昏花、眩晕、夜盲症。②清肝明目。适用于肝热所致的眼睛肿痛,涩痛羞明,结膜炎或角膜炎。

【用量用法】　煮粥、煮熟食用,或入丸、散。

【使用宜忌】　便溏腹泻者不宜食用。

【验方偏方】　方 1:先煮大米 100 克,后入兔肝 2 具煮粥,调少量食盐食用。补肝养血。治疗肝阴血不足之眩晕,两目昏花,夜盲。

方 2:兔肝 1 具,草决明、杭菊花、石斛各 15 克。水煎服,每日 1 剂。清肝明目。治疗肝阴不足,肝经风热所致头晕、口干、眼花、目赤等症。

方 3:水煮开后,放少许油盐调味,将切成片的兔肝 2 具放入,然后打入鸡蛋 1 个,煮至肝熟后食用。补肝养血,清肝明目。适用于肝血不足、维生素 A 缺乏所致的夜盲症。

猪　肝

【性味归经】　性温,味甘,苦。入肝经。

【功效应用】　①补肝明目。用于肝阴血虚所致的眼花,夜盲,视力减退,两目干涩等。②补气养血。用于气血不足所致的面色萎黄、水肿、贫血等。

【使用宜忌】 ①腹泻者忌食之。②不宜与荞麦、鱼肉、雀肉等同食。

【验方偏方】 方1:猪肝,煮汤或炒菜食用,经常食用。补肝养血。可治夜盲症及叶酸缺乏所致的糙皮病。

方2:夜明砂15克,水煎去药渣取汁,放入猪肝50克,煮熟食入。补肝养血明目。治疗夜盲症及肝血虚所致的两目昏花。

方3:猪肝50克,鸡蛋1枚,加入少量食盐、姜、味精调味,煮汤食用。补肝养血明目。治疗夜盲症及气血不足之证。

羊 肝

【性味归经】 性凉,味甘、苦。入肝经。

【功效应用】 ①养肝明目。用于肝血不足所致的夜盲症,两目昏花,青盲。②清热养血。用于肝脾血虚所致的面色萎黄,消瘦等症。

【使用宜忌】 阴虚火旺者不宜食用。补益作用以青羊的肝为最好。羊肝不宜与梅子、小豆、生椒、苦笋等同用。

【验方偏方】 方1:羊肝1具,煮熟取出,切片调酱油食用。补肝养血。治疗肝血不足所致的夜盲症,目视昏花。

方2:羊肝1具,熟地黄100克,黄连粉50克。同捣烂,混合为丸,如梧桐子大,空腹服70丸,每日3次。补肝养血明目。适用于治疗肝肾两虚而致两目干涩,腰膝无力,视力逐渐下降,渐至失明之症。

方3:羊肝作羹,放入菠菜,或入鸡蛋。补肝养血。治疗贫血。

牛 肝

【性味归经】 性平味甘。入肝经。

【功效应用】 ①补肝明目。治疗肝血不足所致的夜盲、青盲。②养血。用于血虚所致面色萎黄、肌肉消瘦及贫血和产后血虚。

【使用宜忌】　病牛及变质的牛肝不能食用。

【验方偏方】　方1：牛肝（适量）切片，与枸杞子共煮汤食。补肝养血。适用于治疗肝血亏虚所致的头晕耳鸣、眼花等症。

方2：牛肝150克，苍术15克。共煎汤饮用。补肝养血明目。治疗维生素养A缺乏所引起的夜盲症。

方3：牛肝100克，使君子仁（按小儿年龄计算），1岁1枚，2味共捣烂，加油盐煮熟食，治疗小儿虫积。

鸡　肝

【性味归经】　性微温，味甘。入肝经。

【功效应用】　①补肝养血。用于肝血不足所致的两目昏花、夜盲等。②补肾纳气。用于肾虚所致的遗尿、胎漏等症。

【验方偏方】　方1：鸡肝2具，大米100克。共煮粥，加食盐调味食用。有补肝明目功效。可治眼花、夜盲或老人两目昏花。

方2：草决明15克，先煎。后入切好的鸡肝25～50克，打入鸡蛋1个，煮熟食用。补肝养血。治疗维生素养A缺乏所致的夜盲症。

菠　菜

【别名异名】　波斯菜、赤根菜、鹦鹉菜等。

【性味归经】　性凉、味甘。入肝、胃、大肠、小肠经。

【功效应用】　①滋阴润燥。用于津液不足所致的口渴思饮，肠燥便秘。②养血止血。用于贫血及衄血、便血等出血证。③泻火清热。适用于两目红肿及高血压头痛、面赤、便秘等症。④对习惯性便秘有一定缓解作用，它能促进胃液和胰液的分泌，有利于食物分解，保持皮肤、指甲的美观。研究认为：菠菜有生血作用，贫血者可常食菠菜。因为菠菜中含较高的天然维生素 B_2 与维生素 B_1，可防治口角炎。菠菜含有一种十分重要的维生素——叶酸，孕妇多吃菠菜有利于胎儿大脑神经的发育。

【用量用法】 ①煮粥。用大米煮粥,熟时下菠菜,熟后食用。有润燥和胃作用。②煮食,或做汤食用。

【使用宜忌】 ①便溏及腹泻者忌用。②小儿不宜1次多食,因菠菜有草酸等酸类成分,与人体钙结合,不易吸收。③以新鲜的菠菜食用,如变质或放置过久不宜食,如变质或煮熟后放置过久,菠菜中的硝酸盐在还原菌的作用下,还原为亚硝酸盐,人体吸收后会引起中毒。④菠菜不能直接烹调,因为它含草酸较多,有碍机体对钙的吸收。吃菠菜时宜先用沸水烫,捞出后再炒,并尽可能多吃一些碱性食物,如海带、蔬菜、水果等,促使草酸钙溶解排出,防止结石。因菠菜易形成草酸钙结晶,在肾小管沉积。所以,肾结石、肾炎病人不宜食用。⑤不宜与鳝鱼同食。

【验方偏方】 方1:菠菜洗净,水煮,放生姜丝及少量食盐。当水煮沸时,打入鸡蛋。经常食用,补肝养血,清热通便。适用于贫血。

方2:菠菜洗净,放沸水中烫2~3分钟,捞出;再将海蜇皮洗净,切丝,放于沸水中烫过,加生姜丝、葱丝、少量食盐及味精、香油同拌食。清肝凉血,滋阴润燥。适用于高血压头痛、面赤耳红等症。

方3:鲜菠菜根150~200克,银耳15克。水煎服,每日3次。清热泻火,凉血通便。用于消渴证的治疗。症见口干口渴、饮多。

乌贼鱼

【别名异名】 乌贼、墨斗鱼(图17-12)。

【性味归经】 咸、平。入肝、胃、肾经。

【功效应用】 ①养血调经。适用于血虚头晕、经闭。②滋阴养津。适用于阴虚神亏而致两目视物不清,皮肤干燥,耳鸣眩晕等病症。

【用量用法】　50～100克,煮食。

【验方偏方】　方1:乌贼鱼肉60克,洗净,切片,加适量水煮汤,再加葱、酒等调味品服食,或鱼熟烂时打入鹌鹑蛋2只,分2次服食。养血调经。适用于血虚失养而致头晕耳鸣,经闭痛经,月经不调等病症。

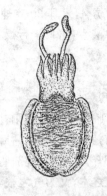

图 17-12　乌贼鱼

方2:乌贼鱼肉100克,洗净,切丝,韭菜100克切断,再加葱、酒等调味品放铁锅内翻炒,每日配饭服用。补肾养肝,养血调经。适用于血虚失养而致头晕耳鸣、经闭痛经、月经不调等病症。

黑木耳

【别名异名】　檽、黑木耳、木檽、云耳。

【性味归经】　甘,平。归胃、大肠经。

【使用宜忌】　①注意品质的优劣。以干燥、色黑、朵大、体轻、有光泽、质地厚者为佳。②风寒咳嗽及外感初起,口干等忌用。

【验方偏方】　方1:木耳15克,用水浸泡开后,取出放于沙锅内水煮,加冰糖适量饮用。凉血止血,舒筋活血。治疗肺阴不足所致的干咳及阴虚之头晕,或用于血痢,血淋,痔血,崩漏及肢体麻木等症。

方2:木耳15克,百合、北沙参各20克,冰糖适量,水煎或放于碗内隔水蒸服用。滋阴润肺。适用于阴虚肺燥所致的干咳少痰、痰中带血、口渴等症。

方3:木耳15克,太子参25克,冰糖适量。水煎饮用。滋阴养胃。适用于脾胃气阴不足所致的咽干口燥,纳少乏力,气短心悸,大便干结,以及虚火所致的便血,或萎缩性胃炎等症。

方4:木耳 20 克炖食。补虚损。适用于过劳体弱或吐泻所致的津液亏耗,口干舌燥,乏力,有滋补调养作用。

第三节　补阳药

临床上凡以温阳补肾为主要功效,治疗阳虚证的药物,称为补阳药,又称助阳药。补阳药性温热,多入肝肾经。其中一些药物兼补肝肾,益精髓,健筋骨。适用于肝肾阳虚,脾阳虚等。由于肾为先天之本,又为气之根,因此阳虚证通常多指肾阳虚而言,补阳也都从补肾着手,多以补阳药主要是温补肾阳。

肾阳虚的主要症状为神倦微寒,四肢不温,腰膝酸软,尿频遗尿,阳痿遗精,以及精髓不足,头晕耳鸣,不孕不育,白带清稀,脉沉苔白,或筋骨不健,手足痿弱,小儿行迟、齿迟等。此外,还用于肾阳虚引起的腹泻和肾不纳气的喘促。本类药物常与温里药及补肝肾、补脾肺的药物同用。

补阳药性多温燥,能伤阴助火,故阴虚火旺者当慎用。对一些急性咽喉炎症、外感风热、目赤睑肿、牙痛龈烂者忌用。

巴　戟　天

【别名异名】　巴戟、鸡肠风、兔子肠、兔仔风。

【采集加工】　产于广东、广西、四川等地。2～8 月采收。将原药洗净后蒸透,或在水中浸漂,润透去心,切片晒干,生用或盐水炒用(图 17-13)。

【性味归经】　辛、甘,温。归肾经。

【功效应用】　①补肾助阳。适用于阳痿,尿频,宫冷不孕,月经不调,少腹冷痛等症。②祛风除湿。适用于肾虚而兼风湿之腰膝疼痛,或软弱无力等症。

【用量用法】　3～10 克,水煎服。

【使用宜忌】　阴虚火旺或有湿热者不宜服用。

【验方偏方】　方1：巴戟天、党参、覆盆子、山药各9克，陈皮、神曲各4.5克。每日1剂，水煎服。补肾助阳。适用于阳痿、早泄、遗精、女子阳虚不孕等病症。

方2：巴戟天、萆薢各9克，肉苁蓉6克，炒杜仲9克，菟丝子15克。每日1剂，水煎服。补肾助阳。适用于肾阳虚之腰膝酸软、冷痛等病症。

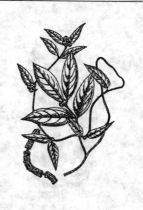

图 17-13　巴戟天

方3：巴戟天15克，桂枝6克，秦艽9克，川续断21克。每日1剂，水煎服。适用于阳气内虚，外受风寒之肢节疼痛等病症。

方4：巴戟天、胡芦巴（盐炒）、茴香各9克。每日1剂，水煎服。补肾温肝，助阳散寒。适用于寒滞肝脉，肾阳不足而致寒疝冷痛，少腹引痛等病症。

方5：巴戟天、吴茱萸、苍术各9克，防己12克，附子9克。每日1剂，水煎服。祛风除湿。适用于寒湿脚气等病症。

肉苁蓉

【别名异名】　大芸、肉松蓉、纵蓉、金笋。

【采集加工】　喜长在高山荫地，常寄生于桦木科植物的根部，产于山西、河南、陕西、甘肃、宁夏等地。8月采收，采得后用盐渍，以便保存，用时漂去盐质，刮去鳞片，切片生用（图17-14）。

【性味归经】　甘、咸，温。归肾、大肠经。

【功效应用】　①补肾助阳。适用于阳痿，不孕，腰膝冷痛，或筋骨无力等症。②润肠通便。适用于肠燥津枯，大便秘结。

【用量用法】　10～20克，水煎服。

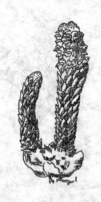

图 17-14　肉苁蓉

【使用宜忌】　阴虚火旺及大便泄泻者忌服。

【验方偏方】　方1:肉苁蓉9克,菟丝子15克,熟地黄12克,五味子9克。每日1剂,水煎服。补肾助阳。适用于肾虚阳痿等病症。

方2:肉苁蓉12克,附子9克,补骨脂12克。每日1剂,水煎服。祛风除湿,补肾助阳。适用于肾虚腰膝冷痛等病症。

方3:肉苁蓉30克,沉香6克,紫石英30克。研末,炼蜜为丸,每服9克,每日2～3次。补肾助阳。适用于肾阳虚而致少腹冷痛,宫寒不育,大便溏薄,小便清长等病症。

方4:肉苁蓉、油当归各15克,蜂蜜30克。每日1剂,水煎服。补肾助阳通便。适用于阳虚、血虚便秘,大便不畅等病症。

仙 茅

【别名异名】　独茅根、独角仙矛、蟠龙草、仙矛参。

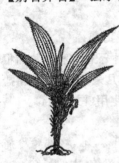

图 17-15　仙茅

【采集加工】　产于四川、云南、江苏、浙江、湖南、广东等地。初春及秋末可采。用时米水浸泡2～3天,切片晒干,生用或炒用(图17-15)。

【性味归经】　辛,热;有毒。归肾经。

【功效应用】　温肾壮阳,驱寒除湿。适用于阳痿精冷,小便不禁,心腹冷痛,腰膝冷痹等症。

【用量用法】　3～10克,水煎服。

【使用宜忌】　阴虚火旺者忌服。

【验方偏方】　方1:仙茅、淫羊藿各10克,核桃仁30克。每日1剂,水煎服。补肾助阳,除湿止痛。适用于肾阳不足而致阳痿不举,小便清长,小腹冷痛,腰膝冷痹等病症。

方2:仙茅、巴戟天、苍术各10克,防己15克。每日1剂,水煎服。温肾壮阳,祛风除湿。适用于脾肾阳气不足而致寒湿脚气,腰膝冷痛等病症。

淫羊藿

【别名异名】　仙灵脾、羊藿叶、三枝九叶草、刚前、干鸡筋、铁菱角。

【采集加工】　生于灌木丛或杂木林下,我国各地山区均有出产。夏秋采收,阴干,生用或用羊油炒用(图17-16)。

【性味归经】　辛、甘,温。归肝、肾经。

【功效应用】　①补肾壮阳。适用于阳痿,尿频,腰膝无力等症。②祛风除湿。适用于风寒湿痹,或肢体麻木等症。

【用量用法】　3～10克,水煎服。

【使用宜忌】　阴虚火旺者不宜服。

【验方偏方】　方1:淫羊藿120克,白酒500毫升。浸泡7天,去渣,服酒,每服30～50毫升。补肾助阳。适用于肾阳不足而致阳痿,遗精,遗尿,肢体麻木不仁等病症。

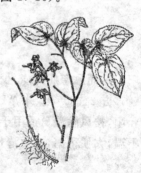

图17-16　淫羊藿

方2:淫羊藿、独活、苍术、附子、桂枝、防己各9克。每日1剂,水煎服。补肾助阳,祛风除湿。适用于风寒湿痹,肢节疼痛等病症。

胡芦巴

【别名异名】 芦巴子、葫芦巴、苦豆、芦巴、胡巴、香豆子。

【采集加工】 产于广西、贵州、云南、安徽、河南、甘肃、四川等地。秋季种子成熟时采收,淘净晒干,筛净杂质,生用或炒用(图 17-17)。

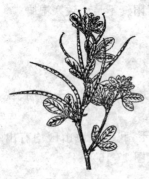

【性味归经】 苦,温。归肝、神经。

【功效应用】 温肾阳,逐寒湿。适用于肾脏虚冷,小腹冷痛,或寒湿脚气,腿膝冷痛无力,以及寒疝,少腹连睾丸作痛等症。

【用量用法】 3~10 克,水煎服。

【使用宜忌】 阴虚火旺或有湿热者忌服。

【验方偏方】 方1:胡芦巴(盐炒)、小茴香各 10 克。每日 1 剂,水煎服。补肾温肝,助阳散寒。适用于寒滞肝脉,肾阳不足而致寒疝冷痛,少腹引痛睾丸作痛等病症。

图 17-17 胡芦巴

方2:胡芦巴、木瓜、苍术各 10 克。每日 1 剂,水煎服。温肾壮阳,祛风除湿。适用于脾肾阳虚,寒湿内生而致腰膝冷痛,手足不温,大便稀溏,小便清长,或脚气痿软等病症。

杜 仲

【别名异名】 思仙、木棉、思仲、丝连皮、扯丝皮、丝棉皮。

【采集加工】 产于四川、云南、贵州、湖北、河南等地。4~5月间剥取树皮,压平堆放,盖以稻草,经 1 周使之发热,在皮色转深时晒干。用时切片,微火炒至丝断(图 17-18)。

【性味归经】 甘,温,归肝、肾经。

【功效应用】 ①补肝肾,强筋骨。适用于肝肾不足,腰膝疼痛,或痿软无力等症。②安胎。适用于胎动不安,或习惯堕胎。

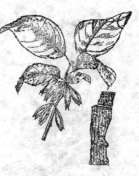

【用量用法】 10～15克,水煎服或制丸剂。

【使用宜忌】 阴虚火旺者慎用。

【验方偏方】 方1:杜仲(盐炒)、补骨脂(盐炒)、核桃仁(炒)、大蒜各适量,共为蜜丸,每丸9克。口服,每次1丸,每日2～3次。补肾强腰止痛。适用于

图17-18 杜仲

肾虚亏虚而致腰痛,起坐不利,膝软乏力等病症。

方2:杜仲12克,肉桂6克,附子9克,硫黄6克。前3味煎汤,每日1剂,冲服硫黄。补肝肾,强筋骨。适用于腰膝冷痛,冷精自遗,小便频数,头晕目眩等病症。

方3:杜仲炭、川续断各12克,阿胶、白术、党参各9克,艾叶6克。每日1剂,水煎服。补肝肾,安胎气。适用于肾气不足,胎元不固而致胎动不安,胎漏下血,腰膝无力,心悸气短等病症。

续 断

【别名异名】 川断、接骨草。

【采集加工】 产于四川、湖北等地。秋季采挖,干燥。用时水浸润透,切片晒干,生用、酒炒或盐水炒用(图17-19)。

【性味归经】 苦、甘、辛,微温。归肝、肾经。

【功效应用】 ①补肝肾。适用于腰痛脚弱,遗精,崩漏。②安胎。适用于胎漏下血,胎动欲堕。③行血脉,续筋骨。适用于跌仆损伤,金疮,痈疽溃疡。

【用量用法】 10～20克,水煎服。外用适量,研末敷患处。

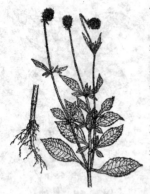

图 17-19 续断

崩漏下血宜炒用。

【验方偏方】 方 1：续断 18 克，桑寄生 15 克，补骨脂、五加皮各 9 克，甘草 3 克。每日 1 剂，水煎服。补肝肾，强筋骨。适用于肝肾虚弱，腰膝酸软等病症。

方 2：川续断 21 克，骨碎补 15 克，红花、土鳖虫各 9 克。水煎汤，入白酒 30 毫升，温服。祛风除湿，活血止痛。适用于跌打损伤，筋骨折伤等病症。

方 3：川续断 15 克，党参、白芍各 9 克，黄芩 6 克，生地黄 9 克，益母草 12 克，甘草 3 克。每日 1 剂，水煎服。补肝肾，安胎气。适用于肝肾不足而致习惯性流产、胎动不安、胎漏及妇女崩漏等病症。

方 4：续断 12 克，淫羊藿、独活 9 克，甘草 4.5 克。每日 1 剂，水煎服。补肝肾，祛风湿。适用于风寒湿痹，肢节疼痛等病症。

狗　脊

【别名异名】 金毛狗脊、金毛狗、扶筋。

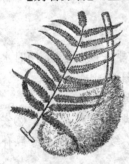

图 17-20 狗脊

【采集加工】 四川、云南、广东、福建、浙江等省出产。8 月采收后干燥。用时沙土炒烫后，刷净茸毛，酒浸 1 夜，蒸制成黑褐色后，趁软切片，晒干用（图 17-20）。

【性味归经】 苦、甘，温。归肝、肾经。

【功效应用】 ①补肝肾，强腰膝，祛风湿。适用于腰背强痛，俯仰不利，膝痛脚弱,筋骨无力等症。②温补固摄。适用于小便不禁及妇女白带过多等症。

【用量用法】 10～15克,水煎服。

【验方偏方】 方1:狗脊10克,防己15克,附子5克。每日1剂,水煎服。补肝肾,强腰膝,祛风湿。适用于肾虚而兼风湿之腰膝疼痛,俯仰不利,或软弱无力等症。

方2:狗脊10克,萆薢、苍术各15克。每日1剂,水煎服。温肾固摄,祛风除湿。适用于脾肾阳虚而致小便不禁及妇女白带过多等症。或腰膝冷痛,手足不温,大便稀溏等病症。

骨 碎 补

【别名异名】 猴姜、毛姜、申姜、石岩姜。

【采集加工】 生向阴处之岩石间或树干上,产于安徽、广东、四川、河南、浙江等省。4～5月采挖,去茎叶,干燥。用时清水洗净,润软,切片生用(图17-21)。

【性味归经】 苦,温。归肝、肾经。

【功效应用】 ①补肾壮阳。适用于肾虚腰痛,脚弱,耳鸣,耳聋,牙痛及久泻等症。②活血,止血,续伤。适用于跌仆闪挫,或金疮损伤筋骨等症。

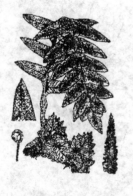

图 17-21 骨碎补

此外,用本品浸酒外擦治疗斑秃,有一定疗效。

【用量用法】 10～20克,水煎服。外用适量。

【验方偏方】 方1:骨碎补15克,续断9克,土鳖虫6克,刘寄奴9克,红花6克,没药6克。每日1剂,水煎,去渣,加白酒30克,温服。活血,止血,续伤。适用于跌打损伤、折伤等病症。

　　方 2：骨碎补 9 克，荜茇 6 克。每日 1 剂，水煎服。补肾壮阳。适用于肾虚阳浮而致齿根动摇，牙痛，腰痛等病症。

　　方 3：骨碎补 15 克。每日 1 剂，水煎，冲服硫黄末 6 克。补肾壮阳止泻。适用于肾阳不足，温化不足而致久泻久痢，腰痛膝软，耳鸣目暗等病症。

　　方 4：骨碎补适量，浸泡白酒中，每次少许外擦，每日 2～3 次。祛风活血祛瘀。对斑秃脱发等有一定疗效。

补骨脂

【别名异名】　破故纸、黑故子、胡故子、怀故子。

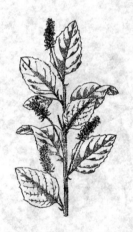

图 17-22　补骨脂

【采集加工】　主产于四川、河南、陕西。秋季果实成熟时采收。晒干，搓下种子，微炒，捣碎用（图 17-22）。

【性味归经】　苦、辛，温。归肾、脾经。

【功效应用】　①补肾壮阳。适用于阳痿，腰膝冷痛等。②固精缩尿。适用于滑精，遗尿，尿频等。③温脾止泻。适用于脾肾阳虚，五更泄泻等。

【用量用法】　5～10 克，水煎服。

【使用宜忌】　阴虚火旺及大便秘结者忌服。

【验方偏方】　方 1：补骨脂 12 克，核桃仁 15 克，杜仲、草薢各 9 克。每日 1 剂，水煎服。补肾壮阳。适用于下元虚寒，腰膝冷痛等病症。

　　方 2：补骨脂 12 克，韭菜子 9 克，菟丝子、芡实各 15 克，益智仁 9 克。每日 1 剂，水煎服。补肾壮阳。适用于肾阳衰微，阳痿遗精，小便频数，或遗尿等病症。

方 3：补骨脂、肉蔻、五味子各 10 克。每日 1 剂，水煎服。温脾止泻。适用于脾肾阳虚，五更泄泻等症。

益 智 仁

【别名异名】　益智、益智子。

【采集加工】　产于广东、海南岛、雷州半岛。农历 6～7 月采收，将原药炒至外壳焦黑，取出捣碎，簸去外壳、杂质，生用或盐水炒用（图 17-23）。

【性味归经】　辛，温。归脾、肾经。

【功效应用】　①温脾暖肾。适用于脾肾受寒，腹痛吐泻。②开胃摄唾。适用于中气虚寒，食少多唾。③固精缩尿。适用于肾气虚寒，遗精，遗尿，尿有余沥，夜尿增多等。

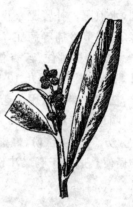

图 17-23　益智仁

【用量用法】　3～6 克，水煎服。

【使用宜忌】　阴虚火旺，或因热而致遗精、尿频、崩漏等症均忌服用。

【验方偏方】　方 1：益智仁（盐水炒）、山药（炒）、乌药，共为水丸。口服，每次 6～9 克，每日 2 次，饭前用淡盐汤或温开水送服。培元固肾，补肾缩尿。适用于肾元不足而致小便频数，遗尿不禁等病症。

方 2：益智仁（盐炒）、萆薢（盐炒）、朱砂（水飞）各适量。共为散剂。每次 5 克，每日 2 次，温开水送服。暖肾涩尿。适用于肾虚失摄而致遗尿、遗精等病症。

核 桃 仁

【别名异名】　胡桃肉、胡桃仁。

【采集加工】 我国大部分地区皆产,华北及东北、西北各省尤多。秋季采收,干燥后保存。用时打碎,去壳取仁生用。

【性味归经】 甘,温。归肾、肺、大肠经。

【功效应用】 ①补肾。适用于肾阳不足,腰痛脚弱。②温肺。适用于肺虚久咳及虚寒喘咳等。③润肠。适用于肠燥便秘。

【用量用法】 10～30克,水煎服。

【使用宜忌】 阴虚火旺、痰热咳嗽及便溏者均不宜服。

【验方偏方】 方1:核桃仁、杜仲、川续断各30克。每日1剂,水煎服。补肾驱寒止痛。适用于肾阳不足而致腰痛脚弱,手足麻木,关节冷痛等病症。

方2:核桃仁、苦杏仁(去皮,炒)、地龙、黄芩、麻黄(制)各适量。共为蜜丸,每丸10克。口服,每次1丸,每日3次。润肺止咳,祛痰平喘。适用于老年肺肾两虚而致慢性气管炎,肺气肿,咳嗽,喘息等病症。

方3:核桃仁粉、蜂蜜各适量,温开水冲服,每日1～2次。润肠通便。适用于肠燥津伤而致便秘不畅,腹胀腹满,口干口渴等。

紫河车

【别名异名】 胎盘、人胞、胎衣、胞衣。

【采集加工】 将鲜胎盘洗净,漂至水清为度,置沙锅内煮至漂浮水面,捞起撑开,烘干而成。

【性味归经】 甘、咸,温。归肺、肝、肾经。

【功效应用】 ①补精助阳。适用于肾气不足、精血衰少所致的不孕,或阳痿、遗精,腰酸,头晕,耳鸣等症。②益气养血。适用于气血亏虚,消瘦无力,面色萎黄,产后乳少等症。

【用量用法】 1.5～3克,研末装胶囊,吞服,每日2～3次,重症加倍;也可入丸、散剂。如用鲜胎盘,每次0.5～1具,水煮服食。

【使用宜忌】 阴虚火旺者不宜单独使用。

【验方偏方】 方1:胎盘粉,胶囊剂,每粒0.3克。口服,每次2粒,每日2～3次。滋补强壮,补精益血。适用于神经衰弱,气血两虚,身体虚弱,发育不良等病症。

方2:胎盘粉、西洋参、黄芪、党参各适量。煎为膏剂。每次10～20克,每日2～3次,温开水调服。补肺益肾,益气强身。适用于肺肾两虚,气阴不足而致咳嗽咳喘,腰膝无力,体弱多病,年老神衰,疲劳过度等病症。

菟 丝 子

【别名异名】 菟丝实、吐丝子、黄藤子、萝丝子、缠龙子。

【采集加工】 多寄生在豆类支干上,我国大部分地区均有。秋季采收,晒干备用。用时盐炒,或酒浸一宿晒干用(图17-24)。

【性味归经】 辛、甘、温。归肝、肾经。

【功效应用】 ①补阳益阴,固精缩尿。适用于肾虚腰膝酸痛,阳痿,滑精,小便频数,白带过多等症。②补肝明目。适用于肝肾不足,目暗不明。③补脾止泻。适用于脾虚泄泻。

【用量用法】 10～15克,水煎服。

【使用宜忌】 本品为平补之药,但仍偏补阳,故阴虚火旺,大便燥结,小便短赤者不宜服。

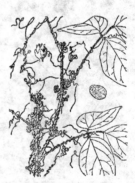

图 17-24 菟丝子

【验方偏方】 方1:菟丝子15克,补骨脂12克,杜仲、山药、牛膝各9克。每日1剂,水煎服。补肾祛湿,强腰止痛。适用于肝肾虚弱,风湿外袭而致腰膝酸痛,眩晕耳鸣,神疲乏力,手足麻木疼痛等病症。

方2:菟丝子、山药各15克,枸杞子6克,莲子肉、茯苓各9

克。每日 1 剂,水煎服。补阳益阴,固精缩尿。适用于脾肾不足,目昏头晕,大便溏泻等病症。

方 3:菟丝子 15 克,党参、莲须各 9 克,锁阳 12 克,白术 9 克。每日 1 剂,水煎服。补阳益阴,固精缩尿。适用于阳痿遗精,小便频数等病症。

沙 苑 子

【别名异名】 沙苑蒺藜、潼蒺藜、扁茎黄芪。

【采集加工】 生于山野、路旁,主产于陕西、吉林、辽宁等地;现多人工栽培。秋季果实成熟而为开裂时割下,打下种子晒干。用时炒过,或酒蒸后捣用(图 17-25)。

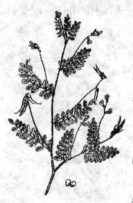

图 17-25 沙苑子

【性味归经】 甘、温。归肝、肾经。

【功效应用】 ①补肾固精。适用于肾虚腰痛,阳痿遗精,遗尿尿频,白带过多等症。②养肝明目。适用于肝肾不足,目暗不明,头昏眼花等症。

【用量用法】 10~20 克,水煎服。

【使用宜忌】 本品为温补固涩之品,阴虚火旺及小便不利者忌服。

【验方偏方】 方 1:沙苑子、淫羊藿各 10 克。每日 1 剂,水煎服。补肾助阳。适用于肾阳不足而致阳痿,遗精,遗尿,白带过多等病症。

方 2:沙苑子、枸杞子各 15 克,菊花 20 克。每日 1 剂,水煎服。养肝明目。适用于肝肾不足而致两目昏暗不明,头昏眼花,腰痛耳鸣等病症。

锁 阳

【别名异名】　琐阳、地毛球、锈铁棒、锁严子。

【采集加工】　生长于草原及沙质地带,产于山西、陕西、河南、甘肃、四川、湖北等地。春、秋季均可采。洗净去皮、切片晒干,生用(图 17-26)。

【性味归经】　甘,温。归肝、肾、大肠经。

【功效应用】　①补肾助阳。适用于肾阳不足,精血亏虚,阳痿,不育,腰膝痿弱,筋骨无力等症。②润肠通便。适用于肠燥津枯之大便秘结。

【用量用法】　10～15 克,水煎服。

【使用宜忌】　阴虚阳旺、脾虚泄泻、实热便秘者,均忌服用。

【验方偏方】　方1:锁阳 15 克,菟丝子 10 克,山茱萸 30 克。每日 1 剂,水煎

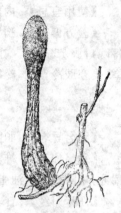

图 17-26　锁阳

服。补阳益阴,固精缩尿。适用于肾阳亏虚而致腰膝疼痛,阳痿滑精,小便频数,白带过多等。

方2:锁阳 10 克,淡肉苁蓉、何首乌各 15 克。每日 1 剂,水煎服。补肾助阳,润肠通便。适用于肾虚肠燥,津液干枯而致大便秘结,腰膝无力,头晕耳鸣等病症。

狗 肾

【别名异名】　黄狗肾、狗鞭、牡狗阴茎。

【采集加工】　狗的干燥阴茎和睾丸。多在冬季将雄狗杀死,取出阴茎和睾丸,去掉周围的肉和脂肪,撑直挂起,晾干或烘干。用时同砂炒至松泡,研末用。

333

【性味归经】 咸,温。归肾经。

【功效应用】 补肾壮阳。适用于肾虚阳衰,男子阳痿阴冷,以及畏寒肢冷,腰膝冷痛,尿频等症。

【用量用法】 1.5～3 克,入丸、散剂,泡酒。

【使用宜忌】 内热多火者忌服。

【验方偏方】 狗肾适量,白酒 2 000 毫升,共泡 7～10 天后,每晚口服 15 毫升。补肾壮阳。适用于肾阳不足而致男子阳痿不举,畏寒肢冷,腰膝冷痛,尿频或女子阴冷等病症。

驴 肾

【别名异名】 驴阴茎、驴鞭、驴三件。

【采集加工】 雄驴的外生殖器。雄驴杀死后,割取其阴茎及睾丸,剔除残肉及油脂,悬挂于通风处阴干或晒干。

【性味归经】 甘、咸,温。归肾经。

【功效应用】 益肾壮阳。适用于阳痿不举,筋骨酸软,阴囊湿冷,以及妇女乳汁不足等症。

【用量用法】 9～12 克,煮食,或入丸剂。

【验方偏方】 驴肾 60 克,怀山药 15～30 克,姜、葱、食盐各适量,加水炖熟烂,食驴肾、山药、喝汤。补肝肾,强筋骨。适用于阳痿早泄,腰膝酸软无力,阴囊湿冷等。

韭 菜 子

【别名异名】 韭子。

【采集加工】 全国大部分地区均有栽培。多在秋季当果实成熟时采收。采时将果实连花梗一起采下,晒干,用手反复揉搓,除去果皮及杂质,清水淘净,晒干用,或炒焦用。

【性味归经】 辛、甘,温。归肝、肾经。

【功效应用】 补肝肾,暖腰膝,壮阳,固精。适用于肝肾不足引起的阳痿,腰膝冷痛及肾气不固之遗精、尿频、白带过多等症。

【用量用法】　5～10 克,泡酒饮或水煎服。

【使用宜忌】　阴虚火旺者忌服。

【验方偏方】　方 1:韭菜子、狗肾、枸杞子适量,白酒 2 500 毫升,共泡 7～10 天后,每晚口服 15 毫升。补肾壮阳。适用于肾阳不足而致男子阳痿不振,遗精早泄,畏寒肢冷,腰膝冷痛,尿频或女子阴冷、白带过多等病症。

方 2:韭菜子、菟丝子、五味子各 15 克。每日 1 剂,水煎服。补肝肾,暖腰膝,壮阳固精。适用于肾气不固引起的遗精、尿频、白带过多等症。

韭　菜

【别名异名】　起阳草。古称长生韭、超隅草。

【性味归经】　甘、辛,温。归肾、膀胱经。

【功效应用】　①温补肝肾,助阳固精的作用突出,它温中行气,散血解毒,保暖健胃。用于反胃呕吐、消渴、鼻出血、吐血、尿血、痔疮及创伤瘀肿等症。日常适当多吃韭菜,不仅可治跌打损伤、噎膈反胃、鼻衄吐血、胁肋疼痛等症,还能补肝肾、暖腰膝、兴阳道。因此被医学家推崇为患有阳痿、白带多、多尿、腰痛、腿软等症者的食疗佳品。②韭菜含有大量维生素 A 原,有润肺、护肤、防治风寒感冒及夜盲症的功效。富含的挥发油及硫化物有增食欲、杀菌毒的作用。民间食疗方中,常以韭黄炒虾肉使用,治男士性功能减退;③捣鲜韭汁,温开水冲服,可治肠胃炎。④大量吞食成条煮软的韭菜,能防止便秘,治误吞金属异物。恶心、呕吐时,在半杯牛奶中加入韭菜汁两匙,姜汁少许,温服热用。

【使用宜忌】　①春天吃韭菜最好,有利于保持体内正常的新陈代谢。胃虚、消化不良者不宜使用。②韭菜的独特辛香味是其所含的硫化物形成的,这种物质能够帮助人体吸收维生素 B_1 及维生素 A，因此韭菜若与维生素 B_1 含量丰富的猪肝互相搭配，是最有营养的吃法。由于硫化物遇热易于挥发，因此烹调韭菜时需要急火快炒起锅，稍微加热过火，便会失去韭菜风味。炒熟后的韭菜不宜存放过久，否则其中大量硝酸盐会转变成亚硝酸盐，从而引起中毒反应。

【验方偏方】　方 1：韭菜 300 克，鸡蛋 2 个，生姜、大葱、食盐各适量。韭菜切断，再将鸡蛋、食盐拌入，炒香生姜、大葱，再翻炒韭菜、鸡蛋即可食用。温补肝肾、助阳固精。

方 2：鲜韭菜适量。洗净捣汁，温开水冲服，每日 1～2 次。健脾开胃解毒。适用于夏季急性肠胃炎等病症。

蛇 床 子

【别名异名】　蛇米、蛇床实、蛇栗、野胡萝卜子。

【采集加工】　各地均产，以广东、广西、江苏、安徽、河南等地较多。6～7 月采收，阴干扬净，淘过晒干，生用（图 17-27）。

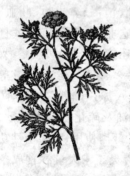

图 17-27　蛇床

【性味归经】　辛、苦，温；有小毒。归肾经。

【功效应用】　①温肾壮阳。适用于男子阳痿，妇女宫冷不孕。②散寒祛风燥湿。适用于寒湿带下，湿痹腰痛等症。③燥湿杀虫止痒。外用于阴部湿痒，湿疹，湿疮，疥癣等症。

【用量用法】　3～10 克，水煎服。外用 15～30 克，水煎洗或研末敷，也可研末做成坐药（栓剂）。

【使用宜忌】　阴虚火旺或下焦有湿热者不宜内服。

【验方偏方】　方 1：蛇床子、菟丝子、韭菜子各适量。每日 1

剂,水煎服。补肾壮阳。适用于肾阳不足而致男子阳痿不振,遗精早泄,畏寒肢冷,腰膝冷痛,尿频或女子阴冷,白带过多等病症。

方2:蛇床子、黄柏各 15～30 克。水煎洗或研末外敷,也可研末做成坐药(栓剂),每日 1～2 次。祛风燥湿,杀虫止痒。适用于下焦湿热内蕴而致阴部湿痒,皮肤湿疹,湿疮疥癣等病症。

鹿　肉

【性味归经】　温,甘。入脾、胃、肾经。

【功效应用】　①补五脏、疗虚劳。用于五脏虚损而致身体瘦弱。②补益气血。用于气血不足所致的身倦乏力、产后乳少等。③补肾益精。用于肾阳或肾精不足所致腰膝酸软,眩晕耳鸣,不孕不育等的调养。④通络祛风。用于产后受风及外用治口眼㖞斜。

【使用宜忌】　①鹿肉为温性食品,阳盛或阴虚者等热性病不宜食。炎热季节宜少食,以寒冬时食为宜。②疮疡者食鹿肉不应与雉、鱼、虾同食。

【验方偏方】　方1:鹿肉、胡桃肉,加入食盐调味,煮汤食用。补肾益精。适用于肾阳不足而致阳痿畏寒,腰脊酸软等病症。

方2:鹿肉,煮熟,加五香粉等调料,用猪蹄汤送服。食用量以能消化为度。补益气血,通络通乳。适用于产后气血不足而致乳少、乳闭等病症。

方3:鹿肉 250 克,洗净,切片;肉苁蓉 50 克,酒浸 1 宿,去皮切片,二味共煮熟,加生姜、葱、食盐调味食用。补肾益精。适用于腰膝冷痛酸软、畏寒、阳痿等肾虚患者。

羊　肉

【别名异名】　山羊肉、黄羊肉。

【性味归经】　温,甘。归脾、肺、肾经。

【用量用法】　羊肉作补品,可煮粥或水煮熟后加调料食用。

羊肉与海参、黑豆、栗等同煨则补益人体。煮羊肉时,加杏仁则易烂,加胡桃则不腥,调料可用大蒜、豆豉、大葱、酱油、生姜、茴香或五香粉、甘草、黄酒等。

【功效应用】 ①羊肉有补气养血,温中暖肾的作用。用于治疗气血不足、虚劳羸瘦、脾胃虚冷、腹痛、少食欲呕、肾虚阳衰、腰膝酸软、尿频、阳痿等症。②温补脾胃:用于治疗脾胃虚寒所致的反胃、身体瘦弱、畏寒等症。新鲜精瘦羊肉煮烂切块,与粳米或高粱米一起煮粥,加调料食用,可温补脾胃,治气虚亏损,阳气不足,胃脘虚寒疼痛。③补血温经:用于产后血虚经寒所致的腹冷痛。

【使用宜忌】 ①羊肉去膻味:将1个萝卜钻些孔,入锅与羊肉同煮,也可在锅中放几粒绿豆,都可除去腥膻味。② 羊肉属于温补型食物,春夏秋冬都可以食用。③羊肉不能与西瓜一起食用。不宜与南瓜同食,否则易使人气滞壅满而发病;本品反半夏、菖蒲。④各种急性炎症、热证、皮肤疮疡及各种出血病患者均应忌食。

【验方偏方】 方1:羊肥肉,去脂膜,蒸熟或者熟,切片,加姜、蒜、酱油、盐等调料拌食之。有温补脾肾的功效。治疗阳痿,腰膝酸软,畏寒喜热,小便清长,夜尿多,困倦乏力之肾阳虚以及脾胃虚寒之反胃等症。

方2:羊肉50～150克,洗净,切薄片,与大米或高粱米煮粥,加入调料食用。温补脾胃,用于脾胃虚弱之消化不良的治疗。

方3:羊肉,切薄片作羹,加入大葱、生姜及虾米,肉熟后食用。用于肾阳不足之阳痿的治疗。

狗 肉

【别名异名】 黄耳、地羊、香肉

【性味归经】 温,咸,酸。归脾、肺、肾经。

【功效应用】 ①有温补脾胃,温肾助阳之功效。用于治疗脾胃虚寒,胀满少食,肾阳不足,腰膝酸软,肢体欠温,阳痿遗精,夜多小便,脾虚水肿等症。②温补脾胃。用于脾胃阳气不足所致的脘腹胀满,腹部冷痛等症。中医历来认为狗肉是一味良好的中药,可补肾、益精、温补、壮阳。民间也有"吃了狗肉暖烘烘,不用棉被可过冬""喝了狗肉汤,冬天能把棉被当"的俗语。狗肉中含有少量稀有元素,冬天常服,可使老年人增强抗寒能力。③治痔漏有虫。用狗肉煮成汁,空腹服用,能引虫子。

【使用宜忌】　①狗肉属于热性食物,一次不宜吃多。凡患咳嗽、感冒、发热、腹泻和阴虚火旺等非虚寒性病的人均不宜食用。②忌吃半生不熟的狗肉。食用未熟透的狗肉,狗肉中滋生的旋毛虫会感染人体。③忌食疯狗肉。疯狗的唾液中含有狂犬病毒,操作时只要人体皮肤有破损,就可能染上病毒。④狗肉忌与大蒜同食。⑤吃完狗肉后不宜立即喝茶,因为茶叶的鞣酸极易与狗肉中的蛋白质结合,生成一种叫鞣酸蛋白的物质,这种物质具有一定的收敛作用,可使肠蠕动减弱,导致便秘。狗肉食后易口干,喝米汤可纠正这一不良反应。

狗肉反商陆;不宜与菱同食;畏杏仁。

【验方偏方】　方1:狗肉250克,黑豆50克,调以食盐、姜、五香粉及少量糖,共煮熟食用。温肾壮阳。适用于肾阳虚所致的腰膝冷痛,小便清长,小便频数,颜面水肿,耳鸣耳聋,遗尿阳痿等病症。

方2:狗肉,加适量八角、小茴香、桂皮、陈皮、草果、生姜和食盐调料同煮熟食用。温补脾肾。适用于脾肾虚寒所致的脘腹胀、腰冷痛、小便清长或频数、阳痿等症。

麻雀肉

【别名异名】　家雀

【性味归经】　性温。归肝、脾、肾经。

【功效应用】　麻雀肉性温,能补五脏、益精髓、暖腰膝、起阳道、缩小便,治妇女血崩带下。中医学认为,雀肉是壮阳的佳品,适用于治疗肾阳虚所致的阳痿、腰痛、小便频数,补五脏之气不足。

【使用宜忌】 春、夏季及患有各种热证、炎症者不宜食用。

【验方偏方】 将麻雀宰杀,除去毛桩和内脏;冰糖打碎,与麻雀一并放入瓦锅内,置于盛有水的锅内,隔水炖熟,食用。益气助阳、补肾润肺。适用于肾阳虚弱,肺阴不足、阳痿、腰痛和老年人慢性咳喘。

鹌 鹑 蛋

【别名异名】 鹑鸟蛋。

【性味归经】 性温。归肝、脾、肾经。

【功效应用】 鹌鹑蛋补气益血,除风湿,强筋壮骨,被认为是"动物中的人参",用于久病或老弱体衰,气血不足,心悸失眠,胆怯健忘,头晕目眩,体倦食少者。

【使用宜忌】 阴虚火旺者及患有疮疥、湿疹、癣症等皮肤瘙痒症患者忌食。

【验方偏方】 方1:鹌鹑蛋4个,打入牛奶中,文火煮沸,早、晚各食1次,常服有效。适用于慢性胃炎。

方2:鹌鹑蛋煮食。适于口干舌燥,大便秘结、咯血等患者食用,健康人食用有防癌保健作用。

芸 豆

【别名异名】 四季豆、刀豆。

【性味归经】 性平。入脾、肾、大肠经。

【功效应用】 主要含蛋白质、氨基酸、维生素、粗纤维。有温中下气、利肠胃、益肾补元的功效。

【使用宜忌】 鲜芸豆中含皂苷和血球凝集素,前者存于豆荚表皮,后者存于豆粒中。食生或半生不熟者都易中毒,导致头晕、呕吐,严重者甚至致人死亡。由于芸豆所含的毒素在高温下可被破坏。因此,预防芸豆中毒的方法非常简单,把全部芸豆煮熟焖透即可。

【验方偏方】　将芸豆、大米择去沙子,洗净。芸豆用清水浸泡约 1 小时后,放入锅中煮开,然后改小火焖约 1 小时,待芸豆开花后倒入大米,同煮 20 分钟即成。此粥适合糖尿病患者服用。

豇 豆

【别名异名】　长豇豆、带豆、饭豆。

【性味归经】　性微温,甘。归脾、肾经。

【功效应用】　①含蛋白质、脂肪、糖类、钙、铁、锌、磷、维生素 C、胡萝卜素、膳食纤维等。②健脾补肾,帮助消化,利水消肿。

【使用宜忌】　①长豇豆不宜烹调时间过长,以免造成营养损失。短豇豆作为粮食,与大米一起煮粥最适宜;一次不要吃太多,以免产气胀肚。②豇豆多食则性滞,故气滞便结者应慎食豇豆。③水肿病人不宜吃豇豆。

【验方偏方】　将豇豆的子煮熟,加适量调味品后食用,主治消化不良。

羊 脊 骨

【性味归经】　性温,味甘、咸。入肝、肾经。

【功效应用】　①补肝肾,强筋骨。用于肝肾虚所致的腰膝酸软无力、筋骨挛痛、腰脊痛、软骨病。②补阳养血。适用于再生障碍性贫血、血小板减少性紫癜。③治疗误吞铜、金。

【使用宜忌】　阴虚火旺者及患有疮疥、湿疹、癣症等皮肤瘙痒症患者忌食。

【验方偏方】　方1:羊胫骨 500 克,砸碎,加水煮 1 小时后加入大枣 100 克同煮,分 2～3 次服食,15 日为 1 个疗程。补肝肾,养气血。适用于治疗肝肾两虚而致再生障碍性贫血、血小板减少性紫癜等病症。

方2：羊胫骨或脊骨1根，砸碎，煮汤，加姜、葱、食盐调味，喝汤。补肝肾，强筋骨。适用于缺铁性贫血、再生障碍性贫血等病症。

方3：羊胫骨烧黑，研为细末，每次服15克，米汤送下。适用于误吞铜、铁、金等。

虾

【性味归经】 性温，味甘。入肝、肾经。

【功效应用】 ①温补肾阳。用于肾阳虚所致的阳痿，畏寒体倦，腰膝酸软等症。②增乳通乳。用于妇女产后乳汁不足或不通。③托毒。用于治疗丹毒、痈疽、臁疮日久不愈者。

【使用宜忌】 ①阴虚火旺者及患有疮疥、湿疹、癣症等皮肤瘙痒症患者忌食。②有的人食虾过敏，皮肤发荨麻疹，可用苏叶25克煎水服，可减轻其症状。

【验方偏方】 方1：虾肉50克，用水泡软，锅中放油加热后，与切好的韭菜250克同炒熟，加食盐调味食用。温补肾阳。常食可治肾阳虚之阳痿。

方2：虾肉100～150克，用黄酒炖烂，猪蹄汤送服，增乳通乳。适用于产后乳少或乳汁不通。

方3：大活虾10个，生黄芪15克。同煮汤，食虾肉饮汤。温阳解毒。适用于寒性脓疡而久不收口者。

方4：鲜虾适量，煮汤服用。解毒透疹。可透发麻疹及水痘。

羊 乳

【别名异名】 羊奶。

【性味归经】 味甘，性温。入肺、脾、胃、肾经。

【功效应用】 ①滋阴养胃。适用于胃阴虚所致的口渴、干呕、反胃等症。②滋润心胃。适用于阴虚内热之口疮。③补肾益精。适用于肾虚之调养。可治肾虚之慢性肾炎。④润肠通便。适用于大肠液亏而致大便秘结等。

【使用宜忌】 ①羊奶易发酵酸腐,食用前需煮沸灭菌。②若发酸、结块者不可食用。

【验方偏方】 方1:羊奶煮沸后,每次饮1～2杯,每日2次。滋阴养胃。适用于胃阴虚所致的反胃、干呕及慢性肾炎等。

方2:怀山药干燥后研末,将羊奶煮沸后调入怀山药粉食用。滋阴养胃,益肺止咳。适用于肺胃阴虚而致口渴、反胃、腰酸等胃肾不足之证。

方3:漆疮或口疮,可用羊奶外涂治疗。

第四节 补阴药

临床上凡以滋养阴液,生津润燥为主要功效,治疗阴虚证的药物,称为补阴药。补阴药的性味多属甘寒,质多滋润,而其作用又有强弱和部位等的不同。补阴药多性味甘凉,入心、肺、脾、肝、肾经。主要具有滋心阴,养肺阴,润脾阴,补肝阴,益肾阴的功效。主要适用于阴虚证,最常见的有心阴虚、肺阴虚、胃阴虚、肝阴虚、肾阴虚等。心阴虚多见于心悸气短,心烦失眠,口干不欲饮,舌红而干等。肺阴虚多见于咳少痰,咯血,虚热,口干舌燥等。胃阴虚多见舌绛苔剥,咽干口渴,或不知饥饿,或胃中嘈杂、呕秽,或大便燥结等。肝阴虚多见于两目干涩昏花,眩晕耳鸣等。肾阴虚多见于腰膝酸痛,手足心热,心烦失眠,遗精或潮热,盗汗等。

本类药物各有所长,有的长于补肺阴、胃阴,有的长于补肝阴、肾阴,故应随证选用。对于热邪伤阴而余热未尽者,须与清热药同用;阴虚阳亢者,常与潜阳药同用;阴虚内热者,应配清退虚热药;

阴虚血亏者,应配补血药。

本类药物大多寒凉滋腻,故脾虚湿盛便溏者、痰浊内阻者,均不宜应用。必要时可与醒脾开胃药相配伍,以免影响人体消化功能。

沙 参

【别名异名】 南沙参:沙参、泡参、白沙参、羊婆奶;北沙参:辽沙参、海沙参、野香菜根。

【采集加工】 南沙参在各地山区均有野生,安徽、江苏、四川等地产量尤大;北沙参主产于山东及东北沿海地区。南沙参在初夏采挖,去外皮,晒干;北沙参多系栽培,春、秋季均可采,洗净经沸水烫后去皮,晒干或烘干,称为毛参,若再蒸透,修适用于光洁,搓使挺长,晒干,则为净参。用时洗净润软,切片晒干,生用、蜜炙或米炒用(图17-28)。

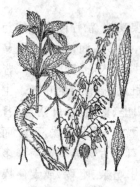

图 17-28 沙参

【性味归经】 甘,微寒。归肺、胃经。

【功效应用】 ①清肺养阴。适用于肺热阴虚引起的燥咳痰黏,或劳嗽咯血等症。②益胃生津。适用于热病伤津,舌干口渴,食欲缺乏等。

【用量用法】 10～15克,水煎服;鲜者15～30克。北沙参养阴作用较好;南沙参祛痰作用较好。

【使用宜忌】 虚寒证忌服。反藜芦。

【验方偏方】 方1:沙参15克,麦冬、玉竹、桑叶、白扁豆、天花粉各9克,甘草3克。每日1剂,水煎服。清热润肺,养阴止咳。适用于肺阴不足而致咳嗽咽干,干咳少痰,口干口渴,发热身困等病症。

方 2：沙参 12 克，麦冬、生地黄、玉竹各 9 克，冰糖适量。每日 1 剂，水煎服。益胃生津。适用于胃津不足而致口渴欲呕，食少体倦，舌光无苔等病症。

麦 冬

【别名异名】　麦门冬、寸冬、沿阶草。

【采集加工】　栽培与野生均有，主产于四川、浙江、湖北等省，河南亦有出产。4～5 月挖掘块根，洗净，晒至须根干燥后，搓揉或剪去须根，再晒干备用。入药生用或抽去木心用（图 17-29）。

【性味归经】　甘、微苦，微寒。归肺、心、胃经。

【功效应用】　①润肺养阴。适用于肺阴不足，燥咳痰黏，劳嗽咯血等症。②益胃生津。适用于胃阴不足，舌干口渴等症。③清心除烦。适用于心烦失眠。

此外，本品还有润肠通便之效，又适用于肠燥便秘。

【用量用法】　10～15 克，水煎服。

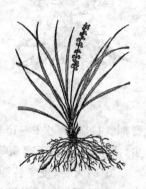

图 17-29　麦冬

【使用宜忌】　感冒风寒，或有痰饮湿浊之咳嗽，以及脾胃虚寒泄泻者，均忌服用。

【验方偏方】　方 1：麦冬 21 克，生地黄 15 克，玄参 12 克。每日 1 剂，水煎服。益胃生津。适用于热病伤阴，口渴便秘等病症。

方 2：麦冬 18 克，天冬 12 克，生地黄 9 克，川贝 6 克。每日 1 剂，水煎服。滋阴润肺。适用于阴虚咳嗽，骨蒸潮热、咯血、心烦等病症。

天　冬

【别名异名】　天门冬、明天冬。

【采集加工】　多为野生，主产于四川、云南、贵州、湖南、浙江等地。秋季采挖，洗净泥土，蒸后去皮，烘干用（图 17-30）。

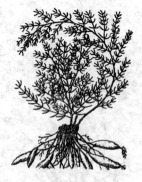

图 17-30　天冬

【性味归经】　甘、苦，大寒。归肺、肾经。

【功效应用】　清肺降火，滋阴润燥。适用于燥咳痰黏，劳嗽咯血，以及热病伤阴，舌干口渴，或津亏消渴等症。

此外，本品有润肠通便之功效，也可适用于肠燥便秘。

【用量用法】　6～15 克，水煎服。

【使用宜忌】　脾胃虚寒，食少便溏者忌服。

【验方偏方】　方 1：天冬、麦冬，共煎膏剂。口服，每次 9～15 克，每日 2 次。养阴润肺。适用于燥咳痰少，痰中带血，鼻干咽痛等病症。

方 2：天冬、麦冬各 30 克。水煎去渣，加白砂糖 30 克，浓缩成膏状，1 日服完。清肺养阴。适用于肺热津亏，咳嗽咽干，痰稠不利，或咯血等病症。

方 3：天冬 12 克，生地黄 15 克，党参 6 克。每日 1 剂，水煎服。滋阴润燥。适用于阴虚口渴，大便坚涩等病症。

石　斛

【别名异名】　金钗花、千年润、黄草、吊兰花。

【采集加工】　野生与栽培均有，主产于四川、贵州、广西、安徽、浙江等地。全年均可采收，以夏秋间采集为多。新鲜石斛栽砂石内,以备取用;干燥品洗净,润透切碎备用(图 17-31)。

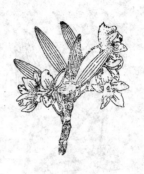

【性味归经】　甘,微寒。归胃、肾经。

【功效应用】　①养胃生津。适用于热病伤津,或胃阴不足,舌干口燥等症。②滋阴除热。适用于阴虚津亏,虚热不退之症。

此外,本品还有明目及强腰膝的作用。

图 17-31　石斛

【用量用法】　6～15 克(鲜品 15～30 克),水煎服,宜先煎。

【使用宜忌】　本品能敛邪气,使邪不外达,故温热病不宜早用;又能助湿邪,若湿温尚未化燥者忌服。

【验方偏方】　方 1:石斛 12 克,沙参、麦冬、白扁豆、玉竹各 9 克。每日 1 剂,水煎服。养胃生津。适用于肺、胃阴津亏耗,口渴心烦,干呕胃痛,舌光无苔而鲜红等病症。

方 2:石斛、白薇、地骨皮、沙参、天花粉各 9 克。每日 1 剂,水煎服。滋阴润肺。适用于肺热阴虚,咳嗽咽干,低热不退,或夜热早凉等病症。

玉　竹

【别名异名】　女萎、尾参、竹根七。

【采集加工】　野生于山野,亦有栽种。全国各地均产,以河北、江苏产者为佳,湖南、湖北、浙江等地有栽培。5～11 月采集,除去茎叶须根,晒干,生用或蜜炙用(图 17-32)。

【性味归经】　甘,平。归肺、胃经。

【功效应用】　滋阴润肺,生津养胃。适用于肺胃阴伤,燥热咳嗽。

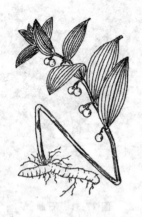

图 17-32 玉竹

【用量用法】 10～15 克,水煎服。

【使用宜忌】 本品虽性质平和,但毕竟为滋阴润燥之品,故脾虚而有湿痰者不宜服。

【验方偏方】 方1:玉竹、山楂(炒)各适量。为散剂,开水冲服,每次10克,每日2～3次。降血脂降血糖,防止动脉硬化。适用于冠心病心绞痛,高血压,高脂血症等病症。

方2:玉竹、当归、党参、白芍、何首乌(制)各适量,共泡酒剂。口服,每次10毫升,每日2次。益气血,健脾胃。适用于气阴不足而致口干口苦,纳少消瘦,身倦乏力,食欲缺乏,大便干结等病症。

方3:玉竹15克,沙参、麦冬各9克,甘草3克。每日1剂,水煎服。清热润肺。适用于肺热阴虚,干咳,口渴,便秘,低热不退等病症。

黄 精

【别名异名】 玉竹黄精、白及黄精、山生姜、鸡头参。

【采集加工】 野生于山坡草丛中,喜阴湿处,我国南北各省均产,以河南、江苏、浙江、福建为主要产地。冬季或早春出芽时采挖,洗净晒干,切片用,或刮去外皮,蒸晒成黑色(图17-33)。

【性味归经】 甘,平。归脾、肺、肾经。

【功效应用】 ①滋阴润肺。适用于肺虚燥咳。②补肾益精。适用于肾虚精亏,头晕耳鸣,腰酸足软等症。③补脾益气。适用于脾胃气虚,倦怠无力,食欲缺乏,脉象虚软者。

此外,本品还适用于消渴证。

【用量用法】　10～20克(鲜品30～60克),水煎服。

【使用宜忌】　本品性质滋腻,易助湿邪,凡脾虚有湿、咳嗽痰多,以及中寒便溏者,均不宜服。

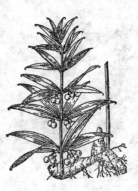

图 17-33　黄精

【验方偏方】　方1:蒸黄精15克,沙参12克,石斛15克。每日1剂,水煎服。适用于气阴两虚,倦怠无力,食欲不佳,精神不振等病症。

方2:蒸黄精15克,炒火麻仁12克,玄参15克,熟地黄、当归、肉苁蓉各9克。每日1剂,水煎服。补肾润便,滋阴润肺。适用于肝肾阴虚,阴血不足而致腹胀腹痛,口干口苦,大便秘结等病症。

方3:蒸黄精15克,天冬、知母各9克,沙参、百合各12克。每日1剂,水煎服。滋阴润肺,解毒利咽。适用于肺阴不足,虚火上攻而致咽干咽痛,口渴口苦,咳嗽咳痰,目赤肿痛,大便干结等。

百　合

【别名异名】　野百合。

【采集加工】　山野自生或栽培,全国大部地区均有生产,湖南、河南、湖北、四川、贵州、浙江、江苏及内蒙古等地均有栽培。多于秋季茎萎时采挖,洗净,用开水烫煮,或笼屉蒸5～10分钟,取出晒干或烘干,生用或蜜炙用(图17-34)。

【性味归经】　甘,微寒。归肺、心经。

【功效应用】　①润肺止咳。适用于肺热咳嗽,劳嗽咯血等症。②清心安神。适用于虚烦惊悸,失眠多梦等症。

【用量用法】　10～30克,水煎服。

【使用宜忌】　本品寒润,故风寒咳嗽或中寒便溏者忌服。

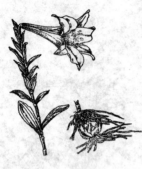

图 17-34　百合

【验方偏方】　方 1：百合 30 克，款冬花 15 克。每日 1 剂，水煎服。润肺止咳。适用于肺热咳嗽。

方 2：百合 12 克，生地黄、熟地黄、玄参各 9 克，贝母、桔梗各 6 克，甘草 3 克，麦冬、白芍各 9 克，当归 6 克。每日 1 剂，水煎服。润肺止咳。适用于肺痨咳嗽，咯血等病症。

方 3：百合 30 克，知母 15 克。每日 1 剂，水煎服。清心除烦，养阴安神。适用于心肾虚火内盛等病症。

枸杞子

【别名异名】　杞子、枸杞果、地骨子、血枸子、血杞子、枸杞豆。

【采集加工】　以宁夏回族自治区、甘肃及青海产者为佳。夏至前后果实成熟时，于清晨或傍晚摘下，晾至外皮起皱后，移于日光中，晒至外皮干硬，果肉柔软即可。雨天可用微火烘烤。生用或炒用，或以 5% 的菟丝子拌炒用（图 17-35）。

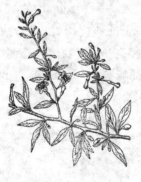

图 17-35　枸杞子

【性味归经】　甘，平。归肝、肾、肺经。

【功效应用】　①滋补肝肾，明目。适用于肝肾阴虚，头晕目眩，视力减退，腰膝酸软，遗精、消渴等症。②润肺。适用于阴虚劳嗽。

【用量用法】　5～10 克，泡水煎服。

【使用宜忌】　脾虚便溏者，不宜服用。

【验方偏方】　方 1：枸杞子、龙眼肉

各适量。加酒共泡 7 日即可服用。口服,每次 10～20 毫升,每日 2 次。滋肾养阴,益智安神。适用于肾阴亏虚而致腰痛怕冷,心悸怔忡,头晕失眠,记忆力减退等病症。

方 2:枸杞子、巴戟天各适量。加酒共泡 7 日。口服,每次 10～15 毫升,每日 2 次。益气培元,养血明目,滋肾安神。适用于肝肾两虚而致腰痛无力,头目眩晕,视物昏花,耳鸣遗精,身体虚弱等病症。

方 3:枸杞子、酸枣仁(炒)各适量。共为散剂。每次 10 克,每日 1 次,睡前服。安神强身。适用于神经衰弱,失眠健忘,头晕耳鸣,腰酸无力等症。

方 4:枸杞子、菟丝子、覆盆子各 9 克,石决明 12 克。每日 1 剂,水煎服。补肝益肾。适用于肝肾精血不足而致头晕目昏,多泪等病症。

方 5:熟地黄 24 克,枸杞子 9 克,菟丝子 15 克,金毛狗脊、山茱萸各 9 克。每日 1 剂,水煎服。补肝益肾。适用于肝肾精血不足,腰脊酸痛,目昏耳聋,阳痿遗精等病症。

墨 旱 莲

【别名异名】　旱莲草、金陵草、莲子草、旱莲子、墨烟草、黑记菜、墨斗草。

【采集加工】　生于塘边、沟旁、草地、田野等湿润处,我国大部分地区均产。夏秋采集全草,洗净,晒干备用,亦有用鲜草的(图 17-36)。

【性味归经】　甘、酸,寒。归肝、肾经。

【功效应用】　①滋阴益肾。适用于肝肾阴虚之头晕目眩,须发早白等。②凉血止血。适用于阴虚血热之吐血、衄血、尿血、便血、崩漏等。

【用量用法】　10～15 克(鲜品加倍),水煎服。外用适量。

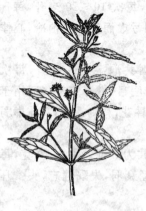

图 17-36　墨旱莲

【使用宜忌】　脾胃虚寒、大便泄泻者,不宜服用。

【验方偏方】　方1:女贞子、墨旱莲各等量。研末,炼蜜为丸,每服9克,每日2～3次。滋阴益肾。适用于肝肾阴虚,头晕目昏,须发早白等病症。

方2:墨旱莲、白茅根、大蓟、小蓟各30克,生地黄15克。每日1剂,水煎服。清热凉血,活血止血。适用于吐血,衄血等病症。

方3:墨旱莲、车前草各30克,瞿麦15克,滑石18克。每日1剂,水煎服。清热通淋,凉血止血。适用于热淋尿血等病症。

方4:墨旱莲30克,槐花、地榆炭各9克,椿根白皮15克。每日1剂,水煎服。凉血止血。适用于大便下血,痔漏出血等病症。

方5:墨旱莲30克,茜草根、黑芥穗、贯众炭各9克。每日1剂,水煎服。滋阴清热,凉血止血。适用于崩漏下血属热者。

女 贞 子

【别名异名】　女贞实、冬青子。

【采集加工】　野生于山林,或栽培,四川栽培颇多。10月果实成熟,须熟透时采摘,蒸熟晒干用(图17-37)。

【性味归经】　甘、苦,凉。归肝、肾经。

【功效应用】　补益肝肾,清热明目。适用于肝肾阴虚之头昏目眩,腰膝酸软,须发早白,目暗不明及阴虚发热等症。

【用量用法】　10～15克,水煎服。

【使用宜忌】　脾胃虚寒泄泻及阳虚者忌服。

【验方偏方】　方1:女贞子(蒸)、墨旱莲各适量。共为水蜜

丸。口服,每次6～9克,每日2次。补益
肝肾,滋阴止血。适用于肝肾阴虚而致
眩晕耳鸣,咽干鼻燥,腰膝酸痛,手足心
热,月经量多等病症。

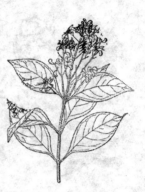

　　方2:女贞子(蒸),制成煎膏剂。口
服,每次10～20克,开水调服,每日2～3
次。滋养肝肾,强壮腰膝。适用于肝肾
两亏,腰膝酸软,头晕目眩,耳鸣耳聋,须
发早白等病症。

　　方3:女贞子15克,墨旱莲9克,何
首乌15克,黑豆30克。每日1剂,水煎
服。补益肝肾,清热养发。适用于肝肾

图 17-37　女贞子

两虚而致须发早白,头晕目昏,腰膝无力等病症。

　　方4:女贞子9克,菟丝子15克,枸杞子、楮实子、覆盆子各9
克。共研细末,炼蜜为丸,每服9克,每日3次,淡盐汤送下。补益
肝肾,清热明目。适用于肝肾精血不足而致瞳孔散大,视物昏花,
两目干涩,头晕耳鸣等病症。

龟　甲

　　【别名异名】　龟版、元武板、下甲、败龟甲。
　　【采集加工】　全国各地江、河、湖、泽等地水滨一带均产,以长
江下游两岸产量为多。随时可采。由于加工方法不同,分为血板
和烫板2种。血板系将龟杀死,将复甲筋肉刮净、干燥而得;烫板
系将龟煮熟后所得之腹甲。生用,或以醋、酒炙用,亦有涂酥炙黄
用者(图 17-38)。
　　【性味归经】　甘、咸,寒。归肝、肾、心经。
　　【功效应用】　①滋阴潜阳。适用于阴虚阳亢,头晕目眩,或热
病伤阴,虚风内动,眩晕痉厥,以及阴虚发热等。②益肾健骨。适

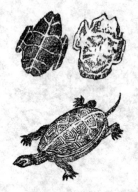

图 17-38 龟甲

用于肾虚而致腰脚痿弱,筋骨不建,小儿囟门不合等。③养血补心。适用于心虚惊悸,失眠健忘等。

此外,因本品滋阴养血,故还适用于阴虚血热之崩漏,或月经过多症,有止血的功效。

【用量用法】 10～30克,水煎服,宜先煎。

【使用宜忌】 孕妇及脾胃虚寒者忌服。

【验方偏方】 方1:龟甲、鳖甲各24克,白芍、阿胶各9克,钩藤24克。每日1剂,水煎服。滋阴潜阳。适用于肝肾阴虚,肝风内动而致四肢痉挛抽搐,双目直视,肌肤干燥,口干口渴等病症。

方2:龟甲、鳖甲24克,鸡蛋壳、杂骨灰、炒鱼鳔各15克。共研细末,炼蜜为丸,每服6克(小儿减半),每日2～3次。益肾健骨。适用于筋骨不健,下肢软弱,步履艰难,小儿囟门不合,牙齿迟生,或脑积水等先天不足证。

鳖 甲

【别名异名】 上甲、鳖壳、团鱼甲、甲鱼壳。

【采集加工】 我国各地江、河、湖、沼均产,以长江流域为多。随时可捉,以生取甲剥去肉者良,洗净后干燥备用,或以醋炙黄用(图 17-39)。

【性味归经】 咸,寒。归肝经。

【功效应用】 ①滋阴潜阳。适用于热病伤阴,虚风内动,手足蠕动,甚至惊厥,以及阴虚发热等。②软坚散结。适用于久疟,疟母,经闭,癥瘕等。

【用量用法】　10～30克,水煎服,宜先煎。滋阴潜阳宜生用;软坚散结宜醋炙用。

【使用宜忌】　脾胃虚寒,食少便溏及孕妇均忌服。

【验方偏方】　方1:鳖甲(制)、龟甲(制)、穿山甲(制)、鸡内金(炒)各适量。共为散剂。口服,每次3克,每日3次。软坚化积。适用于脾肾两虚,运化不利而致小儿食积、乳积,脘腹痞块,大便不畅等病症。

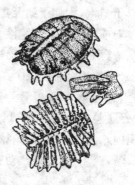

图17-39　鳖甲

方2:鳖甲18克,胡黄连6克,青蒿、知母、地骨皮各9克,熟地黄15克。每日1剂,水煎服。滋阴潜阳。适用于阴虚发热,骨蒸盗汗,咳嗽吐血等病症。

方3:鳖甲15克,附子、吴茱萸各6克,三棱9克,干漆、大黄、木香各6克。每日1剂,水煎服。软坚散结。适用于脾肾两虚,运化不利而致胃脘痞结如杯,积久不散,胸胁痛等,亦适用于疟疾。

方4:鳖甲15克,龟甲、炮山甲、牵牛子、鸡内金各9克。共研细末,每服1.5克。健脾消食,化积通便。适用于脾肾两虚,运化不利而致小儿疳积痞块等病症。

白　木　耳

【别名异名】　银耳,白木耳,白耳子。

【采集加工】　银耳的子实体。4～9月间采收,拣去杂质,晒干或烘干。

【性味归经】　甘、淡,平。入肺、胃经。

【功效应用】　①滋阴润肺。适用于肺阴虚所致的虚劳咳嗽,干咳少痰,喉干喉痒,痰中带血等。②滋阴养胃。适用于胃阴不足口干口渴、大便干结及虚火所致的便血。③补虚损。适用于过劳体弱或吐泻所致的津液亏耗,口干舌燥,乏力,有滋补调养作用。

【用量用法】 水煎内服,5～15 克,或蒸熟食用。

【使用宜忌】 ①注意品质的优劣,以干燥、色黄白、朵大、体轻、有光泽、质地厚者为佳。②风寒咳嗽及外感初起,口干等忌用。

【验方偏方】 方 1:白木耳 15 克,用水浸泡开后,取出放于沙锅内水煮,加冰糖适量饮用。治疗肺阴不足所致的干咳及阴虚之头晕,或用于高血压、动脉硬化的治疗。

方 2:白木耳 15 克,百合、北沙参各 20 克,冰糖适量,水煎或放于碗内隔水蒸后服用。治疗阴虚肺燥所致的干咳少痰,痰中带血,口渴等症。

方 3:白木耳 15 克,太子参 25 克,冰糖适量,水煎饮用。治疗气阴不足所致的咽干口燥,气短乏力,心悸等症。

凤凰衣

【别名异名】 鸡卵中白皮、鸡蛋膜衣。

【采集加工】 家鸡的蛋壳内膜。春、秋季采收,将孵出小鸡后的蛋壳敲碎,剥取内膜,洗净阴干。

【性味归经】 甘,平。归肺经。

【功效应用】 养阴清肺。适用于咳嗽日久,咽痛失声,瘰疬结核,溃疡不敛等症。

【用量用法】 3～10 克,水煎服。外用适量,敷贴或研末撒。

【验方偏方】 凤凰衣 10 克。外用敷贴口腔或研末外撒患处。养阴清肺,收敛生肌。适用于口腔溃疡,咽痛失声,溃疡不敛等。

黑豆衣

【别名异名】 稆豆衣、黑大豆皮。

【采集加工】 黑大豆用清水浸泡,待其发芽后,搓下种皮,晒干生用。

【性味归经】　甘,平。归肝经。

【功效应用】　①益肾平肝。适用于血虚肝旺或阴虚阳亢所致眩晕头痛等症。②滋阴清热。适用于阴虚潮热盗汗等症。

【用量用法】　6～10克,水煎服。

【验方偏方】　方1:黑豆衣、花生衣各适量。每日1剂,水煎服。益肾平肝,滋阴潜阳。适用于阴虚内热而致眩晕头痛,骨蒸发热,口干盗汗,咳嗽吐血等病症。

方2:黑豆衣、青蒿各10克,地骨皮20克。每日1剂,水煎服。滋阴清热。适用于阴虚内热而致潮热盗汗,五心烦热,口干便干等病症。

黑　米

【别名异名】　黑粳米。

【采集加工】　皮墨黑,质地细密,比普通大米略扁,是我国稻米中的珍品,古代是专供内廷的“贡米”。

【性味归经】　味甘,性平。入肾、脾、肝经。

【功效应用】　滋阴补肾,健脾暖肝,明目活血。①用黑米和红豆、莲子、花生、桂花一起煲粥,有很强的补肝益肾、丰肌润发的功效。②黑米的颜色之所以与其他米不同,主要是因为它外部的皮层中含有花青素类色素,这种色素本身具有很强的抗衰老作用。③由于黑米中所含膳食纤维较多,淀粉消化速度比较慢,因此不会造成血糖的剧烈波动。此外,黑米的钾、镁等无机盐还有利于控制血压,减少患心脑血管疾病的风险。所以,糖尿病患者和心血管疾病患者可以把黑米作为膳食调养的一部分。此外,黑米还可以治疗贫血、头晕、视物不清、头发早白等多种疾病。

【使用宜忌】　黑米不容易煮烂,因为它的外部有一层较坚韧的外皮。没有煮烂的黑米不容易被胃酸和消化酶分解消化,会引起急性肠胃炎及消化不良。

【验方偏方】 黑米、黑豆各适量煮食,每日食之。补肝益肾。适用于肝肾两虚而致白发灰发,发干而焦,或脱发、腰痛等。

黑芝麻

【别名异名】 黑脂麻、胡麻仁、巨胜子、油麻、胡麻。

【采集加工】 秋季果实成熟时采割植株,晒干,打下种子,除去杂质,再晒干,生用或炒用。

【性味归经】 平,甘。入肝、肾、肺、大肠经。

【功效应用】 ①滋补肝肾。用于肝肾精血不足的眩晕,头发早白,腰膝酸软,步履艰难等症。常与女贞子、枸杞子等配伍应用。②滋阴润燥。用于阴液不足所致的肠燥便秘,皮肤干燥不润泽等症。常与火麻仁、柏子仁、肉苁蓉等配伍同用。③养血增乳。用于产后血虚所致乳汁不足或产后调养。④解毒生肌。外用治疗疮疡久不愈合。

【用量用法】 作药用则捣烂冲服,或水煎内服,10～30克;宜炒熟用,或入丸、散。外用多捣烂外敷。

【使用宜忌】 ①注意黑芝麻与白芝麻在应用上的区别。白芝麻作食品用,有润肠通便,滋阴增乳及治疗头疮的作用。而黑芝麻作补药用,有滋补肝肾、滋润五脏之功效。②脾虚之便溏或腹泻,以及精不固者忌用。③另有一种叫壁虱胡麻的种子,为亚麻的种子,惯称为"胡麻子"。功效与本品不同,使用时应注意。④发霉变质的黑芝麻不宜食用。

【验方偏方】 方1:黑芝麻,炒香,研细末,加少许食盐,另将鸡蛋煮熟后,剥去外壳沾芝麻末食用,以能消化为度。养血增乳。适用于产后乳汁不足,有增乳作用。

方2:黑芝麻、胡桃肉、松子各25克。共捣烂加蜂蜜调服,每日1次,早晨空腹服。滋补肝肾。治疗阴虚所致的肠燥便秘或习惯性便秘等。

方 3:黑芝麻、枸杞子、何首乌各 25 克,杭菊花 15 克。水煎服,每日 1 剂。滋补肝肾,养血益发。治疗肝肾虚所致的头晕耳鸣,头发早白等症。

方 4:生黑芝麻,每次用半汤匙倒入口里,细嚼后吞下,每日 3～5 次,连用 1 周。滋补肝肾。治疗血小板减少症引起的鼻出血。

黑 大 豆

【别名异名】　乌豆、冬豆子、大菽。

【性味归经】　性平。归肝、肾两经。

【功效应用】　①有补肾益精,活血润肤之功效。②含较丰富的蛋白质、脂肪、糖类、胡萝卜素、维生素 B_2、维生素 B_{12}、异黄酮苷、胆碱、有机酸等。

【验方偏方】　方 1:黑豆适量。加盐水煮熟,当零食吃,每日 2～3 次,补肝肾、护发须。适用于肝肾阴亏血虚而致眩晕耳鸣,失眠健忘,须发早白,膝腰酸软等病症。

方 2:黑豆、花生各适量。加盐水煮熟,每日 2～3 次,佐餐食用。补肾益精,润肤通便。适用于肝肾两虚而致大便秘结等病症。

蚕 豆

【别名异名】　胡豆。是张骞出使西域时带回的豆种。民间常把蚕豆叫倭豆。

【性味归经】　性平。归脾、胃、肾经。

【功效应用】　①有祛湿、利脏腑、养胃、补中益气的功效,可用于治疗水肿及慢性肾炎、慢性肝炎等。②蚕豆与豆腐同食,对慢性肝炎有辅助疗效。③蛋白质含量高,并含有钙、铁、磷等多种微量元素和维生素。

【使用宜忌】 蚕豆与田螺同食容易引发肠癌。红细胞内先天性缺乏"6-磷酸葡萄糖脱氢酶"物质的人,一旦吃了蚕豆及其制品,或者同蚕豆花粉接触后,会产生一种急性溶血性贫血,出现"蚕豆病",其症状是发热、头痛、恶心、四肢酸痛、黄疸、血尿、抽筋和昏迷等,约有1/10的病人会在急性期死亡,一般几天内可恢复正常。这种病一般有家族遗传性,因此父母或祖父母有过这种病的人,不宜进食蚕豆及其制品,不宜沾染蚕豆花粉。一旦发生这种病时,应赶快就医,以防意外。

【验方偏方】 蚕豆、薏苡仁各适量,水煎食之。补脾利湿。适用于脾肾两虚而致水肿、腰痛等。

桑 葚

【别名异名】 桑实、文武实、黑椹、桑枣、桑葚子、桑果、桑仁、乌椹、桑泡。

【采集加工】 见桑叶。采得后晒干生用,或采取鲜果以布包滤汁,加蜜熬膏后贮存。

【性味归经】 味甘,性寒。归心、肝、肾经。

【功效应用】 ①滋阴补血。适用于阴亏血虚之眩晕目暗,耳鸣失眠,须发早白,腰膝酸软等。②生津止渴。适用于津伤口渴及消渴。③养血润肠。适用于阴亏血虚之肠燥便秘。

【用量用法】 ①酿酒。把桑葚捣汁,煎过以后,同曲米共酿酒,每次服1小杯。有补益肝肾,清头明目的作用。②熬膏。用布将桑葚汁过滤,装于陶瓷器皿中,文火熬成膏,加适量蜂蜜调匀,贮存于瓶中待用。桑葚膏15~30克,温开水冲服。③水煎,每剂量15~25克,内服。④入丸、散,或酒浸。

【使用宜忌】 ①注意本品质的优劣。以个大、肉厚、完整、色紫黑、无杂质者为佳。②大便稀溏或泄泻等忌用。③不宜用铁锅煎药。

【验方偏方】 方 1:桑葚膏,每服 1～2 汤匙,开水调服。滋阴补血。适用于阴亏血虚而致眩晕头痛,两昏目暗,耳鸣耳聋,失眠健忘,须发早白,腰膝酸软等症。

方 2:桑葚 25 克,何首乌 20 克,女贞子 20 克,墨旱莲 15 克。水煎服,每日 1 剂。滋补肝肾。适用于肝肾虚所致的头发早白,眩晕耳鸣等症。

方 3:桑葚 50 克,肉苁蓉 25 克,黑芝麻 25 克,炒枳壳 15 克。水煎服,每日 1 剂。滋阴养血。适用于阴血不足所致的肠燥便秘。

荸 荠

【别名异名】 地栗、马蹄、乌芋。

【性味归经】 甘,寒。入胃、肺、肝经。

【功效应用】 ①养胃生津。适用于热病伤津而致口渴心烦,纳少暖气,消疲种便等。②润肠通便。适用于津血亏虚而致大便种结,消瘦形枯等。

【用量用法】 30～60 克,煎汤,或榨取汁饮服。

【使用宜忌】 脾虚便溏者慎用。

【验方偏方】 方 1:荸荠 120 克。洗净去皮,捣烂取汁饮服,每日 1～2 次。养胃生津适。用于热病伤津而致口干口渴,心烦易怒,小便黄赤等病症。

方 2:荸荠、鸭梨、甘蔗各 100 克。洗净去皮,捣烂绞汁,分 2～3 次饮服。滋阴养胃,润肠通便。适用于津血亏虚而致大便干结,腹胀腹痛,口干口渴,消瘦形枯等。

梨

【别名异名】 果宗,快果,玉乳,密文。

【性味归经】 甘、微酸,凉。入肺经、胃经。

【功效应用】 ①滋阴润燥。用于热病伤阴或阴虚所致的干咳、口渴、便秘等症。②清热化痰。用于内热所致的烦渴、咳喘、痰黄等。③解酒毒。④生津除热。

【用量用法】 生食或捣汁内服;或熬膏调服。

【使用宜忌】 ①注意品质的优劣:以皮薄、肉细而脆、汁多、味甜、嚼之少渣者为佳。②脾胃虚而便溏及风寒咳嗽等忌用。

【验方偏方】 方1:雪梨1个,百合15克,冰糖25克。水煮,待百合熟透时,即可食用。清热化痰,滋阴润燥。适用于久咳肺阴已伤,咳嗽痰少,咽干口燥,苔少。

方2:白沙梨1个,川贝母5~10克,将梨挖去核,川贝母纳入梨中,盖好扎紧,水煎或炖熟服用。清热化痰。适用于感冒发热后尚有咳嗽、口干、痰稠、大便干。

方3:大雪梨1个,将丁香15粒刺入梨内,用湿纸包4~5层,煨熟食之。滋阴养胃。适用于呕吐、药食不下之症。

柑 子

【别名异名】 金实、柑、木奴、瑞金奴。

【性味归经】 甘、酸,凉。入肺、胃经。

【功效应用】 ①生津止渴。适用于热病咽干烦渴或小便涩痛。单服鲜果即可。②润肺止咳。适用于咳嗽痰多或肺虚久咳。咳嗽痰多者,需连皮煎服,常与生姜、冰糖等同用;肺阴亏虚久咳痰少者,可只服果肉以润肺滋养。③健脾和胃。适用于胃痛、胃胀、嗳气、吞酸,或胸腹胀痛。本品有健脾和胃之功效,故凡脾胃不和所致痛、胀、嗳气等症皆可服食柑皮治之。④醒酒利尿。适用于饮酒过量,口渴神昏。本品能生津止渴,醒酒利尿,故可用果肉或果汁治之。⑤抗衰养生。柑肉、柑汁味甜微酸,甘美适口,含丰富的葡萄糖,果糖,维生素A、B族维生素、维生素C、维生素D、维生素P等,常食使人健康长寿。

【用量用法】 每次1~2个,服食鲜果或榨汁。生津止渴、润肺醒酒宜服果肉;健脾化痰宜连皮服。

【验方偏方】　方1:鲜柑1～2个,去皮吃果肉。滋养补虚,生津止渴。可作为各种疾病治疗期间或愈后的营养补助剂,平素养生营养品及热病咽干烦渴或小便涩痛的治疗剂。

方2:鲜柑(连皮)1个,冰糖15克,生姜2片。隔水炖1小时后连果皮服食。化痰止咳。适用于老年性或慢性咳嗽,痰多不化等。

方3:鲜柑(连皮)1个,大枣5枚。隔水炖30分钟后吃果肉及大枣。滋养肺气。适用于肺虚咳喘,胸闷气短,或慢性支气管炎、肺气肿等病症。

方4:鲜柑皮半个,洗净嚼吃或干柑皮研粉,每次1.5克,开水送服。养胃生津止渴。适用于胃阴亏虚而致脘腹胀痛,吞酸嗳气,口干口渴等病症。

【注意事项】　不宜空腹食用,一次不宜服食过多;脾胃虚寒者忌服。

桃

【别名异名】　桃实

【性味归经】　甘,平。入肝、胃、大肠、肺经。

【功效应用】　①益胃生津,润肺止咳。适用于津伤口渴,便秘,以及肺燥咳喘等。②润肠消积。适用于大肠津亏而致腹胀便秘,皮肤干燥等。

【用量用法】　1～2个,剥去皮、去核食用。

【使用宜忌】　本品多食容易使人腹胀,不可服食过量。

【验方偏方】　方1:鲜桃1～2只生食,每天早晚各1次。润肠消积。适用于大肠津亏而致口渴口干,腹胀便秘,皮肤干燥等。

方2:鲜桃3个,加冰糖30克,隔水炖烂后去核,每天服1次。益胃生津,润肺止咳。适用于津伤口渴,便秘,以及肺燥咳喘等。

香　蕉

【别名异名】　蕉子、蕉果。

【性味归经】　甘,寒。入肺、大肠经。

【功效应用】　①养肺润肠。适用于肺燥久咳、肠燥便秘等症。②清热解毒。适用于肺热上攻而致咽喉肿痛,发热等。

【用量用法】　2～3根,生食,或炖服。

【使用宜忌】　本品性寒能滑肠,脾虚泄泻者慎用。

【验方偏方】　方1:香蕉2～3根,剥去皮,加冰糖适量,隔水炖服,每日1～2次,连服数日。养肺润肠。适用于肺燥久咳、肠燥便秘等症。

　　方2:香蕉2～3根,每天早晨空腹或晚上睡前服用,连服数日。清热利咽通便。适用于肺热上攻而致咽喉肿痛,发热便秘等。

猕　猴　桃

【别名异名】　阳桃、羊桃、藤梨、金梨、木子。

【性味归经】　甘、酸,寒。入肾、胃经。

【功效应用】　①生津养胃。用于烦热,消渴,黄疸,痔疮,食欲缺乏,消化不良,呕吐,癌症等。②清热通淋。适用于湿热下注而致石淋、热淋,白带增多等。

【用量用法】　可食用鲜果,亦可煎汤30～60克。

【使用宜忌】　脾胃虚寒者慎服。

【验方偏方】　方1:猕猴桃干果60克,水煎服。生津养胃。适用于胃阴不足而致食欲缺乏,消化不良,便干腹胀等病症。

　　方2:猕猴桃鲜果30～60克。洗净,捣烂,用凉开水1杯浸1～2小时饮之。清热养血,解毒凉血。适用于坏血病,牙龈出血,口干烦渴,大便干结等病症。

　　方3:洞天乳酒(以中华猕猴桃为主要原料,用道家的传统工艺酿成)每早、晚空腹饮用,每次约 60 毫升,能滋补健身,生津润燥,长期服用可防癌,延年益寿。

方 4:猕猴桃根 9～15 克,水煎服。清热通淋。适用于水肿。

方 5:猕猴桃 6～9 克,水煎服。生津养胃。适用于产后乳少。

方 6:猕猴桃 9～15 克,大枣 12 枚,水煎服。清肝除热通淋。适用于急性肝炎、酒精性肝炎等。

方 7:猕猴桃,或用猕猴桃根 75 克水煎服。生津养胃,解毒防癌。对胃癌、食管癌、乳腺癌等有一定效果。

方 8:猕猴桃 50～100 克,红茶 3 克,大枣 25 克。先将猕猴桃与大枣加水 1000 毫升,煮沸至约 500 毫升的,加红茶煮沸 1 分钟。每日 1 剂,分 3 次温饮,食猕猴桃与枣。健脾益气,解毒抗癌。适用于胃癌、食管癌及各种癌肿。亦可用于艾滋病。

鸭　蛋

【性味归经】　甘,凉。入心、肺经。

【功效应用】　润肺止咳,滋阴清热。适用于阴虚所致的咳嗽痰少,咽干痛,便干等症。

【用量用法】　每日 1～2 个,煮食。

【使用宜忌】　①胃脘冷痛、寒湿泄泻或食后胃脘胀满等脾胃虚弱者宜少食或忌食。②不宜与鳖肉、李子同食。③本品味咸易保存,食久有益人体。

【验方偏方】　方 1:先煮银耳 15 克,后打入鸭蛋 1 个,加入适量冰糖食用。润肺止咳。适用于阴虚肺燥之咳嗽痰少,咽干口渴等症。

方 2:先煮切好片的猪肉 50 克,后打入鸭蛋 2 个煮熟,加入食盐调料食用。有补气阴,治虚损之功效。适用于阴血虚损所致的消瘦衰弱,咳嗽痰少,咽干而痛,大便干结等症。

豆 腐

【性味归经】 性凉,味甘。入脾、肺、大肠经。

【功效应用】 ①益气和胃。适用于脾胃虚弱之腹胀、吐血,以及水土不服所引起的呕吐。②生津润燥。适用于消渴、乳汁不足等。③清热解毒。适用于硫黄、烧酒中毒。

【用量用法】 作治病用时,水煎服,每次量为 50~500 克。

【使用宜忌】 ①豆腐以黄大豆所做的最好。②豆腐干较豆腐硬,小儿消化不良者不宜多食。

【验方偏方】 方 1:水土不服而呕吐,可先食豆腐,呕吐渐渐可止。有益气和胃止呕之功效。

方 2:豆腐 5 块,丝瓜(不去瓤)250 克,香菇 25 克,猪蹄(前腿) 1 只。先煮猪蹄、香菇、加食盐、姜调味,待肉熟后,放入丝瓜、豆腐同煮食用,一日内分次吃完。益气和胃,生津润燥。适用于产后乳汁不足等病症。

方 3:豆腐 500 克,黄瓜(或丝瓜)250 克,煎汤代茶。清热解毒。适用于小儿夏季发热不退,口渴多饮等病症。

甘 蔗

【别名异名】 干蔗,糖梗、薯蔗、糖梗,接肠草。

【性味归经】 甘,寒。入肺、胃、大肠经。

【功效应用】 ①滋阴润燥。适用于津液不足所致的咳嗽痰少,心烦口渴,便秘等症。②和胃止呕。适用于胃津不足之呕吐、反胃等。③清热解毒。适用于热伤津液所致的口渴心烦,干呕。亦可用于解酒毒及河豚毒。④生津利咽。适用于咽喉肿痛。

【用量用法】 甘蔗汁内服,每次剂量 25~50 克。亦可单独服用或与其他药汁同用。

【使用宜忌】 ①痰湿盛之胃脘胀满,苔厚腻者,以及胃寒痛或呕吐者忌用。②多食久食易生湿痰,尤以脾虚而有湿者不宜多食,多食则胀满、呕吐、痰多。

【验方偏方】　方1:百合25克,荸荠汁25克,甘蔗汁50克,水煎服。滋阴润燥。适用于阴虚肺燥之咳嗽痰少,或干咳无痰,咽喉干燥等症。

方2:甘蔗汁1杯,生姜汁几滴,混合后服用。滋阴润燥,和胃止呕。适用于治疗胃阴不足之呕吐,或妊娠呕吐。

方3:天花粉25克,知母15克。水煎去渣取汁,加入甘蔗汁50克,混合后服用。滋阴润燥,和胃止呕。适用于热伤津液所致的口渴,或暑夏天之口渴。

椰　子　浆

【性味归经】　凉,甘、微咸。入肺、肾经。

【功效应用】　①滋阴清暑。适用于暑热伤阴烦渴,以及阴虚所致的消渴。②利水。适用于水肿。

【用量用法】　适量饮用,或椰汁炖汤饮用。

【验方偏方】　方1:新鲜椰汁,饮用,每日2～3次。利水消肿。适用于左心衰竭的水肿,亦可治姜片虫。

方2:鸡1只,去毛及内脏,切成块。椰子1个,取椰汁,椰肉切成丝,用布包裹榨汁,榨汁后的椰丝再加少量水,让其吸收后,再用布包裹榨汁,如此约3次,去椰丝。将所榨的汁与椰汁混合,再与鸡块一起放入大的炖盅内并加盖,置于锅内隔水炖2～3小时,取出加调料食用。有补虚、安脏、养阴的作用。适用于暑热伤阴而致烦热口渴及阴虚内热所致的消渴证等。

豆　腐　浆

【别名异名】　浆水、豆浆、豆奶。

【性味归经】　味甘,性平。入肺、膀胱、脾、胃经。

【功效应用】 ①补虚益中。适用于身体虚弱及产后气血不足。②润肺宁咳,清火化痰。适用于久病肺虚,咳嗽及痰火哮喘。③清热通淋。适用于淋证的治疗。

【用量用法】 豆浆可煮粥食用,亦可加糖饮用。

【使用宜忌】 ①制作后必须煮5分钟以上方可饮用。否则易引起中毒。②发热与素体湿盛者不宜食用。

【验方偏方】 方1:豆浆与大米煮粥,加适量糖食用,每日1~2次。用于体虚调养之用,有补虚作用。

方2:豆浆1碗,煮沸,打入鸡蛋,加入白糖适量,空腹服用。每日1~2次。补益气血。适用于体弱和病后或产后调养。

方3:豆浆1碗,加入饴糖25克,煮沸空腹服用,每日1~2次。补脾虚,益中脘。适用于胃、十二指肠溃疡,胃酸胃痛等。

方4:六一散(滑石粉6份,甘草粉1份)冲豆浆食之,每日1~2次。清热通淋。适用于湿热下注而致热淋、血淋、膏淋等。

白 砂 糖

【别名异名】 白糖、石蜜、糖霜、白霜糖。

【性味归经】 凉,甘。入脾,胃肺经。

【功效应用】 ①滋阴润肺。适用于阴虚肺燥所致的咳嗽痰少,口干渴。②补中缓痛。适用于脾胃虚所致饥则痛、食则缓之胃脘隐痛。③生津止渴。适用于津液不足所致的口渴。

【用量用法】 单独服用时多冲服,或用食品蘸糖食用,或与其他药水煎服用,或溶化后服食,每次量15~25克,入丸、散。

【使用宜忌】 ①痰多,脘腹胀满,身沉重,食欲缺乏的痰湿盛者或呕吐者忌用。②多食久服易损牙齿。③不宜与笋同食。

【验方偏方】 方1:乌梅煮水,加入白糖至味酸甜可口为度。在温热环境下或炎热暑天汗出过多耗伤津液时,可代茶饮。有生津止渴,养阴敛汗,滋益身体之作用。

方2:小白菜(全棵)适量。洗净,绞汁,每次1小杯,加入适量白糖搅匀饮用。补中缓痛。适用于胃、十二指肠溃疡,症见饥则疼痛、食则缓之胃脘隐痛。

方3:淮山药、山楂各250克。研为细末,与白糖混合,炼蜜为丸,每丸15克。每次1丸,每日3次,温开水送下。补中益气,和胃缓痛。适用于脾胃虚弱而致慢性胃肠炎、消化性溃疡、消化不良等。

方4:白糖适量,外搓脚趾间,每日1次。除湿止痒祛癣。适用于脚癣、体癣等。

冰　糖

【性味归经】　性平,味甘。入肺、脾、胃经。

【功效应用】　①润肺止咳。适用于肺阴亏虚。症见咳嗽痰少或干咳无痰、咯血等,多见于肺结核、慢性支气管炎、支气管扩张等。②补益脾胃。适于脾胃虚弱。症见胃脘隐痛、喜温喜按等,多见于胃溃疡、十二指肠球部溃疡等。

【用量用法】　可含服,或入膳。

【使用宜忌】　①胃中有痰湿者不宜食用。②糖尿病患者不宜食用。

【验方偏方】　方1:冰糖、酸枣仁各30克,粳米50克。将酸枣仁捣碎,用纱布袋包扎;粳米淘净后加适量水,与酸枣仁同入沙锅,煮至米烂汤稠,停火;取出纱布袋,加红糖,盖紧焖5分钟。养心敛汗,宁心安神。适用于心肝血虚致心烦失眠,心悸怔忡,体虚自汗,盗汗。

方2:冰糖、白木耳各5～10克,大枣5枚,粳米100克。将木耳放入温水中泡发,除去杂质,撕成瓣状;枸杞子洗净;再把粳米淘洗干净;大枣洗净去核。一同放入沙锅内,加水适量,将锅置武火上煮开,移文火上炖熟,至木耳熟烂,粳米成粥后,加入冰糖稍煮即成。滋肝养肺,补阴润燥。适用于肝肺阴虚而致咳嗽,咯血,气喘,两目干涩,视物不清,腰痛等症。

方3:梨3个,白米100克,冰糖适量。将梨洗净后切碎,捣汁,再将淘洗净的米加水适量,与冰糖共煮粥,以武火煮沸后改文火煮约半小时,加入梨汁煮制成稀粥。生津止渴,清肺化痰,润燥通便。适用于肺阴不足而致干咳无痰,失音,便秘或风热咳嗽,烦躁昏愦,不思饮食等。

白鸭肉

【别名异名】 鸭肉、家鸭肉、家凫肉。

【性味归经】 性凉,味甘、咸。入脾、胃、肺、肾经。

【用量用法】 100~200克,煮服。

【功效应用】 ①滋补阴液。适用于阴虚所致的骨蒸潮热,咳嗽痰少,口渴少气,身体虚弱等症。②健脾利水。适用于脾虚水泛所致全身水肿,小便短少等。③补益气血。适用于素体虚弱,病后亏损,羸瘦肌削,疲乏无力。

【使用宜忌】 ①脾胃阳虚、外感初起、腹泻者忌用。②不宜与龟肉、鳖肉同食。③一般认为肿瘤患者体虚瘦弱,以服食鸭肉为宜。

【验方偏方】 方1:鸭1只,去毛及内脏,或加猪蹄,或加火腿,煮熟调味食用;或将肉切成薄片,与大米煮粥,加入调味食用。有养阴补液,利水消肿之功效。适用于阴虚所致的骨蒸潮热,咳嗽痰少,口渴少气,身体虚弱;或颜面水肿,小便短少等症。

方2:鸭1只,去毛及内脏,大蒜50克装入鸭腹内,扎好,炖熟分数次食完。健脾利水。适用于脾虚水泛所致全身水肿,小便短少等。

方3:全鸭冬瓜汤:冬瓜(不去皮)2 000克,鸭(去毛及内脏)1只,猪瘦肉100克,海参(或江鱼柱)、芡实、薏苡仁各50克,莲叶1

片。共煮至鸭肉熟烂为度,加入调料食用。有健脾、补虚、清暑功效,是夏季极好的清补食品。

野鸭肉

【别名异名】　凫肉、绿头鸭肉、水鸭肉、大麻鸭肉。

【性味归经】　性凉,味甘。入脾、胃经。

【功效应用】　①补益脾胃。适用于脾胃气阴虚之体弱,食欲缺乏,体倦乏力,口干等症。②利水消肿。适用于气虚水肿或慢性水肿。③解毒清热。适用于火热之毒所致的疮疡疖肿。

【使用宜忌】　①以冬季所捕之鸭肥壮,最补益人体,味鲜美胜过家鸭。②不宜与木耳、胡桃、豆豉同食。

【验方偏方】　方1:野鸭肉 250 克切片,与大米煮粥,加入调味食用,每日 1 次。可补益身体,利尿消肿。适用于病后体虚或素体虚弱的调养及水肿。

方2:野鸭 1 只,去毛及内脏,与淮山药 50 克,党参 25 克,生姜 25 克,共煮熟,加少许食盐调味食之。补益脾胃。适用于肠胃虚弱所致的食欲缺乏,神疲乏力,头晕耳鸣,身体瘦弱,大便溏薄等。

方3:野鸭 1 只,去毛及内脏,切块煮熟,加食盐调味食用。每日 1 次。解毒清热。适用于久病疮疡疖肿不愈,亦可调补身体。

海 参

【别名异名】　刺参。

【性味归经】　咸,平。入肺、脾、大肠经。

【功效应用】　①益气养阴。适用于肺燥咳嗽,或痰中带血,或精血亏损,萎黄羸瘦。②益胃通便。用于胃阴不足,脘痛泛酸或消渴引饮,以及老年肠燥便秘等症。

【用量用法】　30～60 克,清水浸发,煮服。

【使用宜忌】 ①虚寒泄泻,痰多湿阻者,不宜服用。②遇有感冒寒热,发高热,食积停滞,需暂停服食。

【验方偏方】 方1:海参(发透、洗净、切碎)1条,猪瘦肉100~150克。共煮炖至烂,加调味品,服食,每日1~2次。益气养阴。适用于肺燥伤阴咳嗽,或痰中带血;精血亏损而致萎黄羸瘦等病症。

方2:海参2条,鸡蛋1只,猪胰1个。共煮服。每日1次服食。养阴益胃通便。适用于胃阴不足,脘痛泛酸或消渴引饮,以及老年肠燥便秘等症。

方3:海参1条,白木耳50克,煮烂后,加入蜂蜜适量,晨起与临睡前分2次服用。滋阴通便。适用于老年人肠燥便秘等病症。

海 蜇

【别名异名】 海虫水母、海虫宅水母。

【性味归经】 咸,平。入肝经。

【功效应用】 ①滋阴润肺养胃。适用于肺燥咳嗽,痰不易咳出;胃阴不足,脘腹隐痛。②润肠消积。适用于阴虚痰热内结而致大便干燥,口苦口干,皮肤失荣等。

【用量用法】 30~50克,煮服。

【验方偏方】 方1:海蜇皮30克,鲜荸荠120克。洗净、切碎、同煮,分2次服食。滋阴润肺养胃。适用于肺燥伤阴而致咳嗽咳痰,痰不易咳出,胸闷气喘;或胃阴不足而致脘腹隐痛,口干口苦等病症。

方2:海蜇皮(洗净,切碎)、大枣各500克,红糖250克。浓煎成膏,每次1匙,每日2次。润肠消食,生津止渴。适用于阴虚痰热内结而致大便干燥,口苦口干,皮肤失荣等,或用于胃阴不足而致脘腹隐痛,纳少乏力等病症。

鱼 鳔

【别名异名】 鱼肚、鱼胶。

【采集加工】 取得鱼鳔后，剖开，除去血管及黏膜，洗净，压扁晒干；或洗净现用。溶化后，冷凝成的冻胶，称为"鳔胶"。生用，或蛤粉炒用。

【性味归经】 甘，平。归肾经。

【功效应用】 补肾益精，滋养筋脉，止血，散瘀消肿。适用于肾虚滑精，产后风痉，吐血，血崩，创伤出血，痔疮等症。

【用量用法】 10～15克，水煎服。外用适量，溶化涂敷。

【使用宜忌】 胃呆痰多者忌服。

【验方偏方】 鱼鳔15克，枸杞子20克，韭菜子20克。每日1剂，水煎服。补肾益精。适用于肾精亏虚而致遗精滑精，腰膝无力，眩晕耳鸣等病症。

蛤 蜊

【别名异名】 吹潮、沙蛤、沙蜊。

【性味归经】 性凉，味咸。入肾、肝、胃经。

【功效应用】 ①滋阴润燥。适用于胃阴虚所致的消渴，食欲缺乏等。②利尿消肿。适用于水肿尿少。③软坚散结。适用于痞块瘿瘤等。

【用量用法】 煮食，或炒食。

【使用宜忌】 ①本品性寒，阳虚体质和脾胃虚寒腹痛、泄泻者忌用。②本品宜食新鲜之品，变质者不可食。③本品如多食或过量食会有破血作用。

【验方偏方】 方1：蛤蜊肉，炖熟食用，每日3次。治疗消渴证。

方2：蛤蜊肉，韭菜（韭黄更好），经常做菜食用，每日1次。滋阴润燥。适用于治疗肺结核潮热,阴虚盗汗,口干颧红等病症。

方3:蛤蜊肉、百合、玉竹、淮山药,共煮汤食用,每日1次。滋阴养胃,清虚退热。适用于肝胃阴虚所致的口渴、干咳、心烦、手足心热等症。

兔 肉

【性味归经】 性凉,味甘。入脾、胃、大肠经。

【功效应用】 ①补益脾胃。适用于脾胃阴虚所致的消渴证,身体瘦弱,乏力等症。②清热止血。适用于因热所致的吐血、便血等症。③滋阴润燥。适用于阴血亏损而致面色不润,大便秘结等。

【使用宜忌】 ①脾胃虚寒而致呕吐、腹泻者禁用。②不宜与鸡心、鸡肝、鳖肉、芥末、橘子等同食。

【验方偏方】 方1:兔1只,去皮毛、爪及内脏,与淮山药同煎浓汁,待药汗凉后饮用。滋阴养胃,润燥止渴。适用于脾胃阴虚所致的消渴证,身体瘦弱,神疲乏力,口干口渴,大便干结等。

方2:兔肉200克,淮山药50克,枸杞子25克,党参25克,黄芪25克,大枣10枚。共煮汤食用。健脾益气。适用于气血两虚而致头晕头痛,心悸气短,神疲乏力,健忘耳鸣,动则气喘等。

猪 胰

【性味归经】 咸,平。入肝、肺经。

【功效应用】 ①滋阴润燥。适用于阴液不足所致的消渴,皮肤龟裂。②益肺止咳。适用于肺虚所致的久咳、咯血等症。

【用量用法】 ①将猪胰洗净,煮熟,切片食用,亦可与其他药物配伍应用。②将猪胰洗净,焙干后研末服用。

【验方偏方】 方1:猪胰洗净,焙干研末,每次5~10克,每日3次,温开水送服,或将猪胰煮熟切片,蘸山药末食用。滋阴润燥,清热消渴。适用于阴液不足所致的消渴,口渴欲饮,大便秘结,皮肤干裂等病症。

方 2：猪胰 1 具，玉米须 50 克。水煎服，每日 1 剂，10 日为 1
个疗程。滋阴润燥，利湿止渴。适用于肺胃阴液不足所致的消渴
便干，皮肤龟裂，口干尿频，五心烦热等病症。

方 3：猪胰 1 具，黄芪 30 克，淮山药 50 克，或加天花粉、葛根
各 20 克。每日 1 剂，水煎服。养阴益肺，清热止渴。适用于肺胃
阴虚而致口渴饮多，尿多尿黄，气短乏力，肌肤干燥，大便秘结之消
渴证。

猪　肺

【性味归经】　甘、平，无毒。入肺经。

【功效应用】　滋肺润燥，清热生津。适用于肺虚热所致的咳
嗽、咯血等症。

【用量用法】　将猪肺洗净，煮熟，切片食用，亦可与其他药物
配伍应用。

【使用宜忌】　本品不宜与白菜和饴糖同食。

【验方偏方】　方 1：北沙参、五味子各 15 克，诃子 10 克，猪肺
（洗净）1 具。同煮熟，去药后分数次食肺饮汤，每日 1 次。滋肺润
燥，清热生津。适用于肺虚所致的久咳痰少，气短声低等。

方 2：白及、薏苡仁各 25 克，研为细末，把猪肺洗净煮烂，蘸药
末吃。滋肺润燥，清热生津。适用于肺痨咳嗽、咯血等症。

方 3：猪肺、白萝卜（各 1 块，切块），加杏仁 15 克，炖至烂熟，
食肺饮汤。滋肺润燥，清热生津。适用于肺虚久咳不愈之症。

猪　蹄

【别名异名】　猪爪子、猪脚爪。

【性味归经】　性平，味甘、咸。入脾、肝胃经。

【功效应用】　①补虚增乳。适用于产后乳汁不足。②滋补阴

液。适用于肾阴虚所致的腰腿酸软及津液不足之皮肤枯燥。③补益气血。适用于气血不足而致血虚齿衄、鼻衄乏力神疲等。④通血脉。适用于乳汁不通或血栓闭塞性脉管炎。⑤解毒托疮。适用于热毒壅滞所致毛囊炎、乳腺炎等。

【用量用法】 多为煮熟食用,或煎汤送服其他药物,亦可作甜醋猪脚姜食用。

【使用宜忌】 ①本品滋腻不易消化,脾胃虚弱者慎用。②服用本品催乳,以淡食为佳;若产后胃口不好,不要勉强服食,可请中医师根据情况处方服药。③遇有感冒发热、食积停滞,需暂停服用。④本品为滋补之品,善于通乳,已为民间熟知,故产后体虚乳少多服用之;其又能补血,人所罕知,似亦可推广应用,以尽其功也。⑤增乳时,猪前蹄比后蹄效果好。

【验方偏方】 方1:猪蹄1对,章鱼50～100克。共清炖食用,每日1次。补益气血,补虚增乳。适用于产后乳少等。

方2:猪蹄1～2只,茜草50克,大枣10枚。水煎后去药渣,饮汤。补气养血止血。适用于鼻出血、便血等病症。

方3:猪蹄1～2只,花生(连衣)50克,大枣10枚,共煮熟食。补益肝脾,益气养血。适用于贫血、血小板减少性紫癜、白细胞减少等症。

牛 筋

【别名异名】 牛蹄筋。

【性味归经】 性平,味甘。入肝经。

【功效应用】 ①补肝强筋。适用于肝虚所致的筋骨软乏力,易疲劳,或筋损伤。②益气养血。适用于血虚证,或白细胞减少,面色不华,肢软乏力,血小板减少等。

【使用宜忌】 宜选择干透、无异味的蹄筋。

【验方偏方】 方1:牛筋50克,或加川续断15克,川杜仲15

克,鸡血藤 50 克。水煎至筋熟后,去药渣,食筋饮汤。补肝强筋,益肾壮骨。适用于肝虚所致的筋骨软乏力,易疲劳,或筋损伤等病。

方 2:牛筋、大枣各适量。共煮汤食,每日 1 次。益气养血。适用于肝血亏虚而致或白细胞减少,面色不华,肢软乏力,血小板减少等。

方 3:牛筋 50 克,鸡血藤 50 克,补骨脂 15 克。水煎至牛筋熟后去药,食筋饮汤。补肝益肾,养血壮骨。适用于肝肾亏虚而致白细胞减少、再生障碍性贫血等。

鳖 肉

【别名异名】 团鱼肉、甲鱼肉、脚鱼肉、元鱼肉、水鱼。

【性味归经】 性平,味甘。入肝、肾经。

【功效应用】 ①滋阴养肝。适用于肝肾阴虚所致的骨蒸潮热,腰痛,崩漏带下。②软坚散结。适用于治疗瘰疬、癥瘕、臌胀。③益气升提。适用于气虚所致的脱肛。

【使用宜忌】 ①外感实热证、脾胃阳虚及寒湿内盛者忌食用。②不宜与苋菜、鸡蛋、鸭、兔同食,忌与薄荷同煮。

【验方偏方】 方 1:活鳖(去头、肠)1 只,或加猪大肠 500 克,煮熟加食盐调味食,每日 1 次,连食几天。适用于脱肛。

方 2:鳖肉 500 克,大蒜 100 克,白糖、白酒各适量。共加水炖熟,食肉饮汤。滋阴养肝。适用于慢性肾炎、慢性肾盂肾炎等。

方 3:鳖(去肠脏及头)1 只,枸杞子 50 克,淮山药 50 克,女贞子 25 克,熟地黄 25 克。共煮熟,去药食用。滋阴养肝,明目荣发。适用于肝肾阴虚所致的腰酸疼痛,遗精早泄,头晕耳鸣,两眼昏花等病症。

龟 肉

【别名异名】 乌龟肉、金龟肉。

【性味归经】 平，甘、咸。入肝、肾经。

【功效应用】 ①滋阴降火。适用于阴虚火旺所致的骨蒸潮热、咳血，便血等症。②补阴血，强筋骨。适用于阴血不足所致的筋骨疼痛及酸软无力。

【用量用法】 煮食可以葱、花椒、酱调味，或用食盐调味，亦可用泥封煨熟后食用。

【使用宜忌】 龟肉不宜与猪肉、苋菜、瓜等同食。

【验方偏方】 方1：龟（约250克，去甲及内脏）1只，紫河车（洗净、去血络）1具，切碎共煮，加食盐调味食用。滋阴清热降火。适用于肝肾阴虚而致潮热盗汗，手足心热，心悸气短，神疲乏力等肺结核患者。

方2：龟肉250克，炒炽壳25克。共煮熟去药，食肉饮汤。补肝益气。适用于肝下垂、胃下垂、子宫脱垂等病症。

方3：龟肉250克，小公鸡肉150克。共炖熟加食盐调味食用。补阴血、强筋骨。适用于老年人肾虚尿多，或筋骨疼痛及酸软无力等病症。

驴 肉

【性味归经】 性凉。归心、肝、肾经。

【功效应用】 ①有补血、补气、补虚、养心、安神之功效。对于积年劳损，久病初愈，气血亏虚，短气乏力，食欲缺乏者皆为补益食疗佳品。②蛋白质含量高，脂肪含量低，还含有动物胶、骨胶朊和钙、硫等成分，能为体弱、病后调养者提供良好的营养补充。

【用量用法】 煮食可以葱、花椒、酱调味，或用食盐调味后食用。

【使用宜忌】　脾胃虚寒、慢性肠炎、腹泻者忌食驴肉。吃驴肉后不宜立即饮茶。

【验方偏方】　驴肉 250 克,怀山药 30 克,食盐、生姜各适量。共炖 1 小时后,食肉喝汤。补肝肾,养精血。适用于肝肾精血不足而致腰膝无力,头晕耳鸣等。

乌 骨 鸡

【别名异名】　乌鸡、药鸡、绒毛鸡、黑脚鸡。

【性味归经】　性平,味甘。入肝、脾、肾经。

【功效应用】　①滋阴清热。适用于阴虚之五心烦热,潮热盗汗,消瘦,咽干颧赤,咳嗽等症。②补益肝肾。适用于肝肾阴虚所致的遗精,白浊,带下,月经不调等证。③健脾止泻。适用于脾虚之泄泻。

【使用宜忌】　对痰湿内阻或痰热内蕴者慎用。

【验方偏方】　方 1:乌骨鸡 1 只,去毛及内脏,放入当归、熟地黄、白芍、知母、地骨皮各 15 克于鸡腹内,用线缝好,煮熟后去药食肉。补益肝肾,益气养血。适用于肝肾气血不足所致的月经不调,潮热盗汗,口干口苦,手足虚热等病症。

方 2:乌骨鸡 1 只,去毛及内脏,放入党参 50 克,白术、茯苓各 25 克,砂仁 5 克,豆蔻仁 15 克,生姜 15 克于鸡的腹内缝好,煮熟后去药食用。健脾止泻。适用于脾虚湿盛而致腹痛泄泻,纳少乏力,面色不华等病症。

方 3:乌骨鸡 1 只,去毛及内脏,放入莲子肉、糯米各 25 克,胡椒 5 克于鸡腹内煮熟,空腹时食用。补肾健脾,除湿止泻。适用于肾虚不摄所致的女子赤白带下,神疲气短,或男子遗精早泄,尿白尿浊等病症。

【说　明】　乌鸡有白毛乌首、黑毛乌骨、骨肉全乌、内白骨乌等类型。含有丰富的优质蛋白质,脂肪中含有不饱和脂肪酸,还有赖氨酸、蛋氨酸和组氨酸,特别是富含极高滋补药用价值的黑色素,具有养阴退热、补益肝肾的作用。适用于虚弱、瘦弱、骨蒸、潮热、脾虚泄、月经不调和遗精等症。常用食法以清炖为宜。

番 茄

【别名异名】 西红柿、火柿子。

【性味归经】 甘、酸,微寒。入脾、胃经。

【功效应用】 ①健脾开胃,生津止渴。适用于脾胃虚弱,食欲缺乏,热病伤津或伤暑所致口渴,口苦,以及高血压、慢性肝炎等病症。②消食降脂。适用于恣食肥甘厚味而致口苦,吞酸嗳气,便秘,高脂血症等。

【用量用法】 100～200克,生食,或烹作菜肴。

【验方偏方】 方1:番茄洗净,捣烂榨取汁,每次150毫升,每日2～3次饮服。消食降脂。适用于恣食肥甘厚味而致口苦,吞酸嗳气,便秘,高脂血症等。

方2:番茄150克,洗净,切片,将素油烧旺后倒入番茄片,略加煸炒,再加适量水煮成汤,加食盐及调味品少许,佐餐饮用。健脾开胃,生津止渴。适用于脾胃虚弱而致食欲缺乏,或热病伤津或伤暑所致口渴口苦,五心烦热,小便黄赤等病症。

方3:番茄200克,去皮后加白糖50克腌渍,糖溶后即可食用。消暑退热,生津止渴。适用于脾胃津伤口渴烦热,面红目赤,大便干结等;或用于热病或伤暑所致口苦口渴。

方4:番茄适量,洗净切片,煎汤代茶,可加少量食盐或糖,此法尤宜于高温防暑。有防暑解暑,止渴利尿之功效。

菱

【别名异名】 芰、菱实。

【性味归经】 甘,凉。入脾、胃经。

【功效应用】　①生津止渴。适用于脾胃津伤口渴烦热,面红目赤,大便干结等。②益气健脾。适用于脾虚胃弱而致面色不华,神疲乏力等。

【用量用法】　30～50克,嫩者宜生食,老者宜煮食。

【使用宜忌】　①本品多食易致腹胀,故胃弱腹胀者不宜多食。②生食时,务必洗净,以免感染寄生虫,则未得其补,仅获其害矣。

【验方偏方】　方1:新鲜嫩菱10～20个,洗净去壳,取肉生食。生津止渴,和胃健脾。适用于脾胃津伤而致口渴烦热,面红目赤,大便干结等病症。

方2:老菱(去壳)90克,蜜枣(去核)3～5只。共加水磨成糊状,煮熟当饭食用,每日3次。益气健脾止泻。适用于脾虚泄泻,大便溏薄,头晕无力等病症。

莼　菜

【性味归经】　甘,寒。入肝、脾经。

【功效应用】　益胃生津。适用于胃阴不足,食少等症。

【用量用法】　15～30克,煮食。

【验方偏方】　方1:鲜莼菜30～50克,鲫鱼1条。先将鲫鱼洗净,放入油锅略煎,加水1 000毫升,旺火煮汤,令色白,倒入莼菜,待水沸,加少量调味品,分2次佐餐。益胃生津。适用于胃阴不足而致纳呆食少,口干口渴,大便干结等病症。

方2:莼菜30～50克,猪肉(切丝或薄片)50～100克,加菱粉、调味品适量,拌和,先将清水放锅中煮沸,再倾入莼菜和猪肉,煮沸2～3分钟,分2次佐餐用。益胃生津。适用于胃阴不足而致纳少口淡,神疲乏力等。

水　芹

【别名异名】　靳芹,水靳。

【性味归经】 甘、辛,凉。归肺、胃经。

【功效应用】 益气养阴。适用于气虚阴亏,低热不退,头晕目眩等症。

【用量用法】 50～100克,煎汤,或制成菜肴。

【使用宜忌】 本品性凉,且纤维较多,易通大便,故脾胃虚弱者慎用。

【验方偏方】 方1:水芹菜100克,大麦芽15克,煎汤服用。益气养阴。适用于气阴不足而致低热不退,口干口渴,五心烦热等病症。

方2:水芹菜250克,大枣10个。水煎,食枣饮汤。养阴平肝。适用于气阴不足而致高血压,高脂血症,高血糖等引起的头晕疼痛,耳鸣目眩等症。

第十八章　固涩药

临床上凡以收敛固涩为主要功效的药物,治疗滑脱证候者称为固涩药,又称收涩药。所谓滑脱证是指因久病体虚、元气不固,或久服攻下和破血药太多,伤及元气而引起大小便、汗液、精液的滑利脱失,以及内脏器官脱垂(如子宫脱垂)等病症。收涩药味多酸涩,是一类具有多方面收敛固脱作用的药物。多用于正气虚乏而气、血、精、液耗散滑脱的病证。具体功效和适应范围主要有5个方面。

1. 收敛止汗　一般具有敛汗止汗的功效。用于多种病因所致的卫阳不固,腠理疏松而出现的自汗、盗汗等津液外脱之证。

2. 敛肺止咳　一般具有收敛肺气以止咳平喘的功效。用于肺气虚弱或肺肾两虚所致的久咳、虚喘之证。

3. 涩肠止泻　一般具有收涩固肠止泻的功效。用于胃肠虚弱或脾肾阳衰所致的久泻、久痢、五更泄泻等胃肠滑脱不禁之证。

4. 涩精缩尿　一般具有涩精、固精、缩尿的功效。用于肾阳虚惫,精关不固所致的遗精、滑精、早泄和因下元虚冷,膀胱失约所致的遗尿、尿频或余沥不止等症。

5. 固崩止带　一般具有固崩止血、止带的功效。用于肝肾不足,冲任不固所致的崩漏下血、月经过多和脾胃虚弱或下焦湿热所致的带下不止、白淫等。

应用本药物时,必须根据不同表现,有针对性地选择,并作适当的配伍。如气虚自汗常与补气药同用;阴虚盗汗常与滋阴药同用;脾肾虚弱所致的久泻、久痢及带下不止,常与补益脾肾药同;肾虚遗精、滑精、遗尿、尿频,常与补肾药同用;冲任不固,崩漏下血,常与补肝肾、固冲任药同用；肺肾虚损、久咳虚喘，常与补肺益肾纳气药同用等。

凡外感实邪未解，或泻痢、咳嗽初起时不宜早用，以免留邪。而虚极欲脱之证，治当固本救脱，非收涩药独能奏效。

五 味 子

【别名异名】 北五味子又称辽五味、山花椒；南五味子又称西五味子、红玲子。

【采集加工】 生于山野，沟沿，分布于东北、华北及山东、河南、湖北、陕西、甘肃等省区。秋季果实成熟时采摘，拣去枝梗及杂质，晒干（图 18-1）。

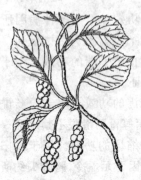

图 18-1 五味子

【性味归经】 酸，温。归肺、肾、心经。

【功效应用】 ①敛肺滋阴。适用于肺虚久咳及肺肾不足之喘咳。②生津敛汗。适用于津伤口渴，自汗盗汗。③涩精止泻。适用于肾虚不固，遗精滑精，以及脾肾虚寒、五更泄泻等。④宁心安神。适用于气阴两伤，心悸怔忡，失眠多梦等。

此外，以本品研末内服，对慢性肝炎转氨酶升高者，能使之降低。

【用量用法】 2～6 克，水煎服；研末冲服。

【使用宜忌】 本品酸涩收敛，凡表邪未解，内有实热，咳嗽初起，麻疹初发者，均不宜用。

【验方偏方】 方1：五味子、桑螵蛸各 9 克，龙骨 12 克，附子 9 克。每日 1 剂，水煎服。补肾涩精，止遗止泻。适用于肾虚不固而致遗精滑精,遗尿,以及脾肾虚寒,五更泄泻等症。

方2:五味子、茵陈各30克,生大黄、大枣各10克。每日1剂,水煎服。适用于湿热内蕴而致急性肝炎、酒精性肝炎等病症。

乌 梅

【别名异名】 梅实、熏梅、酸梅、红梅。

【采集加工】 产于浙江、福建、云南、河南等地。立夏时,采收未成熟的果实,在40℃左右炕焙,六成干时,翻动一遍,炕焙2～3昼夜,然后再焖两三天,变成黑色即成。用时可润湿后,砸去核(图18-2)。

【性味归经】 酸,平。归肝、脾、肺、大肠经。

【功效应用】 ①敛肺止咳。适用于肺虚久咳。②涩肠止泻。适用于久泻久痢。③生津止渴。适用于虚热消渴。④和胃安蛔。适用于蛔厥腹痛呕吐。

此外,本品内服还可止血,用于崩漏下血;外敷能消疮毒,用于胬肉外突。

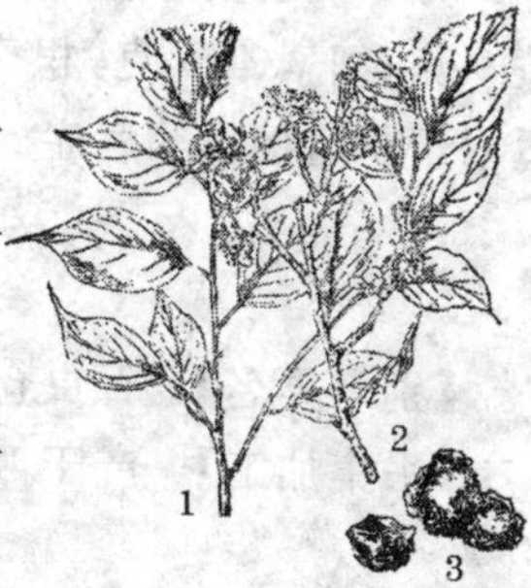

【用量用法】 3～10克,水煎服,大剂量可用至30克。外用适量,捣烂或炒炭研末外敷。止泻、止血宜炒炭用。

图18-2 乌梅
1. 花枝 2. 上部叶枝
3. 果实外形

【使用宜忌】 本品酸涩收敛,故外有表邪或内有实热积滞者,均不宜服。

【验方偏方】 方1:乌梅、山楂各适量。共为散剂,开水冲服,每次10克,每日2次。敛肺涩肠,生津解渴。适用于暑热口渴,肺虚久咳,慢性腹泻等病症。

方2:乌梅肉9克,罂粟壳4.5克,五味子、杏仁、党参、半夏各9克,炙甘草4.5克。每日1剂,水煎服。敛肺止咳。适用于肺气不敛,咳嗽气喘,自汗等病症。

方3:乌梅肉、煨肉蔻各6克,诃子肉、白术、炮姜各9克,炙甘草4.5克。每日1剂,水煎服。涩肠止泻。适用于久泻,久痢,脱肛等。

方4:乌梅肉9克,天花粉15克,葛根、党参、麦冬各9克,黄芪15克,炙甘草4.5克。每日1剂,水煎服。生津止渴。适用于虚热津亏,消渴等病症。

方5:乌梅肉9克,胡黄连、川椒、雷丸、黄柏各6克,槟榔9克。每日1剂,水煎服。和胃安蛔。适用于虫积腹痛,食欲缺乏,吐蛔等病症。

方6乌梅肉、川椒各9克,川楝子12克,黄连、干姜各6克,大黄9克,细辛4.5克,枳壳9克。每日1剂,水煎服。和胃安蛔。适用于胆道蛔虫等病症。

五 倍 子

【别名异名】 百虫仓、木附子。

【采集加工】 产于四川、贵州、广东、广西等。9~10月将虫瘿采下,煮死内部虫卵,干燥,生用(图18-3)。

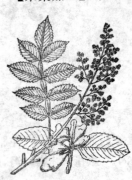

【性味归经】 酸、涩,寒。归肺、大肠、肾经。

【功效应用】 ①敛肺降火。适用于肺虚久咳。②涩肠止泻。适用于久泻久痢。③收涩固精。适用于遗精滑精。④收敛止汗。适用于自汗盗汗。⑤固崩止血。适用于崩漏下血。

图18-3 五倍子

此外,本品外用有解毒、消肿、收湿、敛疮、止血等功效,适用于疮疖肿毒、湿疮流水、溃疡不敛、脱肛不收、子宫脱垂等。

【用量用法】　1.5～6克,入丸、散剂。外用适量,煎汤熏洗或研末撒敷。

【使用宜忌】　本品酸涩收敛,凡外感咳嗽或湿热泻痢忌服。

【验方偏方】　方1:五倍子、肉桂各适量。共研细末,用食醋调敷肚脐,每日1次。收敛止汗,收涩固精。适用于阴虚内热而致自汗盗汗,手足心热。或用于遗精滑精等病症。

方2:五倍子、罂粟壳、诃子各适量。共研细末,用食醋调敷肚脐,每日1次。涩肠止泻,固崩止血。适用于脾肾两虚,气虚下陷而致久泻久痢;或用于气虚不摄而致崩漏下血等病症。

浮 小 麦

【别名异名】　浮麦、浮水麦。

【采集加工】　收割小麦时,收其轻浮瘪的麦粒,去净杂质,晒干生用。

【性味归经】　甘,凉。归心经。

【功效应用】　益气,除热,止汗。适用于自汗,盗汗,以及骨蒸劳热等。

【用量用法】　15～30克,煎汤服,或炒焦研末服。

【验方偏方】　方1:浮小麦30克,黄芪9克,麻黄根6克,生牡蛎15克。每日1剂,水煎服。益气补虚,除热止汗。适用于体虚多汗(自汗,盗汗)等病症。

方2:浮小麦30克,地骨皮9克。每日1剂,水煎服。养阴清热止汗。适用于肺结核病或其他原因引起的肺阴不足,下午低热,多汗,心烦,口渴等病症。

麻 黄 根

【采集加工】　立秋后刨采,去净须根及泥土,将茎、根分开,晒干。用时洗净稍浸闷透,切片晒干用。

【性味归经】 甘,平。归肺经。

【功效应用】 止汗。适用于自汗、盗汗。

【用量用法】 3～10克,水煎服。外用适量,研末作扑粉。

【使用宜忌】 本品功专止汗,有表邪者忌用。

【验方偏方】 方1:麻黄根6克,煅牡蛎12克。每日1剂,水煎服。收涩止汗。适用于体虚多汗(自汗)。

方2:麻黄根30克,煅牡蛎120克。研细末,外扑,每日1次。收涩止汗。适用于体虚多汗,自汗盗汗等。

椿 皮

【别名异名】 椿根皮。

【采集加工】 生于山野、路旁、院内、村边,野生或栽培,全国各地均产。春季刨取树根,剥去根皮,刮掉外面粗皮,晒干。用时将根皮洗净,稍浸,闷透切丝,晒干生用。

【性味归经】 苦、涩,寒。归大肠、胃、肝经。

【功效应用】 ①清热燥湿,涩肠止泻。适用于久泻久痢。②固崩止血。适用于月经过多,漏下不止,以及痔漏便血等。③止带。适用于湿热下注,赤白带下。

此外,本品还有杀虫功效,可用于蛔虫病;又可外洗疥癣,而收燥湿杀虫止痒止血。

【用量用法】 3～10克,水煎服。外用适量,煎水洗患处。

【使用宜忌】 脾胃虚寒者不宜用。

【验方偏方】 方1:椿皮适量,水煎外洗,每日1～2次。清热燥湿,杀虫止痒。适用于皮肤疥癣等病症。

方2:椿皮、乌梅、石榴皮各10克。每日1剂,水煎服。清热燥湿,涩肠止泻。适用于湿热久蕴,大肠失摄而致久泻久痢,痔漏便血等病症。

石榴皮

【别名异名】 石榴壳、酸石榴皮、安石榴、酸实壳、酸榴皮。

【采集加工】 全国各地均产。将果皮剥下,晒干生用、炒用或炒炭用。

【性味归经】 酸、涩,温。归胃、大肠经。

【功效应用】 ①涩肠止泻。适用于久泻,久痢,脱肛等症。②杀虫。适用于虫积腹痛。

此外,本品内服还可用于滑精、崩漏、带下等证,有收敛及止血之效;外用可用于牛皮癣。

【用量用法】 3～10克,水煎服。外用适量,研末调敷或煎水熏洗。

【使用宜忌】 泻痢初起忌服。

【验方偏方】 方1:石榴皮适量,水煎外熏洗,每日1～2次。清热燥湿,杀虫止痒。适用于牛皮癣,皮肤疥疮,手足顽癣等病症。

方2:石榴皮、五倍子、乌梅各10克。每日1剂,水煎服。清热燥湿,涩肠止泻。适用于湿热久蕴,大肠失摄而致久泻久痢,痔漏便血等病症。

肉豆蔻

【别名异名】 肉果、玉果。

【采集加工】 我国广东省有栽培,印尼、西印度群岛和马来半岛等地亦产。果实成熟时采下,去壳干燥。用时可用面或湿纸包裹煨去油(图18-4)。

【性味归经】 辛,温。归脾、胃、大肠经。

【功效应用】 ①涩肠止泻。适用于脾胃虚寒,久泻不止。②温中行气。适用于脾胃虚寒气滞,脘腹胀痛,食欲缺乏,呕吐反胃等。

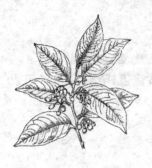

图 18-4 肉豆蔻

【用量用法】 3～10克,水煎服;入丸、散剂,每次 1.5～3 克。煨用则增强温中止泻之力。

【使用宜忌】 湿热泻痢者忌用。

【验方偏方】 方1:肉豆蔻(煨)、罂粟壳各适量。共为散剂。口服,每次 3 克,每日 2～3 次。温脾止泻。适用于脾肾虚寒而致久泻久痢,泄下不止等。

方 2:肉豆蔻、木香、大枣各 6 克。制蜜丸,每次 9 克,每日 3 次。温中行气。涩肠止泻。适用于脾胃虚寒而致久泻不止,气滞不畅,作胀作痛,少腹冰冷等。

方 3:肉豆蔻、补骨脂、吴茱萸、五味子各适量。制蜜丸,每次 9 克,每日 3 次。温脾补肾。适用于脾肾虚寒而致五更泻、慢性泄泻、腰膝冷痛等病症。

方 4:肉豆蔻、木香、半夏各 6 克。共为丸,每次 9 克,每日 3 次。温胃健脾。适用于胃寒少食及呕吐,或气滞胸闷作痛等病症。

赤 石 脂

【别名异名】 赤符、红高岭、赤石土、吃油脂、红土。

【采集加工】 产于福建、河南、山东等省。研粉水飞,或火煅水飞用。

【性味归经】 甘、酸、涩,温。归大肠、胃经。

【功效应用】 ①涩肠止泻。适用于下焦不固,泻痢不止,便血脱肛等症。②固崩止血。适用于崩漏带下。③生肌敛疮。外用于疮疡溃烂久不收口,以及湿疹湿疮脓水浸淫等症。

【用量用法】 10～20克,水煎服。外用适量,研细末撒患处或调敷。

【使用宜忌】 有湿热积滞者忌服。孕妇慎用。

【验方偏方】 赤石脂(煅)、樟木子、木香、白芍、甘草(制)各适量。共为散剂。口服,每次2克,每日1～2次。止吐治泻。适用于肠鸣腹泻,胸闷吐水,水泻不止等病症。

诃 子

【别名异名】 诃黎勒、诃黎。

【采集加工】 主产于马来西亚、印度、缅甸,近年来我国云南、广东、广西等地也有出产。秋末冬初时,采收成熟的果实,淘净,晒干,生用或以麸炒用。也有将诃子打碎剔去核,取肉,或将诃子蒸到外皮发软,趁热剔去核,取肉晒干使用,或煨用(图18-5)。

【性味归经】 苦、酸、涩,平。归肺、大肠经。

【功效应用】 ①涩肠止泻。适用于久泻久痢,脱肛等症。②敛肺利咽。适用于肺虚喘咳,或久咳失声等症。

【用量用法】 3～10克,水煎服。敛肺开音宜生用;涩肠止泻宜煨用。

【使用宜忌】 凡外有表邪、内有湿热积滞者忌服。

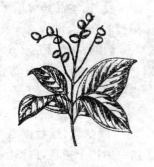

图18-5 诃子

【验方偏方】 方1:诃子6克,黄连、木香各9克,甘草6克。为散剂,每次6克,每日3次。涩肠止泻。适用于痢疾腹痛等病症。

方2:诃子6克,罂粟壳、干姜、陈皮各9克。为散剂,每次6克,每日3次。涩肠止泻。适用于寒泻久泻,或脱肛等病症。

方3:诃子6克,桔梗、甘草各9克。每日1剂,水煎服。敛肺利咽。适用于肺虚喘咳,久嗽失声等。

莲 子

【别名异名】 藕实、莲实、莲肉、莲米、莲蓬子。

【采集加工】 生于池塘、湖泊中,多为栽培,我国南北各地均有分布。莲实成熟时采收,晒干,用开水泡软或放锅中加水用大火煮,至软后取出,在冷水中浸一下,然后剥去果皮,取出种子,晒干。也有临用时,打碎,生用。一般去胚芽用。

【性味归经】 甘、涩、平。归胃、肾、心经。

【功效应用】 ①补脾止泻。适用于脾虚久泻,食欲缺乏等。②益肾固精。适用于肾虚不固,遗精滑精等。③养心安神。适用于心肾不交,虚烦不眠等。

此外,本品还可用于妇女崩漏、白带过多等证,有养心、益肾、固涩的功效。

【用量用法】 5～15克,水煎服。

【使用宜忌】 ①大便燥结者不宜服。②外感初起、大便干结、虐疾、疳积等症忌用。

【验方偏方】 方1:莲子15克,沙苑子9克,芡实12克,莲须3克,煅龙骨、煅牡蛎各15克。每日1剂,水煎服。益肾固精止遗。适用于遗精、白浊等病症。

方1:党参15克,白术、茯苓各9克,陈皮6克,莲子12克。每日1剂,水煎服。补脾止泻。适用于脾虚久泻等病症。

方2:银耳洗净,在冷水中浸泡1夜,放入锅中,加清水适量,用武火将银耳煮沸,加入除去心的莲子,用文火煮至银耳熟透,加入冰糖即可食用。滋阴养心安神。对冠心病、高脂血症、高血压病有较好疗效。

莲 子 心

【别名异名】 莲心。

【采集加工】　莲的成熟种子中的干燥幼叶及胚根。秋季采收莲子时,从莲子中剥取,晒干生用。

【性味归经】　苦,寒。归心、肺、肾经。

【功效应用】　①清心去热。适用于温热病烦热神昏。②止血涩精。适用于吐血,遗精等。

【用量用法】　1.5～3克,水煎服。

【验方偏方】　方1:莲子心适量。每日1剂,水煎服。清心除烦,涩精止血。适用于心肾两虚而致吐血呕血,遗精早泄等病症。

方2:莲子心3克,淡竹叶10克。每日1剂,水煎服。清心利尿祛热。适用于暑热内蕴而致烦热头晕,口干口渴,小便黄赤等。

莲　须

【别名异名】　莲蕊须、莲花须、莲花蕊。

【采集加工】　莲的干燥雄蕊,夏季花盛开时采取,阴干。

【性味归经】　甘、涩,平。归心、肾经。

【功效应用】　清心固肾,涩精止泻。适用于梦遗滑精,遗尿尿频,吐血崩漏等症。

【用量用法】　2～5克,水煎服。

【验方偏方】　莲子须适量。每日1剂,水煎服。清心除烦,固肾涩精。适用于心火上攻,肾阴亏虚而致遗精早泄,遗尿尿频,口干口苦等病症。

芡　实

【别名异名】　鸡头实、鸡头米。

【采集加工】　生于池塘或河川附近的池沼中,长江南北各地均有分布。秋季果实成熟时采,去掉果皮,取出种子,洗净晒干,磨开硬壳取净仁生用(图18-6)。

【性味归经】　甘、涩,平。归脾、肾经。

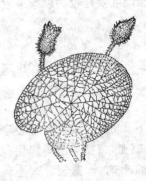

图 18-6　芡实

【功效应用】　①健脾止泻。适用于脾虚泄泻,日久不止者。②固肾涩精。适用于肾虚梦遗滑精,小便不禁等。③祛湿止带。适用于妇女白带过多。

【用量用法】　10～15 克,水煎服。

【验方偏方】　方 1:芡实 15 克,党参、白术、茯苓、山药、赤石脂、干姜各 9 克,粳米 30 克。每日 1 剂,水煎服。健脾止泻。适用于脾胃虚寒,运化失职,滑泻不止等病症。

方 2:芡实、金樱子(去毛)各等份。水泛为丸,每服 9 克,每日 3 次。固肾涩精。适用于肾虚精关不固,遗精早泄、遗尿等病症。

方 3:芡实 30 克,阿胶 9 克,党参 15 克,龟甲 24 克,山茱萸 12 克。每日 1 剂,水煎服。健脾祛湿止带。适用于冲任虚损,崩漏带下和月经过多等病症。

山茱萸

【别名异名】　山萸肉、枣皮、萸肉、药枣。

【采集加工】　浙江的淳安、昌化、大隆(品质最佳)和安徽、山西、河南、四川等地区。霜降至冬至间采收,将果实以沸水稍煮,去核去皮晒干,簸去杂质,拣去种子。也有加绍兴酒拌后蒸之,每 500 克萸肉约加绍兴酒 200 毫升(图 18-7)。

【性味归经】　酸,微温。归肝、肾经。

【功效应用】　①补益肝肾。适用于肝肾亏虚,头晕目眩,腰膝酸软,阳痿等。②收敛固涩。适用于遗精滑精、小便失禁,虚汗不止,以及大汗欲脱等。

【用量用法】　5～10 克,水煎服;大剂量可用至 30 克。

【使用宜忌】 本品温补收敛,凡命门火炽、素有湿热及小便不利者不宜单用。

【验方偏方】 方1:山茱萸12克,菟丝子、枸杞子、白芍各9克,骨碎补12克,龙骨、牡蛎各18克。每日1剂,水煎服。补益肝肾。适用于肝肾衰弱,腰膝酸软,头晕目眩,耳聋耳鸣,阳痿遗精,小便频数等病症。

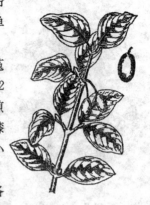

图18-7 山茱萸

方2:山茱萸、当归、熟地黄、白芍各9克,续断12克,阿胶9克。每日1剂,水煎服。补肾养血。适用于月经过多,或漏经不止,而无瘀滞者。

方3:山茱萸、党参、附子各15克。每日1剂,水煎服。收敛固涩止汗。适用于阳虚自汗不止,或亡阳大汗等病症。

方4:山茱萸15克,白芍12克,乌梅肉、五味子各9克。每日1剂,水煎服。补益肝肾。适用于阴虚盗汗不止等病症。

金樱子

【别名异名】 刺榆子、刺梨子、山鸡头子、糖罐。

【采集加工】 广东靖远一带盛产,此外广西、四川、江西、江苏、浙江、湖南、湖北、贵州、福建等地亦产。霜降后,花托变红时采收,晒到外皮上的毛刺能撞掉时,放置筐或木桶内,以木棍搅动撞去毛刺,再晒干。用时将金樱子肉淘净,剪去柄及尖,或将金樱子浸潮后,切开去毛与种子,晒干生用或炒用(图18-8)。

【性味归经】 酸、涩、平。归肾、膀胱、大肠经。

【功效应用】 ①固精缩尿止带。适用于下焦不固,遗精滑精,遗尿尿频,白带过多等。②涩肠止泻。适用于久泻久痢。

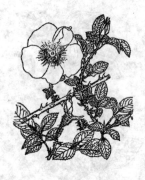

图 18-8 金樱子

此外,还可用于脱肛、子宫脱垂、崩漏等,皆取其收涩作用。

【用量用法】 6～12 克,水煎服。

【使用宜忌】 本品功专收敛,故有实火、实邪者不宜用。

【验方偏方】 方1:金樱子 10 克,芡实、煅牡蛎各 15 克。每日 1 剂,水煎服。益肾固精,止遗止带。适用于肾气虚弱,下焦不固而致遗精滑精,遗尿尿频,白带过多等病症。

方2:金樱子 10 克,五味子、赤石脂各 20 克。每日 1 剂,水煎服。益肾固精,涩肠止泻。适用于久痢、脱肛、子宫脱垂、崩漏等。

桑 螵 蛸

【别名异名】 螳螂子、刀螂子。

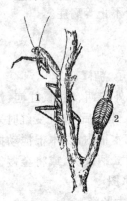

图 18-9 桑螵蛸
1. 螳螂 2. 桑螵蛸

【采集加工】 冬季采收,除去附着物,蒸 1 小时,晒干,除去杂质,生用(图 18-9)。

【性味归经】 甘、咸,平。归肝、肾经。

【功效应用】 补肾助阳,固精缩尿。适用于肾虚阳衰,遗精滑精,遗尿尿频,白带过多,阳痿等。

【用量用法】 3～10 克,水煎服,宜入丸、散剂。

【使用宜忌】 本品助阳固涩,故阴虚火旺或膀胱有热而小便频数者忌用。

【验方偏方】　方1:桑螵蛸12克。每日1剂,水煎服。补肾助阳,固精缩尿。适用于老年人或体虚小便次数多等病症。

方2:桑螵蛸、益智仁各6克。每日1剂,水煎服。补肾助阳,固精缩尿。适用于小儿先天肾气不足而致尿床等病症。

方3:桑螵蛸、菟丝子、枸杞子各9克,熟地黄15克。每日1剂,水煎服。补肾助阳,固精止带。适用于体虚白带,腰酸无力等病症。

覆盆子

【别名异名】　覆盆、乌蔍子、小托盘、山泡。

【采集加工】　我国南方地区多有分布,如浙江永康、兰溪、淳安、临海、青田各县,福建寿宁、福鼎,湖北恩施、襄阳专区等地。此外,陕西、东北各地亦产。立夏,果已饱满尚呈绿色未成熟时采收。惟湖北地区于秋季采收。收后捡净梗和叶,用沸水稍浸,置烈日下晒干(湖北地区则摘下后晒干),筛去泥沙,拣去果柄,生用,或酒拌蒸用(图18-10)。

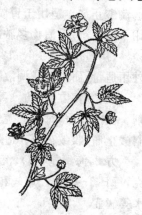

【性味归经】　甘、酸,微温。归肝、肾经。

【功效应用】　益肾固精缩尿。适用于肾虚不固,遗精、滑精、尿频等。

【用量用法】　3～10克,水煎服。

【使用宜忌】　肾虚有火,小便短赤者不宜服。

图 18-10　覆盆子

【验方偏方】　方1:覆盆子10克,芡实、煅牡蛎各15克。每日1剂,水煎服。益肾固精,止遗止带。适用于肾气虚弱,下焦不固而致遗精滑精,遗尿尿频,白带过多等病症。

方 2：覆盆子、菟丝子、韭菜子、枸杞子各 15 克。每日 1 剂，水煎服。适用于肾精亏虚，阳气不足而致阳痿不举，性欲减退，腰膝无力，头晕耳鸣等病症。

海 螵 蛸

【别名异名】 乌贼骨、乌鲗骨、乌贼鱼骨、墨鱼骨。

【采集加工】 生于海水之中，我国沿海各省均有出产。立夏后捕捞，肉供食用，骨状内壳洗净，日晒夜露无腥味至干，炙酥或研末用。

【性味归经】 咸、涩，微温。归肝、肾经。

【功效应用】 ①收敛止血。适用于崩漏下血，肺胃出血，创伤出血等。②固精止带。适用于男子遗精滑精，女子赤白带下等。③制酸止痛。适用于胃脘疼痛，泛吐酸水之证。④收湿敛疮。适用于湿疮湿疹，溃疡多脓等。

【用量用法】 6～12 克，水煎服；研末吞服，每次 1.5～3 克。外用适量，研末撒或调敷。

【验方偏方】 方 1：海螵蛸（去壳）、浙贝母各适量。共为散剂。饭前口服，每次 3 克，每日 3 次，十二指肠溃疡者加倍服用。制酸止痛，收敛止血。适用于胃酸泛痛，胃、十二指肠溃疡等病症。

方 2：海螵蛸（漂）、沉香各适量。共为散剂。口服，每次 1～2 克，每日 1～2 次。理气和胃，制酸止痛。适用于肝胃气痛，呕吐酸水等病症。

方 3：海螵蛸 12 克，芡实 30 克，茜草 9 克，山茱萸 12 克。每日 1 剂，水煎服。固精止带。适用于崩漏带下，月经过多等病症。

方 4：海螵蛸、沙苑子、莲须各 9 克，山药 15 克。每日 1 剂，水煎服。收涩固精止带。适用于遗精早泄，或女子带下淋漓等病症。

方 5：海螵蛸 60 克，大贝母 30 克。研为细末，水冲服，每服 6 克，每日 2 次。祛腐生肌，制酸止痛。适用于消化性溃疡，胃痛，泛酸等病症。

刺 猬 皮

【别名异名】　猬皮、仙人衣。

【采集加工】　主产于湖北、江苏、广东、福建、河南、浙江和台湾等地。初夏至秋末捕捉,剖开割下外皮,去净残肉,撒一层草木灰,晾干。成品不霉烂,洁净(图18-11)。

【性味归经】　苦,平。归胃、大肠、肾经。

【功效应用】　①收敛止血。适用于便血痔漏等。②固精缩尿。适用于遗精遗尿等。

此外,本品研末用,适用于气滞血瘀而致的胃脘疼痛,有化瘀止痛之效。

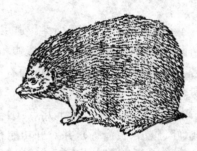

图 18-11　刺猬皮

【用量用法】　3～10克,水煎服;研末服,每次1.5～3克。

【验方偏方】　方1:刺猬皮(炒黄)30克,槐角子60克,当归、芦荟各15克。共研细末,炼蜜为丸,每服6～9克,每日2次。收敛止血。适用于痔漏肿痛,出血等病症。

方2:刺猬皮适量。沙烫焦黄,研成细面,每服3克,每日2～3次,黄酒冲服。活血祛瘀,制酸止痛。适用于血瘀气滞胃痛等。

方3:刺猬皮、益智仁各等量。研为末,每服3克,每日2～3次。固精缩尿。适用于遗尿,遗精,小儿尿频等病症。

第十九章　抗肿瘤药

　　临床上凡以抗癌防癌,清热解毒,软坚消肿为主要功效,治疗肿瘤的药物,称为抗肿瘤药。肿瘤一般分为良性肿瘤和恶性肿瘤两大类。

　　本类药物多苦、寒,有小毒。适用于气血阻滞,痰浊不化,热毒蕴结而致脏腑、经脉、肌肤生成癥瘕积聚,形成肿瘤。中医无癌症病名,根据肿瘤生成的不同部位而有肺积、乳岩、积聚、痞块、疣癣等病名。

　　本品应用时要注意以下几点:①多服、久服可引起消化道反应(如呕吐、腹泻、腹痛等),并对肝功能有一定损害,故凡脾胃虚弱和肝脏疾患的病人慎用。②孕妇慎用。③可以配伍后外敷外用。

半 边 莲

　　【别名异名】　急解索、蛇利草、细米草、半边菊、箭豆草、金菊草。

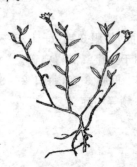

图 19-1　半边莲

　　【采集加工】　生于田边水沟阴湿之处,产于安徽、江苏、浙江、河南等省。立夏至芒种采收,去净泥、杂质,晒干。用时淋洗切段,晒干生用,或用鲜品(图 19-1)。

　　【性味归经】　辛,平。归心、小肠、肺经。

　　【功效应用】　①清热解毒。适用于毒蛇咬伤,蜂蝎刺螫,以及疔疮初起肿痛等。②利水消肿。适用于腹部水肿,面、足水肿等。

【用量用法】　10～15 克,水煎服;鲜品 30～60 克。外用适量。

【使用宜忌】　虚证水肿忌用。

【验方偏方】　方 1:鲜半边莲 30～60 克。捣烂,每日 1 剂。水煎外洗,药渣趁热敷患处。清热解毒。适用于毒蛇咬伤。亦适用于疔毒痈肿。

方 2:半边莲 15 克,白茅根、小蓟、白糖各 30 克。每日 1 剂,水煎服。清热利湿解毒。适用于湿热下注而致泌尿系感染,小便短赤,灼热溲血等病症。

半 枝 莲

【别名异名】　通径草、牙刷草、小韩草、耳挖草。

【采集加工】　水沟边、田边潮湿地,多产于南方,河南也有分布。春夏采集,洗净切段,晒干备用(图 19-2)。

【性味归经】　辛、苦,寒。归肺、肝、肾经。

【功效应用】　清热解毒,化瘀利尿。适用于疔疮肿毒,咽喉肿痛,毒蛇咬伤,跌仆伤痛,水肿,黄疸等。

【用量用法】　15～30 克,水煎服,鲜品 30～60 克;外用鲜品适量,捣敷患处。

【验方偏方】　方 1:半枝莲、白花蛇舌草各 30 克。每日 1 剂,水煎服。清热解毒抗癌。适用于热毒内蕴而致各种癌症。

方 2:半枝莲 15～30 克。每日 1 剂。

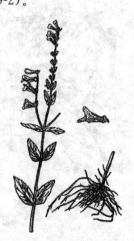

图 19-2　半枝莲

水煎服。清热解毒。适用于毒蛇咬伤,痈疖疔疮等病症;或鲜品30~60克。外用鲜品适量,捣敷患处。

方3:鲜半枝莲适量。捣烂,外敷。清热解毒。适用于热毒内蕴而致皮肤痈疖疔疮,或湿疹皮炎,体癣脚癣等病症。

方4:鲜半枝莲60克,白酒适量。捣烂,取汁内服适量,药渣外敷。解毒活血。适用于跌打损伤等病症。

方5:半枝莲、田基黄各30克。每日1剂,水煎服。清肝利胆,解毒利湿。适用于湿热内蕴肝胆而致急性肝炎、急性胆囊炎、急性胰腺炎等病症。

白花蛇舌草

【别名异名】 蛇舌草、蛇舌癀、蛇总管、鹤舌草。

【采集加工】 产于长江以南各省,生于田边、沟旁或潮湿的草地上。夏秋季采收,洗净,鲜用或晒干,切碎备用(图19-3)。

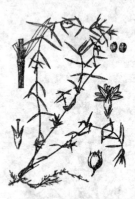

【性味归经】 微苦、甘、寒。归胃、大肠、小肠经。

【功效应用】 ①清热,解毒,消痈。适用于痈肿疮毒,咽喉肿痛,毒蛇咬伤等。②利湿通淋。适用于热淋,小便不利等。

【用量用法】 15~60克,水煎服。外用适量。

【使用宜忌】 孕妇慎用。

【验方偏方】 方1:白花蛇舌草、白茅根各90克,薏苡仁30克,红糖90克。水煎服,每日1剂。解毒抗癌。对胃癌、

图 19-3 白花蛇舌草

直肠癌、食管癌、肝癌,可以控制或改善症状。

方2:白花蛇舌草(全草)60克。水煎服,重者可每日服2剂。

清热解毒,消痈排脓。适用于急性阑尾炎、急性盆腔炎等病症。

　　方3:白花蛇舌草、野菊花各30克,石韦15克。水煎代茶饮。利湿通淋,清热解毒。适用于湿热下注而致急性泌尿系感染、急性前列腺炎等病症。

　　方4:白花蛇舌草(干)30～60克(鲜品120～240克)。水煎服,每日1剂。清热解毒,消痈排脓。适用于热毒蕴结不散,瘀血阻滞而致皮肤疮疖痈肿,毒蛇咬伤等病症。

　　方5:白花蛇舌草(鲜)适量。捣烂,外敷患处。清热解毒,消痈排脓。适用于适用于热毒疮痈,毒蛇咬伤。

　　方6:白花蛇舌草(全草)、半枝莲各等量。每日1剂,水煎服。清热解毒,消痈排脓。适用于热毒内蕴而致各种癌肿。

山 慈 姑

　　【别名异名】　毛慈姑、金灯、山茨菰、山茨姑、毛姑、泥宾子。

　　【采集加工】　生于山野,河南、福建及长江流域各省均产。4月初苗枯时,挖取其鳞茎,剥去毛壳,用明矾水漂净,蒸熟,晒干。打碎或磨汁用(图19-4)。

　　【性味归经】　辛,寒;有小毒。归肝、胃经。

　　【功效应用】　清热解毒,消痈散结。适用于痈疽发背,疔肿恶疮等症。

　　【用量用法】　3～6克,水煎服。外用适量。

　　【使用宜忌】　正虚体弱者慎服。

　　【验方偏方】　方1:山慈姑15克,蒲公英30克,漏芦15克,夏枯草30克,炮甲片9克。每日1剂,水煎服。清热解毒,抗癌止痛。适用于女子

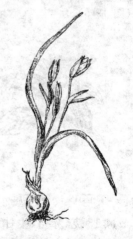

图 19-4　山慈姑

热毒蕴结乳房而致乳腺癌。

方2：山慈姑30克，雄黄60克，人指甲9克，全蝎、蜂房、鸡内金各30克。共研细末，炼蜜为丸，以白花蛇舌草60克，煎水送服丸药，每服9克。清热解毒，抗癌止痛。适用于食管癌、胃癌、结肠癌等。

方3：鲜山慈姑1个，茶水适量。研如泥，再以茶水调服，每日1剂，每日2次。服后即卧，待吐出黏痰，不吐者以热茶服之。适用于痰浊上蒙而致癫痫，手足抽搐，角弓反张等病症。

方4：鲜山慈姑适量。捣如泥，敷患处，每日1～2次。清热解毒。适用于痈疽疮毒肿毒及毒蛇咬伤。

肿节风

【别名异名】 九节茶、草珊瑚。

【采集加工】 夏秋季采挖，除去杂质，洗净，切段，晒干（图19-5）。

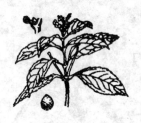

图19-5 肿节风

【性味归经】 辛，平。归肝、肺、脾经。

【功效应用】 清热解毒，祛风除湿，活血止血。适用于痈疖肿毒，风湿痹痛，跌仆损伤等症。现还用于肺炎、急性阑尾炎、急性胃肠炎等病的治疗。

【用量用法】 5～15克，水煎服。外用适量，煎水洗或捣敷患处。

【验方偏方】 方1：红藤30克，肿节风15克，赤芍、生甘草各10克。每日1剂，水煎服。适用于湿热内蕴而致急性阑尾炎、女子盆腔炎、附件炎等。

方2：肿节风15克，山慈姑15克，漏芦15克。每日1剂，水煎服。适用于热毒蕴结而致乳癌等病症。

方3：鲜肿节风、鲜龙葵各适量。捣如泥，敷患处，每日1次。适用于热毒疮痈等。

方4：肿节风15克，白花蛇舌草（干）30～60克（鲜品120～240克）。每日1剂，水煎服。适用于热毒蕴结而致各种癌症、疮疖痈肿，毒蛇咬伤等病症。

方5：肿节风15克，白花蛇舌草（鲜）适量。捣烂，外敷患处。适用于下肢臁疮、疔疮痈疽，毒蛇咬伤等病症。

黄 药 子

【别名异名】　黄药、黄药根。

【采集加工】　夏秋两季采挖，洗净泥土，去除须根，切片晒干，生用（图19-6）。

【性味归经】　苦，寒。归肺、肝经。

【功效应用】　散结消瘿，适用于瘿瘤。清热解毒。适用于疮疡肿毒，咽喉肿痛，以及毒蛇咬伤等。凉血止血，适用于血热而致的吐血、衄血、咯血等。

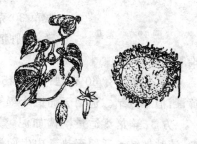

图 19-6　黄药子

【用量用法】　10～15克，水煎服。外用适量。

【使用宜忌】　本品多服、久服可引起消化道反应（如呕吐、腹泻、腹痛等），并对肝功能有一定损害，故凡脾胃虚弱和肝脏疾患的病人慎用。

【验方偏方】　黄药子适量。共研细末，醋调外敷。散结消瘿。适用于痰气交阻而致瘿瘤瘰疬等病症。

龙 葵

【别名异名】 天茄子、苦菜、苦葵、水茄、天泡果。

【采集加工】 生于田野,江苏和河南各地区野生甚多。在开花期或果熟期采集,晒干备用。用时水润切片,晒干生用(图19-7)。

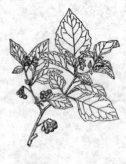

图19-7 龙葵

【性味归经】 苦,寒。归脾、肺经。

【功效应用】 清热解毒,消肿散结。适用于疮疖肿痛,小便淋漓涩痛,跌打扭伤等症。

【用量用法】 10~30克,水煎服。外用适量,捣敷或煎水洗。

【验方偏方】 方1:鲜龙葵60克,咽喉草30克。每日1剂,水煎服。清热解毒,消肿散结。适用于咽喉肿痛,吞咽困难等病症。

方2:鲜龙葵60克,野菊花15克。每日1剂,水煎服。清热解毒,消肿散结。适用于痈疽疔毒等病症。

方3:鲜龙葵适量。捣如泥,敷患处,每日1~2次。清热解毒,消肿散结。适用于热毒内生而致皮肤疔疮痈疽等。

方4:鲜龙葵、马齿苋、地锦草各60克。每日1剂,水煎服。清热利湿。适用于湿热下注而致痢疾,腹痛下坠,便下脓血等病。

方5:龙葵、小蓟各30克,鲜地黄15克,白茅根30克。每日1剂,水煎服。解毒凉血,宣肺清热。适用于肺胃热盛而致鼻衄,吐血等病症。

方6:龙葵、白英各30克,蛇莓15克。每日1剂,水煎服。清热解毒,消肿散结。适用于各种消化系统癌,如大肠癌、胃癌、食管癌、肝癌等病症。

蟾 蜍

【别名异名】 癞蛤蟆、蚧蛤蟆。

【采集加工】 全国均产,以南方为多。夏秋季捕捉蟾蜍,洗净泥土,用竹夹子或铜夹子压挤眉上鼓起的大疙瘩,将白浆挤入瓷器内,凝结后捏成圆饼,晒干(图19-8)。

【性味归经】 辛,凉;有毒。归胃、脾、肺经。

【功效应用】 利水消胀,消疳化毒。适用于痈疽肿毒,疳积腹胀,水肿,症瘕,以及喘咳痰多等。

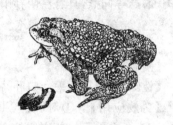

图 19-8 蟾蜍

【用量用法】 外用适量,烧存性研末外敷或熬膏摊贴。内服1只煎汤;或入丸、散剂,每次1～3克。

【验方偏方】 蟾蜍适量,外用适量,烧存性研末敷或熬膏摊贴。消疳散结,解毒化瘀。适用于痈疽肿毒,或积聚癥瘕等病症

香 菇

【别名异名】 香蕈,冬菇,冬菰,蘑菇。

【性味归经】 甘,平。归肝,胃经。

【功效应用】 ①益气补中。食欲缺乏,吐泻乏力。以其补虚健胃,增进食欲之功效,为脾虚患者的食疗佳品。②抗癌延寿。用于子宫颈癌,槐蕈6克,水煎服,可作为辅助治疗。③养血和血。用于功能性子宫出血。杨树蕈焙研末,每服3克,温水下,每日服2次。④养生健体。本品为补偿维生素D的要剂,可预防佝偻病或作为小儿软骨病的良好辅助食品。香菇对高脂血症及肿瘤患者

亦较适宜。

【用量用法】 每日 10～30 克,水煎服。

【验方偏方】 方 1:枣菇蒸鸡。鸡肉、香菇、大枣,加酱油、食盐、姜、香油等隔水蒸熟。有补脾胃、益肝肾、补血养血之效。常食之可防病保健,延年益寿。

方 2:蘑菇鹿鞭。新鲜鹿鞭 1 支,香菇、干贝、海米各 30 克,加猪肉、蘑菇等同煮,具有滋阴补阳、益肾暖宫之效。

芋 头

【别名异名】 芋艿。

【性味归经】 性平。归肝、肾、胃经。

【功效应用】 ①对肿毒、牛皮癣、汤火伤等具有一定疗效。②因芋头所含的无机盐中氟的含量高,故具有洁齿、防龋、保护牙齿的作用。③芋头中有一种天然的多糖类高分子植物胶体,有很好的止泻作用,并能增强人体的免疫功能,对乳腺癌、甲状腺癌、恶性淋巴瘤患者,以及伴有淋巴瘤患者和伴有淋巴肿大、淋巴结转移者有辅助治疗功效。芋头可作为防治癌症的常用药膳主食,在癌症手术或术后放疗、化疗及其康复过程中,发挥其辅助治疗作用。

【使用宜忌】 ①选购芋头时,一般以淀粉含量高、肉质松软、香味浓郁、无腐烂、个体均匀者为佳。因为芋头中黏液含有草酸钙,能刺激皮肤发痒,加工时要注意不要将黏液弄到手背及手臂上,如果不小心沾染上黏液,应尽快清洗,然后把手放在火上烤,或用生姜捣汁轻擦解痒。②支气管哮喘,气滞引起的胸闷、腹胀和两胁胀痛者忌食芋头。③生芋头有小毒,不可食用;若芋头味发涩,也不能食用。

【验方偏方】 糯米 200 克,鲜芋头 60 克,切块同煮成粥,放入适量白糖,此粥适宜于慢性淋巴结炎、淋巴结核、慢性淋巴结肿大患者于秋季服食。